# Stress

## nas escolas

### durante e após a Pandemia da COVID-19

### Problemas e soluções

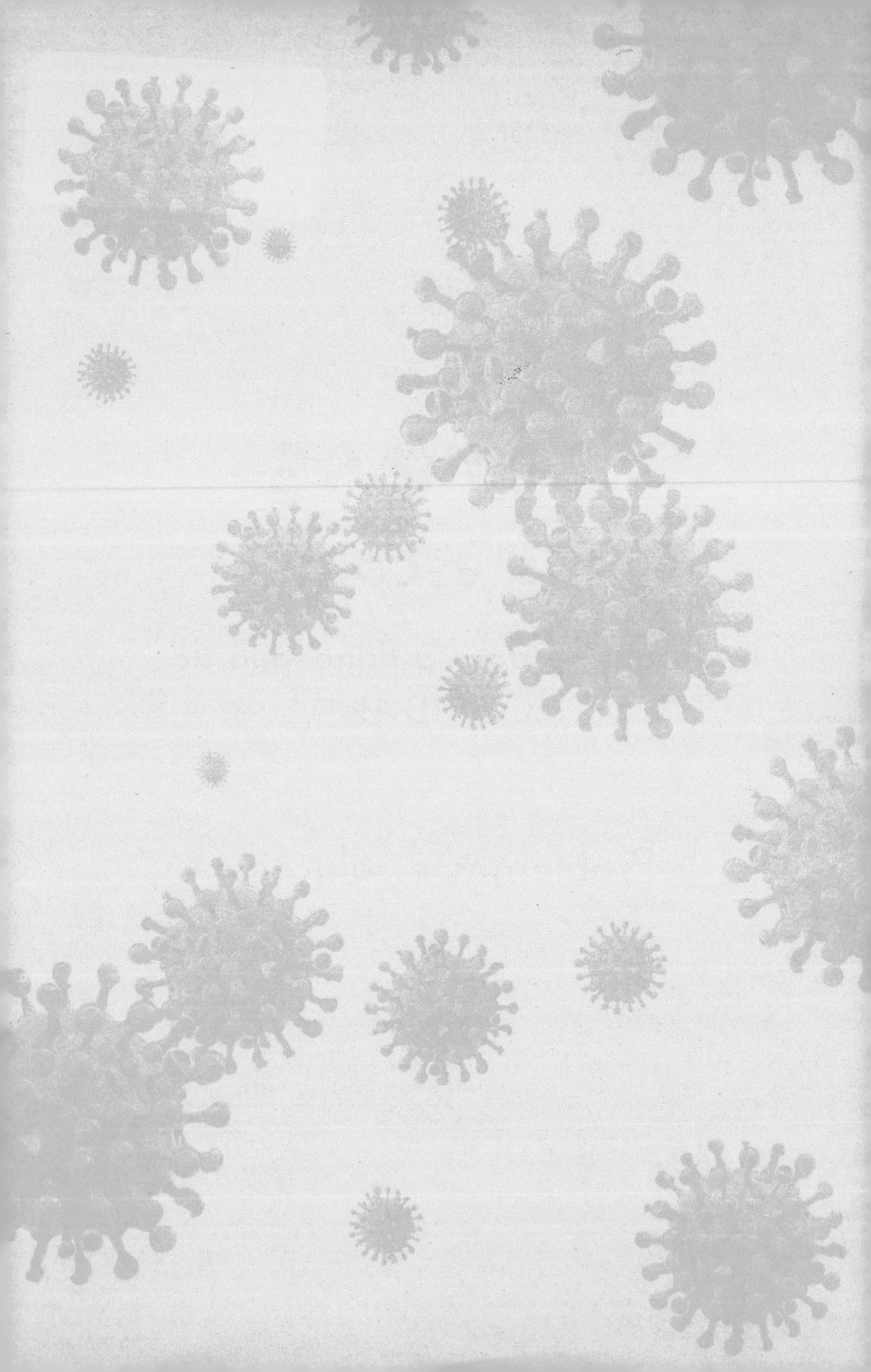

Marilda Novaes Lipp / Valquiria Cintra Tricoli
(Orgs.)

# Stress
## nas escolas
### durante e após a Pandemia da COVID-19

### Problemas e soluções

Artesã
NILAPRESS

Stress nas escolas durante e após a Pandemia
da COVID-19: problemas e soluções



DIRETOR
Alcebino Santana

EDITOR NILAPRESS
Ingo Bernd Guntert

REVISÃO
Maria Clara Regis

CAPA
Michelle Guimarães El Aouar

PROJETO GRÁFICO E DIAGRAMAÇÃO
Conrado Esteves

---

S915 Stress nas escolas durante e após a Pandemia da COVID-19 : problemas e soluções / organizadoras: Marilda Novaes Lipp , Valquiria Cintra Tricoli. – Belo Horizonte : Artesã, 2023.

412 p. ; 21 cm.

ISBN: 978-85-7074-093-9

1. Psicologia. 2. Educação. 3. Administração do estresse. 4. Burnout (Psicologia). I. Lipp, Marilda Emmanuel Novaes. II. Tricoli, Valquiria Aparecida Cintra.

CDU 159.9

---

Catalogação: Aline M. Sima CRB-6/2645



IMPRESSO NO BRASIL
*Printed in Brazil*

Artesã NILAPRESS

# Sumário

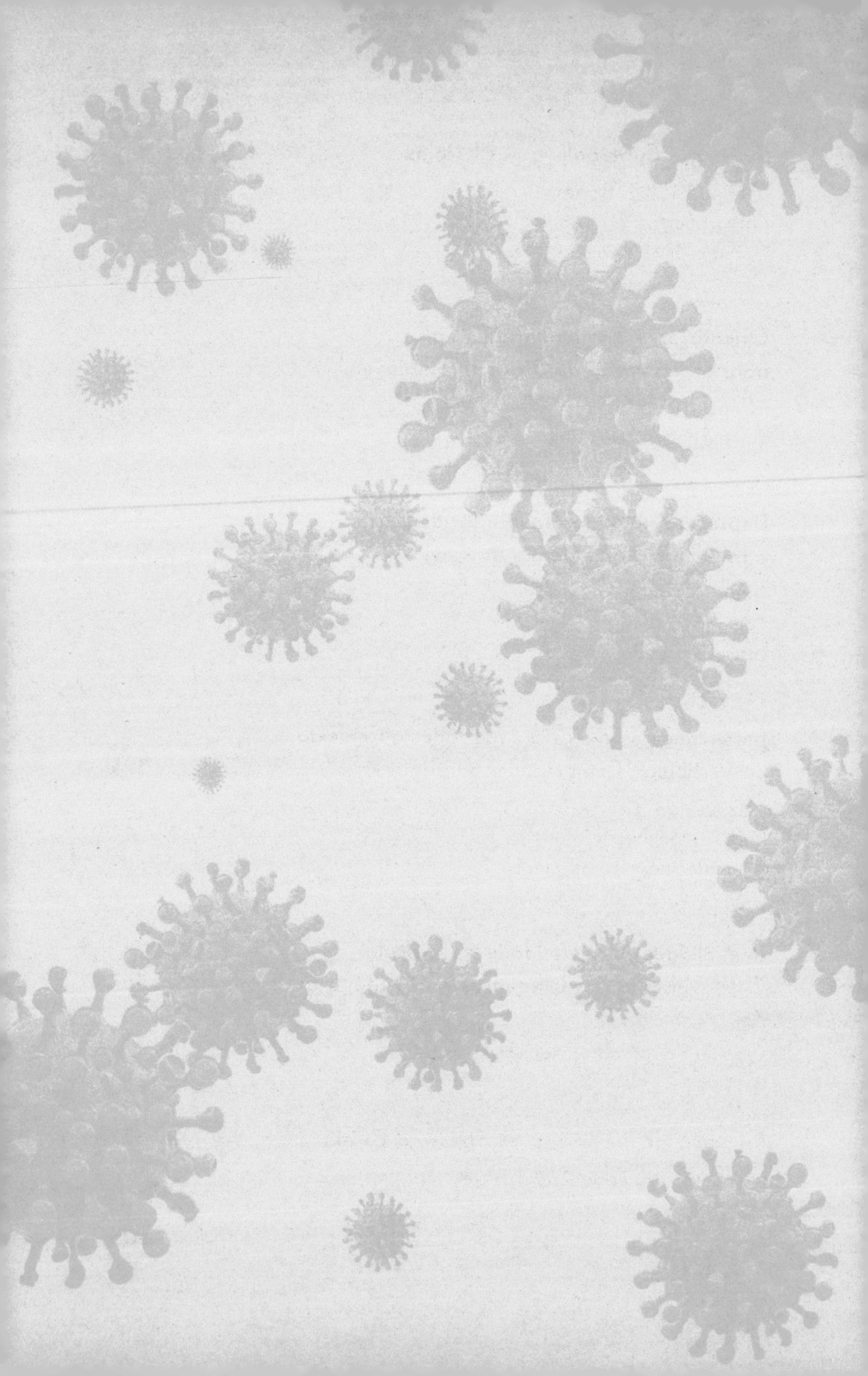

# Prefácio

Prof. Dr. Elizeu Coutinho de Macedo

A pandemia de Covid-19 trouxe desafios sem precedentes para as pessoas ao redor do mundo. O impacto da pandemia tem sido sentido em todos os aspectos de nossas vidas, incluindo nos processos de aprendizagem e no bem-estar emocional. O fechamento repentino das escolas e as medidas de distanciamento social impediram o acesso aos ambientes de aprendizado tradicionais, bem como as interações sociais de crianças e adolescentes. Essa abrupta mudança impactou de forma acentuada os processos de aprendizagem e de bem-estar emocional de uma grande parte dessa população, que se encontra em uma importante fase do desenvolvimento. Dessa forma, estudar os efeitos da pandemia é de suma importância para mitigar os efeitos deletérios desse período por meio do desenvolvimento e implementação de estratégias eficazes para atender às necessidades das pessoas.

Estudar os efeitos da pandemia de Covid-19 em crianças e adolescentes é importante por diversos motivos. Em primeiro lugar, esse grupo etário representa cerca de 58 milhões de brasileiros com menos de 18 anos, ou seja, uma proporção significativa da população e que foi particularmente afetado pela pandemia em termos de acesso à educação. Em segundo lugar, a pandemia teve um impacto significativo na saúde mental e no bem-estar emocional de crianças e adolescentes. Esse grupo etário já é vulnerável a problemas de saúde mental, e a pandemia agravou esses problemas ao interromper as conexões sociais, aumentar os níveis de *stress* e limitar o acesso aos serviços de saúde mental. Em terceiro lugar, com o fechamento das escolas, a pandemia forçou uma mudança rápida para a aprendizagem remota, o que criou desafios para estudantes e educadores, por exemplo, o uso excessivo de telas.

Uma forma de compreender os efeitos do fechamento de escolas sobre a saúde mental e os níveis de aprendizagem de crianças e adolescentes é por meio da análise e comparação com outras situações dramáticas que podem ocorrer no planeta. Nos últimos anos, foi publicada uma série de estudos que analisam os efeitos do fechamento das escolas decorrentes de desastres naturais, tais como o terremoto no Haiti, Tsunami na Indonésia ou o furacão Katrina. Assim, analisar as similaridades entre a crise sanitária da Covid-19 e essas situações pode lançar luz sobre as estratégias a serem adotadas para uma melhor compreensão desse fenômeno e proposição de estratégias eficazes de mitigação de eventuais danos causados.

O fechamento de escolas devido à Covid-19 e devido a desastres naturais têm algumas semelhanças, mas também existem diferenças significativas em seus efeitos. Dentre as diferenças, destaca-se o fato de que com a Covid-19, o fechamento das escolas foi prolongado e generalizado, afetando milhões de estudantes em todo o mundo. Em contraste, o fechamento de escolas devido a desastres naturais tende a ser mais localizado e de curta duração. Outra diferença significativa é em relação ao impacto nas famílias, pois, nas situações de desastre natural, as famílias também podem ser afetadas com a perda de propriedade ou danos à infraestrutura, causando a necessidade de deslocamento para uma outra localidade. Com a Covid-19, muitas famílias enfrentaram desafios relacionados à perda de emprego, a dificuldades financeiras e à dificuldade de acesso à assistência médica.

No entanto, existem muitas semelhanças entre as duas formas de interrupção do acesso ao ambiente de aprendizagem tradicional. Quando as escolas são fechadas devido à Covid-19 ou a um desastre natural, os alunos são obrigados a se adaptar a novos ambientes de aprendizagem e modos de instrução, o que pode afetar seu progresso acadêmico.

Outra semelhança entre as duas condições é que nos dois casos ocorre o isolamento social, dado que as escolas são fechadas e, em ambos os casos, os alunos são separados de seus colegas e professores. Além do mais, o fechamento das escolas por um longo período pode ter efeitos significativos e de longo prazo nos alunos, especialmente em termos de seu desenvolvimento acadêmico, social e emocional. Alguns dos possíveis efeitos a longo prazo do fechamento de escolas incluem: 1) Comprometimento da aprendizagem, em especial para os alunos que já estavam em desvantagem acadêmica antes do evento, resultando em lacunas no conhecimento e em dificuldades acadêmicas que permanecem por anos; 2) Problemas de saúde mental, pois o fechamento de escolas pode levar à solidão, à perda de fatores de proteção e ao isolamento social, o que pode aumentar o risco de problemas de saúde mental, como ansiedade e depressão; 3) Falta de socialização, dado que as escolas são importantes espaços de interação social, sendo que esse impacto é ainda maior para aqueles que têm poucas oportunidades de interagir com outras pessoas fora da escola; 4) Problemas nutricionais, pois muitos alunos dependem das refeições escolares para terem suas necessidades nutricionais supridas, e o fechamento prolongado pode resultar em problemas nutricionais a longo prazo; 5) Impacto econômico, principalmente para aquelas famílias que dependem de trabalhos diários e não têm opções de trabalho remoto; 6) Desigualdade educacional, dado que o fechamento prolongado de escolas pode exacerbar as desigualdades educacionais existentes, especialmente para os alunos de baixa renda e aqueles que têm menos acesso a recursos educacionais e tecnologia. Em suma, o fechamento prolongado e generalizado de escolas devido à Covid-19, combinado com o impacto nas famílias e na saúde mental, torna-o uma situação única e desafiadora com consequências de longo prazo. Embora, desde 2020, tenha aumentado significativamente o número de artigos e livros publicados sobre o efeito da pandemia de Covid-19, muitos pontos ainda precisam ser mais bem esclarecidos, e a publicação dessa obra vem acrescentar informações relevantes para a temática.

O presente livro analisa o *stress* no ambiente escolar durante e após a fase aguda da crise sanitária decorrente da Covid-19. O livro está organizado de forma integrativa e com uma visão multidisciplinar, que visa cobrir diferentes aspectos da temática dos efeitos da pandemia sobre o bem-estar e saúde mental de crianças, de adolescentes, de pais e de professores. Assim, os capítulos abordam temas como: relação entre *stress* e pandemia, treino de habilidades e competências que auxiliem no enfrentamento de situações estressoras, programas de prevenção para serem empregados na escola, *stress* em adolescentes e crianças e *stress* em pais e professores.

Na obra, é apresentada a importância de oferecer treinamento em habilidades sociais, resolução de problemas e autoeficácia para ajudar a regular o *stress*. Com essas ferramentas em mãos, estudantes, clínicos e educadores podem lidar com o *stress* de maneira mais positiva e eficaz, promovendo um ambiente escolar mais saudável e produtivo. Assim, estudos têm mostrado que o cultivo de emoções positivas pode ter um impacto positivo no bem-estar mental e físico dos estudantes e professores. Além disso, ensinar habilidades sociais, como comunicação eficaz, empatia e respeito mútuo, pode ajudar a reduzir conflitos e promover a harmonia no ambiente escolar. Da mesma forma, o treino de resolução de problemas pode ajudar os estudantes e professores a lidarem com situações estressantes de forma mais eficaz e construtiva. Essa habilidade é especialmente importante, porque auxilia e preveni o desenvolvimento de problemas de saúde mental, como ansiedade e depressão. Por fim, a autoeficácia e resiliência ao *stress* são fundamentais para lidar com o ambiente escolar. O treinamento em autoeficácia pode ajudar os estudantes e os professores a desenvolverem uma crença mais forte em sua capacidade de realizar tarefas, enquanto a resiliência ao *stress* pode ajudá-los a se recuperar mais rapidamente de situações estressantes.

Diferentes programas de prevenção ao *stress* nas escolas são apresentados no livro. Tais programas são apresentados e discutidos com a finalidade de serem aplicados para criar um ambiente escolar saudável e positivo tanto para os alunos quanto para os professores. Dessa forma, são abordados o uso de técnicas de regulação emocional, estratégias para lidar com problemas como *bullying* e *ciberbullying*, o papel da avaliação cognitiva e enfrentamento em situação de avaliação, bem como a importância de considerar abordagens inclusivas da sexualidade e da subjetividade no currículo escolar.

Os autores do livro deixam claro que, além da crise sanitária de Covid-19, a adolescência, por si só, é um período de intensas mudanças e desafios que podem gerar *stress* e ansiedade. Sendo assim, é fundamental que os adolescentes desenvolvam mecanismos de *coping* para lidar com as dificuldades cotidianas. Além disso, é discutido como o uso excessivo das mídias sociais on-line pode representar um risco à saúde mental dos adolescentes e como a pandemia contribuiu para a mudança no padrão de uso dessas mídias. Outro tópico abordado em relação aos adolescentes é o da escolha profissional e do vestibular e como esses dois desafios se caracterizam como as principais fontes de *stress* e ansiedade nessa fase da vida.

Outro aspecto importante discutido no livro é a importância de uma abordagem integrada que envolva os pais e os professores no processo educacional, bem como do oferecimento de suporte para as necessidades emocionais deles. Assim, os professores são fundamentais para o desenvolvimento e sucesso dos alunos, mas, muitas vezes, o trabalho pode ser desgastante e estressante. Dessa forma, são apresentadas evidências que mostram a importância de considerar como o *burnout* pode afetar negativamente a qualidade da educação e o bem-estar dos professores. Além disso, o livro destaca a importância de oferecer ferramentas que auxiliem os pais e os professores nesse período pós-isolamento social agudo.

Dessa forma, o presente livro apresenta conceitos e estratégias fundamentais para a o enfrentamento das dificuldades decorrentes da crise sanitária de Covid-19. Além do mais, considerando que os efeitos de uma situação adversa como essa tendem a se prolongar por muitos anos, os conteúdos apresentados na presente obra continuarão relevantes e atuais por um longo período. De fato, cada um dos capítulos apresenta temas contemporâneos e relevantes para intervenção em situações de sofrimentos vividos por crianças e adolescentes, bem como por profissionais da área da educação. Sendo uma ferramenta útil, atual e relevante para todos os interessados na temática do *stress* no ambiente escolar.

Em suma, os efeitos da pandemia de Covid-19 nos processos de aprendizagem e saúde emocional de crianças e adolescentes ainda não estão plenamente compreendidos, e o presente livro é uma importante contribuição nesse sentido. São feitas profundas discussões sobre como a pandemia afetou os estudantes, pais, professores e demais pessoas e como foram obrigados a se adaptar a novos modos de aprendizagem. Além do mais, apresenta importantes estratégias e técnicas de intervenção que podem ser empregadas por profissionais, pais, estudantes para o manejo das diversas situações que impactam a saúde emocional e educacional.

Por fim, mas não menos importante, vale destacar a expertise na área, tanto dos organizadores do livro, quanto de cada um dos autores e das autoras dos capítulos. Assim, as organizadoras têm longa trajetória de estudo sobre o *stress* e da ansiedade, sendo que seus trabalhos têm contribuído de forma significativa para a psicologia brasileira. Além do mais, elas são comprometidas com a aplicação prática dos achados dos seus estudos e têm ajudado a disseminar conhecimentos importantes sobre o cuidado com a saúde mental e a prevenção do *stress*.

# Apresentação

Quando verificamos o grande impacto que a pandemia de Covid-19 teve em nossos pacientes (crianças, adolescentes e adultos), bem como nos educadores com os quais temos contato regular, ficamos surpresas quanto ao nível gigantesco de adaptação que precisaram apresentar para se adequarem a esse contexto. Foi incrível como alunos, desde a pré-escola até a faculdade, conseguiram criar estratégias para lidar com as mudanças abruptas e de grande magnitude que foram impostas à sociedade de um dia para o outro.

Surpreendeu-nos a rapidez com que os docentes de todos os níveis educacionais conseguiram adaptar a didática e o material para, de repente, transmitir aos discentes a matéria que sempre lecionaram no modo presencial. Em meio a essa admiração imensa por esses profissionais e seus alunos, percebemos o preço dessa adaptação forçada e extremamente rápida. Um custo muito marcante que a sociedade erroneamente parece nem sempre considerar. Verificamos o aumento de depressão, de ansiedade, de desânimo e até de pânico nos docentes dos vários níveis de ensino. Além disso, verificamos, também, um aumento considerável de automutilação, de depressão, de ansiedade, de vazio existencial e de tentativa de suicídio entre os alunos. Tudo isso com um aumento significativo de casos de enfarto do miocárdio em crianças a partir de 9 anos de idade, em adolescentes e em adultos. Apesar de todos esses custos, ainda assim, a maioria se adaptou a uma realidade inimaginável de isolamento e de medo do futuro.

Com o retorno ao modo presencial, uma nova adaptação precisou ocorrer. Uma ida e vinda emocional exaustiva com reflexos na saúde mental e física de todos(as) envolvidos(as). Foi, nesse ponto, que pensamos em um livro que, de modo objetivo e imparcial, pudesse oferecer ao educador, aos pais e a outros profissionais da área da educação e da saúde uma análise das consequências da Covid-19 durante e pós-pandemia, procurando apresentar os problemas e possíveis soluções.

A presente obra busca analisar o lastro da pandemia na área educacional e o que pode ser feito para contribuir de algum modo para a recuperação da saúde mental no meio escolar. Possui 17 capítulos escritos por especialistas na área, que trazem informações relevantes sobre os vários aspectos da realidade que enfrentamos no momento. O *stress* está presente em toda a adaptação que o ser humano precisa enfrentar, mas, com estratégias adequadas, tanto os professores quanto os alunos poderão lidar com a realidade pós-pandêmica de modo a não serem envolvidos no lastro preocupante da Covid-19. Nosso objetivo é contribuir para que as escolas possam encontrar o ponto de equilíbrio no vendável incrível dessa imponderável crise.

Boa leitura!

Marilda Emmanuel Novaes Lipp
Valquiria Aparecida Cintra Tricoli

CAPÍTULO 1

# *Stress*: O Impacto das Mudanças Sociais no Nível de *Stress* e Saúde Mental no Brasil

Marilda Emmanuel Novaes Lipp
Louis Mario Novaes Lipp

## Introdução

Tempos tumultuosos. Tempos em que a sociedade rodopia no vendaval de mudanças súbitas essenciais, mas inimagináveis, que possuem uma potência capaz de gerar confusão mental, insegurança, *stress* e suas consequências em cada um dos que tentam lidar com a época do Coronavírus. Não só no Brasil, mas no mundo inteiro, as pessoas respondem à virulência do ataque com a ansiedade típica do desalento, da certeza de que não se tem controle do que está ocorrendo ao nosso redor. A paz necessária para uma visão positiva de um futuro próprio não existe na situação de quarentena, de *lockdown* e de medidas cerceadoras da liberdade individual. Muitos se sentem como fazendo parte de uma população encarcerada, sem expectativa de reaver o poder sobre seu destino.

Essa não é simplesmente uma visão negativa e arbitrária, mas sim a realidade expressa por centenas dos 3245 brasileiros que responderam à pesquisa on-line sobre *stress* no Brasil, conduzida de maio a junho de 2020 (Lipp, M. & Lipp, L., 2020). Trata-se de um exemplo oriundo da realidade da quarentena que os brasileiros foram obrigados a aderirem. Mudanças sociais determinando como devem se sentir e se comportar em uma situação de crise.

O encontro digital ditado pela quarentena não somente isolou um do outro, mas também tirou do povo o uso do toque físico que tanto aproxima as pessoas. Trata-se de uma mudança social significativa, pois o toque é um conforto e um apoio emocional como defende o psicólogo californiano Dacher Keltner (2020). As culturas possuem conceitos culturais que padronizam a forma de interpretar os tipos de contatos físicos. O contato físico para o brasileiro típico, que costuma acompanhar sua fala com toques, que cumprimenta com beijo e abraço e, no mínimo, com o célebre tapinha nas costas, é muito importante tanto por razões emocionais quanto por aspectos ligados à biologia. Do ponto de vista biológico, o abraço está associado à produção de hormônios que nos causam sensação de bem-estar, como a ocitocina. A ocitocina é o hormônio do amor, ele melhora a confiança, a empatia e o afeto. O toque é parte do jeitinho brasileiro, conforme apontado por Ferreira et al. (2012), e transmite a alegria do encontro, o prazer de estar juntos. Até mesmo, na assinatura dos e-mails, encontra-se o "abraço" como uma despedida, o que não se encontraria em outras culturas.

O isolamento que privou o povo do contato físico também o levou a mudar hábitos tão solidamente estabelecidos que passavam por rotina e que nunca haviam sido questionados. Hábitos esses que, de um modo abrangente, constituíam-se na cultura social do país pré-pandemia.

## Mudanças de hábitos e o *stress*

Ogata e Simurro (2014) apontam para o fato de que, dentre os diversos componentes psicossociais a serem considerados, quando se fala em estilo de vida, a cultura exerce um importante papel no comportamento humano e, em especial, nos comportamentos de saúde. As pesquisas apontam, cada vez mais, uma cultura de suporte visando ao bem-estar. Um estilo de vida saudável é extremamente importante para o sucesso dos programas e iniciativas em saúde. As estruturas sociais presentes em certo momento histórico da sociedade, como redes de contato, oportunidades laborais e educação, podem determinar o nível de saúde física e mental da população. Quando a sociedade, por meio de um processo psicossocial, é uma fonte de apoio emocional, o povo se sente protegido e o adoecimento torna-se menos ameaçador. Na crise nacional da pandemia da Covid-19, devido à própria complexidade do coronavírus e, também, devido à falta de conhecimento, tanto da área médica quanto dos governantes, em como proceder, uma grande ambivalência se manifestou, em que as medidas recomendadas, os protocolos de escolha de tratamento sofreram mudanças quase que diárias. As decisões governamentais de manter ou não a quarentena, de abertura total ou parcial das atividades regulares baseadas nos índices de contaminação e de óbitos variaram tanto que o povo amedrontado e ansioso começou a duvidar da sabedoria dos que governam. Isso se manifestou nos resultados da pesquisa realizada pelo IPCS com mais de 3 mil respondentes, na qual quando questionados sobre "em que medida você se sente confiante de que o Governo tomará as decisões certas para administrar a crise de Covid-19?", 45.34% deles alegaram não estarem "nenhum pouco confiantes". A Tabela 1 mostra as respostas indicadoras da percepção do povo quanto à falta de apoio oferecido pelas autoridades no momento da maior crise que o mundo enfrentou nos últimos anos (Lipp, M. & Lipp, L., 2020). Isso, sem dúvida, contribuiu substancialmente para elevar o nível de *stress* e ansiedade de todos.

Tabela 1. Confiança nas decisões do Governo na crise

| Resposta | % |
|---|---:|
| Extremamente confiante | 2.14% |
| Muito confiante | 5,03% |
| Mais ou menos confiante | 18.62% |
| Pouco confiante | 28,86% |
| Nem um pouco confiante | 45.34% |

*Nota.* Fonte: Lipp, M, & Lipp, L. (2020).

Quando existe uma ordem social estruturada, estabelecida por anos e anos de obediência aos costumes sociais, em que os valores do presente são baseados nos que eram valorizados nos anos passados, o futuro é, até certo ponto, previsível. As pessoas se situam em uma ordem social de menor mobilidade, constroem planos e sonhos de acordo com a previsão que tem de um futuro esperado. Há que se considerar que nenhuma ordem social é totalmente estruturada e muitas pessoas fogem do esperado, inovando, iniciando projetos pioneiros e adotando estilos de vida diferentes do usual, mas a força do costume e dos hábitos estabelecidos em nível macro da sociedade funcionam como uma camada de proteção para o *stress* que surge com base na incerteza, na insegurança, na falta de elementos para se prever o futuro. Quanto mais imprevisível é o futuro, mais *stress* pode se esperar no povo. Não são somente as circunstâncias objetivas presentes que determinam o nível de *stress* e ansiedade de um povo, mas também a percepção subjetiva de não poder contar com apoio do Estado no presente e a falta de controle sobre o futuro.

O Brasil, como um país em pleno desenvolvimento, é aquele no qual a mobilidade social é algo marcante, em que uma pessoa sem estudo pode se tornar presidente do país, em que riquezas passam de mão, e o pobre pode ficar rico e o rico pode empobrecer. Aspectos positivos de grande magnitude existem em um paradigma dessa natureza. Há sempre esperança de um futuro mais alvissareiro. O povo brasileiro acredita, em geral, que a maneira de subir na vida é por meio da educação formal e, por isso, inúmeras universidades de custo baixo estão dando a oportunidade de ganharem um diploma e melhorarem o padrão de vida. Isso alimenta o ânimo do mais destituído, acalenta os sem recursos e faz com que muitos queiram estudar e procurar um futuro melhor. Existe no Brasil flexibilidade suficiente para isso acontecer, porque a nossa sociedade é magica no sentido de dar sempre uma chance para quem tem mérito, ambição e determinação. Essa mesma flexibilidade que assegura mudanças de *status* e permite a muitos alcançarem bens e *status* diferenciados no decorrer de uma única geração também pode se constituir, paradoxalmente, em uma fonte de *stress* muito significativa. Isso porque flexibilidade gera incerteza, leva à dúvida sobre o preenchimento da expectativa de um futuro não definido e, assim, abre espaço para o aparecimento do *stress*, da ansiedade e da depressão. As pessoas têm mais escolhas, e, mesmo sendo animador ter caminhos para escolher, a decisão pode demandar análise de consequências e dos métodos para preenchê-las, principalmente se houver premência de tempo para se decidir. Pesquisas mostram haver uma associação entre ter muitas escolhas e ter ansiedade, justamente porque a tentativa de se fazer a melhor escolha com rapidez pode gerar *stress*. Como toda mudança tem a capacidade de eliciar um processo de *stress* emocional, há que se entender o porquê do aumento substancial no índice de *stress* do povo no geral, o qual tem sido registrado nos últimos anos (Lipp,

M. et al., 2020). Entender o *stress* emocional é importante não só para a prevenção de várias doenças associadas, mas também porque níveis altos de *stress* estão relacionados à perda do bem-estar e da felicidade (Fink, 2016; Lipp, M. & Lipp, L., 2014).

## Outros determinantes socioeconômicos da felicidade e do *stress* emocional

Outros aspectos sociais influenciam o nível de equilíbrio emocional dos cidadãos, como os relacionamentos interpessoais (Lipp & Tricoli, 2014), a riqueza do país em que reside e a percepção do povo quanto à corrupção da sociedade. Tanto a corrupção quanto o bem-estar subjetivo têm sido objetos de várias pesquisas.

### *Corrupção e bem-estar*

Tay et al. (2014) estudaram o impacto que a corrupção em um país tem na sensação de bem-estar e felicidade dos cidadãos, tentando estabelecer como e quando essa associação se estabelece. Os dados, coletados em 150 países, indicaram: (1) que a percepção de corrupção é muito prevalente em vários países; (2) corrupção reduz a renda nacional; (3) percepção da corrupção nacional reduz a confiança no governo; (4) perceber a corrupção nacional reduz a sensação de bem-estar e felicidade dos cidadãos. No geral, os resultados forneceram evidência de que tanto a percepção individual quanto a da sociedade ampla afetam de modo muito negativo a sensação de bem-estar e felicidade dos seres humanos.

### *Renda e percepção de bem-estar e felicidade*

Os pesquisadores Tay et al. (2014) examinaram dados sobre a renda anual de 840 mil pessoas de 158 países com o intuito de verificar se havia associação entre renda nacional e a pessoal e a sensação de bem-estar e felicidade. Foi verificado que a renda nacional tem relação com a satisfação com a vida e que a renda pessoal se mostrou altamente associada ao nível de bem-estar e felicidade dos povos. O estudo concluiu que a riqueza do país em que a pessoa mora tem grande influência no seu nível de felicidade. Isso, no entanto, tem um limite. Os pesquisadores Jebb et al. (2018) averiguaram se a percepção de felicidade aumenta indefinidamente com o aumento de posse financeira e se havia um ponto a partir do qual o total de dinheiro não faz diferença no nível de felicidade e bem-estar dos cidadãos. A pesquisa foi realizada com 1,7 milhões de pessoas do mundo inteiro, usando dados do Gallup World Poll. Os resultados indicaram que, em média, a saciação, isto é, o ponto de corte em que mais poder aquisitivo não traz mais felicidade, ocorre ao redor de US$95.000,00 no quesito "satisfação com a vida" e US$75.000,00 por ano para o bem-estar emocional. No entanto, há uma variação substancial em todas as regiões mundiais, com a saciedade ocorrendo mais tarde em regiões mais ricas. Foi descoberto também que, em certas partes do mundo, rendas além da saciedade estão associadas a avaliações de felicidade mais baixas. Esses achados sobre renda e felicidade têm significância prática e teórica nos níveis individual, institucional e nacional. Eles mostram que a felicidade é influenciada, até certo ponto, pelo poder econômico da pessoa, porém que ter mais dinheiro além de um certo ponto de corte não necessariamente traz maior felicidade.

## Mudanças sociais e a pandemia da Covid-19

Normas são fundamentais para a vida comunitária. Elas ajudam a manter a ordem social dentro dos limites que cada sociedade endossa como aceitáveis e desestimula comportamentos que ponham em risco o bem-estar coletivo. Elas mudam de acordo com as circunstâncias principalmente quando o bem-estar da comunidade está em jogo. Horne e Mollborn (2020), em seu recente artigo, postulam que convencer as pessoas a agirem de forma a mitigar a propagação da infecção em face de uma pandemia é, em última análise, uma questão de criar e impor normas sociais adequadas ao momento.

Em geral, com as exceções presentes em toda sociedade, os cidadãos de um país guiam seu comportamento, em grande parte, de acordo com as contingências da sociedade na qual vivem, que estabelecem normas sociais para o que é aceitável e o que não é aceitável, para o que é valorizado e o que não é. Socialização, eventos e festas sempre foram incentivadas em nosso meio como uma medida social. No momento da pandemia da Covid-19, tudo mudou e veio a orientação ambivalente de um lado para permanecer em casa, sem festas, aglomerações ou prática de esportes e, de outro lado, houve o incentivo à abertura do comércio e a não se levar tão a sério os riscos envolvidos. A falta de uma frente unida, única, composta de governo federal e dos vários governadores e prefeitos das cidades do Brasil, durante a pandemia, dificultou ao público ter uma noção exata e realista dos riscos envolvidos. Sendo assim, ocorreu uma diversificação grande na compreensão e na adesão das várias camadas da sociedade, o que levou a conflitos emocionais, stress e ansiedade de grande magnitude. Essa falta de orientação específica e uniformizada fez com que não fosse surpreendente que muitas pessoas tenham demorado a reconhecer a gravidade potencial da doença e da sua disseminação e, consequentemente, reconhecer a necessidade de mudar comportamentos. À medida que a pandemia cresceu, uma nova consciência dos riscos associados ao que costumava ser "normal" levou obrigatoriamente a uma mudança do entendimento coletivo do que é aceitável. Isso criou uma abertura para a mudança social com o surgimento de novas normas que desencorajam comportamentos que as pessoas percebem como causadores de danos ou riscos coletivos. A coesão social e a compreensão das consequências, não só pessoais, mas também para a comunidade, acabaram gerando uma atitude de vigilância própria que propiciou mudanças comportamentais facilitadoras da sobrevivência no meio da pandemia.

## O isolamento e suas consequências

Em uma situação de isolamento forçado, quando a própria vida da pessoa e de seus entes queridos depende de obediência e do respeito à quarentena, o convívio familiar se acentuou. Conflitos latentes começaram a aparecer, autodúvidas, questões não resolvidas e que permaneciam ignoradas precisaram ser analisadas. A mobilidade foi limitada e famílias precisaram aprender a partilhar o espaço, às vezes, bem limitado, com outros membros da família. Atender as demandas do trabalho em *home office*, cuidar dos afazeres domésticos e das aulas on-line dos filhos passaram a ser a rotina de muitas famílias, colocando um peso adicional nos ombros de pessoas que, de um modo ou de outro, tiveram que se adaptar. As pessoas precisaram descobrir formas alternativas de viver isoladas. A criatividade e as novas tecnologias marcaram a época, fornecendo meios para a construção do que veio a ser chamado do *novo normal*. Porém, nem todos conseguiram vislumbrar um novo presente de modo positivo e começaram a experimentar níveis altos de *stress*. A irritabilidade que surge como consequência desse estado de tensão permanente, a convivência intensa e forçada e o próprio isolamento social contribuíram para que o número de casos de violência doméstica aumentasse. Desde o início da pandemia do coronavírus, mulheres e crianças passaram a ficar 24 horas em casa, muitas vezes, com seus agressores, o que levou a um aumento da violência doméstica não somente contra mulheres, mas também contra crianças e adolescentes (MMFDH, 2022).

Outras consequências relatadas são: aumento de depressão, ansiedade, angústia, desesperança e impaciência (Lipp, M. & Lipp, L., 2020). Há que se levar em consideração que nem todos em isolamento passaram a ter essas dificuldades, pois alguns benefícios foram também registrados em pessoas mais resilientes, que conseguiram tornar a experiencia de isolamento algo frutífero.

## Impacto das mudanças no nível de *stress* dos brasileiros

Toda mudança exige do organismo um esforço maior para se adaptar à nova realidade que enfrenta. No momento em que o isolamento social envolveu aproximadamente 90% da população mundial, a necessidade de adaptação passou a ser universal. A demanda para garantir a sobrevivência foi não somente de que as pessoas se adaptassem a nova realidade, mas também que isso ocorresse de modo imediato e súbito. Porém, a evolução do ser humano é, em geral, lenta e leva anos para que suas características coletivas se modifiquem. Na crise da pandemia, a pressa para se criar uma nova rotina de vida forçou as pessoas a se transcenderem e, consequentemente, o *stress* emocional se desenvolveu em um grande número de indivíduos. Quando a pessoa está sob *stress* prolongado, sua saúde física e mental são afetadas. Afinal o organismo humano não foi feito para estar de alerta permanentemente. Os efeitos dessa situação de *stress* prolongado têm sido relatados pela Organização Mundial da Saúde, que postula ser o *stress* excessivo um problema de saúde pública mundial (OMS, 2017). No Brasil, a doença mental é terceira maior causa do afastamento do trabalho devido à incapacidade, sendo que 100 mil trabalhadores são afastados por ano com o diagnóstico de transtorno mental (Previdência Social, 2011). Estima-se que, no Brasil, mais de R$40 bilhões são gastos em doenças relacionadas ao *stress* e que três entre cada dez brasileiros sofram sintomas significativos desse mal.

Em 2017, a OMS publicou um levantamento sobre os dois maiores transtornos mentais reconhecidos como afetando a população mundial, a depressão e a ansiedade. O Brasil liderou a prevalência de ansiedade com um índice de 9,3%, o que representa em torno de mais de 18,6 milhões de pessoas, sofrendo de ansiedade. A depressão alcançou o 2º. lugar mundial com uma taxa de 5,8%, ou seja, 11,5 milhões de brasileiros com esse diagnóstico. Se em 2017 esses índices já eram preocupantes, mais ainda se tornaram na situação de pandemia da Covid-19.

A pesquisa on-line realizada de maio a junho de 2020 (Lipp, M. & Lipp, L., 2020) mostrou que 27% dos mais de 3 mil respondentes se diziam depressivos e 57% alegaram ter ansiedade. Além disso, 14% deles mencionaram ataques de pânico. Esses índices são muito mais elevados do que os constatados em pesquisa anterior (Lipp, M. et al., 2020), cujos resultados apontaram índices de 21% para ansiedade e 29% para depressão. O aumento considerável de pessoas com depressão e ansiedade traz à luz a necessidade de medidas não somente de âmbito pessoal, mas também em escala mais ampla, de responsabilidade do governo e adicionalmente das empresas, que congregam grande número de colaboradores e, portanto, podem ter um impacto positivo na prevenção e tratamento desses transtornos.

## A reinvenção do professor em tempos de pandemia

Paira no ar a angústia da incerteza do presente e do futuro no que se refere a cada um individualmente, mas também no que tange aos novos cenários e rumos da educação. O professor que foi capacitado para atender as demandas de uma sala de aula com alunos de vários interesses e valores se encontra, agora, subitamente incapacitado de usar as ferramentas que usa em sala de aula para manter a ordem e fazer aquilo que ele foi treinado para fazer: ensinar. Sendo que o ensinar compreende não somente passar conhecimento, mas também colaborar para a formação de seres humanos em evolução, seres estes que dele dependem como modelo do agir e do aprender. Com as dificuldades que pais estão tendo no presente de imporem limites e moldarem o caráter dos filhos, muitas dessas funções acabaram sendo delegadas ao professor, que, no dia a dia, passa horas convivendo com os alunos e percebe falhas não apenas de comportamento, mas também de valores e de caráter. O bom professor é aquele que ajuda na construção do ser humano que amanhã terá a reponsabilidade de conduzir nosso país. Com tantas responsabilidades, cada professor é levado a construir seu método de ensino e a desenvolver ferramentas que lhe capacitem a manter o interesse do aluno no processo do ato de aprender. A pandemia e o isolamento vieram desafiar o mestre em muitos dos seus conceitos. Repentinamente, cada professor, independente da faixa etária que ele ensina, precisou se reinventar, precisou mudar sua didática e descobrir novos meios de passar sua matéria sem os recursos da sala de aula presencial, tudo isto de um dia para o outro. Árdua tarefa a do professor da pandemia, começando com a maestria dos recursos eletrônicos, que nem todo professor havia se dedicado a aprender, passando por uma nova didática, até desenvolver recursos próprios para manter o necessário interesse da turma na frente de uma tela por horas, às vezes, até, em alguns currículos, 5 horas! Na nova educação, o professor é um arquiteto cognitivo e um dinamizador da inteligência coletiva. Mesmo à distância, ele tem como meta ensinar a refletir, provocar o pensamento crítico e ter coragem para avaliar os resultados de suas inovações e criatividade.

Há que se entender que algumas dessas mudanças já iriam acontecer eventualmente, pois a sociedade, principalmente em um país em evolução como o nosso, não para de se desenvolver e mudar. Na verdade, a pandemia funcionou como um acelerador de mudanças e antecipador de novos cenários. Porém, era inimaginável que tais mudanças ocorressem de um dia para o outro, com a demanda inexorável de uma adaptação forçada e imediata.

Com mais de 130 mil escolas fechadas, cerca de 47 milhões de alunos ficaram sem aulas presenciais devido ao fechamento das escolas públicas e privadas para conter a propagação do coronavírus no país. Isso significa que o ensino precisou ser de fato reinventado. E o mais extraordinário, que mostra a capacidade técnica e mental dos nossos professores, é que eles conseguiram, de um dia para o outro, aprenderem novas habilidades, como filmar, editar, criar recursos visuais, gráficos e eletrônicos, para poderem fascinar seus alunos e os manterem envolvidos no processo de aprendizagem. Tudo isso teve um custo grande para esses profissionais que já não tinham uma responsabilidade pequena diante de uma realidade educacional deficitária em vários aspectos. Pesquisas indicam que o número de professores com depressão e ansiedade atingiu índices muito altos (Nova Escola, 2020). Há que se entender que, ao término do isolamento, os transtornos estabelecidos durante esse período não terminaram com tal finalização. Infelizmente, tais doenças e dificuldades permanecerão por muito tempo ainda. Desse modo, medidas precisam ser tomadas para auxiliar esses profissionais que tanto dão de si mesmos e que têm impacto de grande magnitude na vida de nossos filhos.

## O reinventar da escola

Algumas dúvidas têm sido ventiladas como preocupantes concernentes ao sistema educacional como um todo. Por exemplo, há o questionamento quanto a se o processo de educação à distância, implantado subitamente sem um planejamento bem pensado, simplesmente cumpriu carga horaria em vez de garantir o aprendizado profundo. Afinal, aprender é um processo que envolve a aquisição de competências múltiplas. É importante que a simples conformidade com horas estabelecidas pela legislação para o ensino formal não tenha ocorrido. O que mais importa, nesses momentos de crise na área da educação, é a absorção do conteúdo e não simplesmente se cumprir horas de ensino.

Não há dúvida de que o ensino à distância ocupará para sempre um lugar de grande impacto. Professores e administradores da área do ensino que não usavam tecnologia foram levados a, de repente, aprenderem habilidades virtuais novas. Tal conhecimento não será perdido no futuro, pois uma das maiores mudanças na educação será o desenvolvimento do ensino híbrido: parte presencial e parte on-line. O uso de tecnologias para o ensino terá que ser revisto. Mudanças profundas terão que ser implementadas. Um grande empecilho para uma maior adoção de práticas tecnológicas globais aplicadas ao ensino é o fato de que uma boa parte dos 45 milhões de estudantes das escolas públicas não tem computador, nem internet e nem espaço adequado para estudar em casa. Apesar das grandes vantagens de uma educação híbrida, haverá necessidade de se cuidar para que ela não aumente as desvantagens socioculturais das classes menos favorecidas, que não têm acesso às comodidades da era eletrônica.

Embora a nova realidade tenha atingido os professores, diretores de colégios e a alta administração do Lensino no Brasil de modo impactante, muitas vantagens deverão surgir dessa nova maneira de ver o processo do educar, inclusive, para se garantir que tal processo não se torne mecânico no sentido de passar a ser direcionado apenas à aquisição de conteúdo didático, pois o processo educativo envolve, necessariamente, o aprendizado de valores, de princípios, de modos de se comunicar e de se relacionar. Envolve ainda a prática do raciocínio crítico, da contestação de dúvidas, da criação do conhecimento por meio de debates e questionamentos e, acima de tudo, a construção do respeito ao ser humano em sua diversidade, que é fruto de uma convivência presencial sistemática e regular.

## O reinventar do aluno

Mesmo antes da pandemia, nossa população jovem estava passando por problemas relacionados à saúde mental de alta magnitude. Já se dizia que o Brasil estava passando por uma epidemia de suicídio, que é a quarta maior causa de mortes entre jovens de 15 a 29 anos. Nos últimos cinco anos, houve um aumento de 10% em suicídios entre pessoas de 9 a 19 anos. Entre a faixa etária de 15 a 24 anos, o suicídio é a segunda principal causa de morte, depois de acidentes de carro. Em 2016, foram relatados oficialmente 845 suicídios de adolescentes no país (Cicogna et al., 2019). A tabela 2 mostra as taxas de suicídios por faixa etária.

Tabela 2. Taxas de suicídio por faixa etária no brasil

| | |
|---|---|
| Crianças de 5 a 9 anos | 0,4% |
| Adolescentes de 10 a 19 anos | 8,02% |
| Adultos de 20 a 59 anos | 74,46% |
| Idosos acima de 60 anos | 17,2% |
| Idade Não especificada | 0,28% |

*Nota.* Fonte: Ministério da Saúde, 2017.

Outras indicações da situação precária de saúde mental dos nossos jovens, mesmo antes da pandemia, podem ser vistas no fato de que o índice de automutilação, o Brasil é o 5º maior do mundo, e nos resultados de pesquisas que mostram que 15% dos universitários sofrem de depressão. Esses dados pré-pandemia são assustadores e há de se esperar que a situação tenha sofrido agravamento durante e após a crise da Covid-19.

Recentemente, o Conselho Nacional da Juventude (CONJUVE) desenvolveu a pesquisa "Juventudes e a Pandemia do Coronavírus (Covid-19)" para entender como os jovens percebiam a crise do coronavírus. Foram avaliados 33.688 respondentes entre 15 e 29 anos de idade. Sete em cada 10 disseram que seu estado emocional piorou por causa da pandemia e que os sentimentos mais marcantes para eles durante o isolamento social foram: ansiedade, tédio e impaciência. Suas principais preocupações relatadas foram relacionadas à doença: perder um familiar (75%), ser infectado pelo coronavírus (48%) e infectar outras pessoas (45%).

No contexto das mudanças repentinamente impostas aos milhares de alunos do ensino particular e público, há que se considerar o peso que lhes foi atribuído. Sem contato com colegas, sem a atividade física de ir e vir ao colégio, sem as brincadeiras, piadas e gozações que crianças e adolescentes fazem na sala de aula, eles foram levados a passarem horas em frente a um computador. Períodos, às vezes, massacrantes, sentados, olhando uma tela, tentando prestar atenção e assimilar o que os professores falavam. O espaço físico é de grande importância para todo o tipo de aprendizado. Os alunos aprendem com os professores, mas também entre si, não somente a matéria educativa, mas, adicionalmente, adquirem conhecimentos sobre como se relacionar, detectar o que é aceito e o que o grupo condena. No espaço físico da escola, experimentam novos comportamentos, exercitam o perceber e o sentir. Sem convívio social, isso não acontece em sua plenitude. A educação acontece melhor quando há vínculo afetivo.

## O *stress* e suas implicações

Impossível não sentir um certo nível de *stress* nas condições de pandemia e pós-pandemia. O ser humano é sensível ao que se passa ao seu redor e às condições que lhe são impostas funcionam como fatores determinantes do seu estado de humor e sensação de felicidade e bem-estar. A pesquisa de Lipp, M. e Lipp, L. (2020), realizada no período de 13 de maio a 13 de junho de 2020 com 3.244 adultos, mostrou uma taxa de 27% de pessoas com depressão, 57% de respondentes com ansiedade, 14% de pessoas com ataques de pânico e 52% com *stress*. Comparando-se os dados com pesquisas anteriores, verificou-se um aumento em todas essas áreas, mostrando os efeitos do medo do risco de contaminação do vírus, do isolamento e das perdas substanciais que muitas pessoas tiveram nesse período. Quem tinha ferramentas mentais para lidar com o desafio das mudanças ocorridas conseguiu atravessar essa fase difícil com menores prejuízos emocionais. Assim, torna-se relevante apresentar algumas ideias sobre o *stress* emocional e suas implicações.

O termo *stress* se refere a uma reação mobilizadora dos recursos do organismo como um todo, visando, em termos gerais, à autopreservação. Como alguns órgãos têm seu funcionamento acelerado (sistema cardiovascular) e em outros ele é desacelerado (sistema digestivo, por exemplo), um desequilíbrio orgânico ocorre, exigindo do organismo um esforço grande para lidar com o desafio presente. A habilidade de todos os seres vivos se adaptarem às mudanças e aos estressores é de fundamental importância para garantir a sobrevivência, portanto doses pequenas ou moderadas de desafios podem ser positivas e motivam para a ação. Quando existe uma hipossuficiência de recursos ou porque a pessoa é muito vulnerável geneticamente devido à ausência de estratégia de enfrentamento ou ainda pela gravidade ou intensidade do estressor presente, o organismo pode ser afetado com consequências graves para sua saúde física ou mental. Em doses excessivas, o *stress* tem a capacidade de destruir e desequilibrar o funcionamento físico e mental (Lipp & Malagris, 2011).

## O Modelo Quadrifásico

O *stress* se desenvolve em etapas de gravidade de acordo com um Modelo Quadrifásico, sendo que cada fase é caracterizada por sintomas específicos descritos a seguir.

<u>*Fase de Alerta*</u>: nesse estágio do desenvolvimento do *stress*, a pessoa necessita produzir mais força e energia a fim de poder fazer face ao que está exigindo dela um esforço maior. O processo autorregulatório se inicia com um desafio ou ameaça percebida. O mecanismo de luta ou fuga ocorre, havendo produção de noradrenalina pelo sistema nervoso simpático e adrenalina pela medula da suprarrenal. As mudanças hormonais que resultam na fase de alerta contribuem para que haja aumento de motivação, entusiasmo e energia, o que pode, desde que não excessivo, gerar maior produtividade no ser humano. Há, nessa fase, uma quebra na homeostase, ou seja, do equilíbrio interno do organismo, pois o esforço maior despendido não visa à manutenção da harmonia interior, mas sim ao enfrentamento da situação desafiadora. Os sintomas mais comuns são irritabilidade, sensação de estar em alerta o tempo todo, insônia e tensão muscular.

<u>*Fase de Resistência*</u>: nesse estágio, ocorre um aumento na capacidade de resistência acima do normal, o córtex das suprarrenais acumula grande quantidade de grânulos de secreção hormonal segregados, e, com isso, o sangue se apresenta diluído. Lipp e Malagris (2011) enfatizam que, nessa fase, há sempre uma busca pelo reequilíbrio, ocorrendo uma utilização grande de energia, o que pode gerar a sensação de desgaste generalizado sem causa aparente e dificuldades com a memória, dentre outras consequências. A falta de memória é sinal de que a demanda ultrapassou a capacidade da pessoa lidar com a situação presente. A homeostase, quebrada na fase de alerta, volta a ocorrer pelo menos temporariamente. Quanto maior é o esforço que a pessoa faz para se adaptar e restabelecer a harmonia interior, maior é o desgaste do organismo. Quando o organismo consegue proceder

a uma adaptação completa e resistir ao estressor adequadamente, o processo do *stress* se interrompe sem sequelas. Sintomas típicos dessa fase são: cansaço ao acordar, dificuldade com a memória e dificuldade de ter ideias criativas.

*Fase de Quase Exaustão:* nesse ponto do processo, o *stress* evolui para a fase de quase exaustão, quando as defesas do organismo começam a ceder e ele já não consegue resistir às tensões e restabelecer a homeostase interior. Há momentos em que ele consegue resistir e se sente razoavelmente bem e outros em que não consegue mais. É comum nessa fase a pessoa sentir que oscila entre momentos de bem-estar e tranquilidade e momentos de desconforto, cansaço e ansiedade. Algumas doenças começam a surgir, demonstrando que a resistência já não está tão eficaz. Sintomas comuns são: vontade de fugir de tudo, desinteresse pelas outras pessoas ou causas, ansiedade e autodúvidas.

*Fase de Exaustão:* nesse estágio, há uma quebra total da resistência e alguns sintomas que aparecem são semelhantes aos da fase de alarme, embora sua magnitude seja muito maior. Há um aumento das estruturas linfáticas, exaustão psicológica, em forma de depressão, e exaustão física, na forma de doenças que começam a aparecer.

## Efeitos do *stress* no funcionamento mental e emocional

As glândulas suprarrenais liberam dois hormônios principais em momentos de *stress*: o cortisol e a adrenalina. Se o nível desses hormônios ficar alterado por muito tempo, pode surgir: cansaço, dificuldade de concentração, ansiedade, depressão, perda de memória, desinteresse sexual e tontura. Um sintoma que surge com frequência é o da anedonia, que significa a falta de prazer, de alegria e de entusiasmo. Um dos efeitos do *stress* crônico é a perda da concentração. A pessoa não consegue pensar muito claramente, fica hipersensível, irritada e passa a ter problemas com a memória. Por causa de tudo isto, é claro que o seu desempenho acaba sendo, de certo modo, um pouco ou muito prejudicado. Autodúvidas ocorrem, e a autoestima fica prejudicada. A pessoa começa a questionar a sua própria competência, a duvidar de todas as suas qualidades e a questionar o seu desempenho.

## Conclusão

### *A terapêutica do stress*

Há situações em que não se consegue evitar o *stress* e ele surge, mantém-se e pode ter um efeito muito negativo no organismo. É necessário, então, buscar um tratamento adequado. Todos os profissionais da saúde podem colaborar para a redução dos sintomas de *stress*. Por exemplo, o educador físico e o fisioterapeuta têm uma atuação importante na redução da tensão muscular. O nutricionista pode atuar no fortalecimento do organismo, por meio da conscientização da importância de certos nutrientes, evitando outros que podem agravar o quadro do *stress*. O médico atua na área do órgão enfraquecido, possibilitando a recuperação física do paciente, e o psiquiatra alivia a ansiedade e a depressão ou a manifestação de transtornos mentais diversos, que tanto sofrimento traz ao paciente e a sua família. Porém, sendo o *stress* o resultado de uma interação do "eu" com o estressor, o profissional mais capacitado para lidar com o *stress* de um paciente é o psicólogo que tenha conhecimento na área do tratamento do *stress*. Cabe ao psicólogo aplicar testes psicológicos para descobrir as fontes de *stress*, externas e internas, que incidem na pessoa, avaliar seus limites, suas estratégias de enfrentamento e, acima de tudo, capacitá-la para lidar com os estressores evitáveis e inevitáveis de sua vida.

Quanto ao tratamento do *stress*, é necessário estar em alerta no sentido de lembrar que *stress* não é, propriamente, uma doença a ser tratada, mas sim um facilitador para desenvolvimento de doenças geneticamente herdadas pelo indivíduo ou doenças oportunistas presentes. O que precisa ser tratado não é a reação natural do *stress*, necessária ao indivíduo para a sua sobrevivência em situações de perigo, pois isso não é um transtorno mental, mas sim a solução que o organismo tem para garantir sua manutenção e equilíbrio. Porém, o *stress* excessivo necessita ser tratado de modo a evitar as doenças que tem em sua ontogênese a tensão excessiva.

O tratamento do *stress* se constitui em ensinar à pessoa formas de lidar melhor com o *stress* e, com isso, evitar que ele se torne excessivo e prejudique sua saúde, assim como sua vida em geral. Para tanto, é necessário adquirir um repertório de estratégias de enfrentamento, que permitam lidar melhor com os desafios e embates da vida. Essas estratégias, se utilizadas, tanto como prevenção quanto em situações de *stress* excessivo, podem fortalecer a pessoa, ajudam a mantê-la saudável e melhoram sua qualidade de vida. O tratamento do *stress* que utilizamos, denominado "treino de controle do *stress* (TCS), descrito em detalhes no livro "*Stress* ao Longo da Vida" (Lipp et al., 2007), envolve quatro pilares, sendo eles: alimentação *antisstress*, rica em legumes, verduras e frutas, exercício físico, relaxamento e mudanças psicológicas para melhorar a regulação emocional.

A pandemia do coronavírus não é a única enfrentada pela humanidade. Infelizmente, a história nos mostra que, em várias ocasiões, doenças fulminantes tiveram um impacto devastador no mundo com milhares de mortes. Isso ocorreu desde a primeira pandemia mais conhecida (a peste bubônica), que, na Idade Média, ocasionou uma queda de 80 milhões de habitantes para cerca de 30 milhões, passando pela praga de Justiniano, que afligiu o mundo entre os anos 541 e 549 e ocasionou a morte de 50 milhões de pessoas (26% de população da Europa, Asia e África), e, também, a gripe espanhola, que ocasionou a morte de entre 17 milhões e 50 milhões de pessoas, tornando-a uma das epidemias mais mortais da história da humanidade. A pandemia registrou em outubro de 2022 o montante de 6,560,879 mortes no mundo. Sem dúvida, cada pandemia deixa, em seu lastro, angústia, luto, incerteza e medo. Nesse cenário em que a crença de controle pessoal de nossa própria vida é confrontada com uma realidade que aponta para uma vulnerabilidade coletiva, importante se torna lembrar que o ser humano possui uma habilidade extraordinária de adaptação. Do mesmo modo, como a humanidade continuou a existir a despeito da devastação das pandemias anteriores, nós, cidadãos pandêmicos, encontraremos forças e modos de criar um mundo diferente do pré-pandemia, mas que também nos traga alegrias, sucesso e motivação. Porém, para que isso ocorra, é mandatório que se aprenda estratégias de enfrentamento de um *stress* tão potente como o da pandemia da Covid-19.

## Referências


Conselho Nacional da Juventude (CONJUVE). (2020). *Juventudes e pandemia do coronavírus*. https://arapyau.org.br/pesquisa-com-33-mil-jovens-aponta-para- queda-de-renda-e-abandono-dos-estudos-como-resultado-da-pandemia/ Acessado em 25/01/2023.

Cicogna, J.I.R., Hillesheim, D., & Hallal, A. L.C. (2019). Mortalidade por suicídio de adolescentes no Brasil: tendência temporal de crescimento entre 2000 e 2015. *Jornal Brasileiro de Psiquiatria*, 68(1), 1-7. Epub May 13. https://dx.doi.org/10.1590/0047-2085000000218.

Ferreira, M. C., Fischer R., Porto J.B., Pilati R., & Milfont T. L. (2012). Unraveling the mystery of Brazilian jeitinho: A cultural exploration of social norms. *Personality & Social Psychology Bulletin, 38* (3), 331-44.

Fink, G. (2016). Outlined: Lessons from Anxiety. Em: George Fink (Org). *Stress: Concepts, Cognition, Emotion and Behavior*, pp. 3-9, NY: Elsevier;

Horne, C., & Mollborn, S. (2020). Norms. *Annual Review of Sociology*, 46, July. http://www.annualreviews.org/page/journal/pubdates . https://doi.org/10.1146/annrev-soc-121919-054658.

Jebb, A.T., Tay, L., Diener,E., & Oish, S.(2018). Happiness, income satiation and turning points around the world. *Nature Human Behaviour*, 2(1), 33-38. DOI: 10.1038/s41562-017-0277-0

Keltner, D. (2020). The Science of Touch. *Greater Good Science Center. Berkeley* University. https://greatergood.berkeley.edu/article/item/hands_on_research. Acessado em 15 de fevereiro de 2023

Lipp, M.E.N., Lopes, T. M., Lipp, L.M.N., & Falsetti, M.Z. (2020). Stress in Brazil. *International Journal of Psychiatry Research*. 3(3): 1-4. *DOI: IJPR-19-1069*

Lipp, M.E.N. & Lipp, L.M.N. (2020). Stress e transforms mentais durante a Pandemia da COVID-19 no Brasil. *Boletim da Academia Paulista de Psicologia*. 40 (99), 180-191 http://pepsic.bvsalud.org/scielo.php?script=sci_arttext&pid=S1415-711X2020000200003

Lipp, M.E.N., Malagris, L.E.N., & Novais, L.E. (2007). *Stress ao longo da vida*. São Paulo: Ícone Editora.

Lipp, M. E. N., & Malagris, L.E.N. (2011). Estresse: aspectos históricos, teóricos e clínicos In Bernard Range (Org.). *Psicoterapias cognitivo-comportamentais - um diálogo com a psiquiatria*. Porto Alegre: Artmed. 617-632.

Lipp, M., Martins T. L., Lipp, L.N., & Falsetti, M.Z. (2020). Stress in Brazil. *Int J Psychiatr Res.* 3(3): 1-4. Link http://scivisionpub.com/pdfs/stress-in--brazil-1272.pdf. *DOI: IJPR-19-1069*

Lipp. M., & Tricoli, V., (2014). *Relacionamentos Interpessoais no Século XXI.* Hamburgo: Sinopsys.

MMFDH - Ministério da Mulher, da Família e dos Direitos Humanos. (2022). *Violência doméstica.* https://www.gov.br/mdh/pt-br/assuntos/noticias/2020-2/junho/ministerio-integra-a-campanha-201csinal-vermelho--contra-a-violencia-domestica201d. Acessado em 25 de fevereiro de 2023.

Ministério da Saúde. (2017). Perfil epidemiológico das tentativas e óbitos por suicídio no Brasil e a rede de atenção à saúde. *Boletim Epidemiológico*; 48(30).

Ogata, A.J.N., & Simurro, S.A.B. (2014). A influência social no estilo de vida. Em Marilda N. Lipp e Valquiria Tricoli (Orgs). *Relacionamentos Interpessoais no Século XXI.* Hamburgo: Sinopsys Ed. Pp. 33-50.

Previdência Social. (2011). Boletim Estatístico da Previdência Social: *Benefícios emitidos, segundo as espécies.* 16 (07). 1-30.

Tay, L., Herian,M.H., & Diener, E. (2014). Detrimental Effects of Corruption and Subjective Well-Being: Whether, How, and When. *Social Psychological and Personality Science.* *6*(1), 117. DOI.org/10.1177/1948550614553221.

Tay, l., Morrison, M., & Diener, E. (2014). Living Among the Affluent: Boon or Bane? *Psychological Science.* 25, 6. DOI.org/10.1177/0956797614525786.

WHO- World Health Organization. (2011). *Impact of economic crises on mental health.* Copenhagen: WHO Regional Office for Europe.

WHO - World Health Organization. (WHO). (2016). *Mental Health. Suicide Data.* http://www.who.int/mental_health/prevention/suicide/suicideprevent/en/. Acessado em 29 de janeiro de 2023.

WHO - World Health Organization. (2017). *Depression and other common mental disorders. Global Health Estimates.* http://apps.who.int/iris/bitstream/10665/254610/1/WHO-MSD-MER-2017.2-eng.pdf?ua= Acessado em 22 de janeiro de 2023.

CAPÍTULO 2

# *Stress* em Adolescentes: Mecanismos de *Coping*

Valquiria Aparecida Cintra Tricoli

## Introdução

Ao longo da vida, o indivíduo se depara com diferentes eventos para os quais não está preparado para lidar, o que pode desencadear o *stress*. A adolescência é uma etapa de desenvolvimento marcada por inúmeras alterações, no que se refere aos aspectos biológicos, sociais e psicológicos, sendo assim, o jovem torna-se vulnerável ao *stress*, mas nem sempre vivencia os aspectos negativos dele, pois pode apresentar resiliência ou possuir estratégias de *coping*, que lhe favorecem. Segundo Hans Selye (1956 e 1974), somente quem está morto não se depara com o *stress*. A adaptação as novas situações ocorrem para quem está mais preparado para lidar com as situações novas. O *stress* visa a preservar a vida (Lipp, 2014).

O presente capítulo pretende abordar o *stress* na adolescência, as principais fontes de *stress* na pandemia e na pós-pandemia, como os mecanismos de *coping* poderão ser favoráveis ao adolescente para enfrentar as mudanças decorrentes dessa fase da vida de modo positivo, sem necessariamente precisar vivenciar os efeitos negativos do *stress*, bem como as implicações na aprendizagem, considerando-se esse momento que desencadeou diversas mudanças e, consequentemente, a quebra da homeostase.

## *Stress* na adolescência

A adolescência é marcada por inúmeras mudanças, o que agravou no período da pandemia e pós-pandemia, considerando que o adolescente sente a necessidade de estar em grupo e precisa estar inserido no contexto social.

Para Fortaleza et al., (1997), o potencial estressante de um fato para o adolescente vai depender do significado cultural e pessoal aprendido, que pode ser mais bem entendido com o preparo adquirido para o enfrentamento do estressor. Segundo Arnett (1999), nem todos os adolescentes experimentam o *stress* negativo apesar da turbulência e dos conflitos dessa fase. Precisará de uma rede de apoio (familiares, amigos e/ou professores) que sirva de suporte, bem como de modelo para esse adolescente aprender como administrar e resolver problemas de modo satisfatório.

Segundo Linhares e Enumo (2020), o confinamento doméstico ocasionou a ausência de rotina, devido ao fato de não ir à escola, não ter as atividades que antes permeavam o dia das crianças e adolescentes, bem como os problemas nas questões familiares (desemprego, readaptação do espaço etc.), o afastamento do grupo social e dos familiares.

O não comparecimento à escola trouxe diversas implicações, além das perdas nas questões formais de ensino, ainda há perda do convívio social, considerando-se que a socialização é responsável por inúmeros aprendizados para a vida, tais como: conviver com as diferenças, enfrentar desafios, controlar impulsos, negociar conflitos, cooperar, compartilhar decisões, esperar a sua vez etc. (Linhares & Enumo, 2020).

Segundo Bezerra et al (2020):

> o isolamento social durante a pandemia da Covid-19, estratégia adotada para conter a doença, influenciou o comportamento de crianças e adolescentes e, na maioria dos casos, de forma negativa. Houve acréscimo de transtornos emocionais/humor e comportamentais, do uso de tecnologias, ansiedade, alterações do sono, transtornos do estresse pós-traumático e depressão. (p. 975)

Com as experiências clínicas da presente autora, observou-se que a adaptação da pós-pandemia também causou impacto, pois as crianças e os adolescentes com dificuldades sociais e emocionais apresentaram ansiedade generalizada, pânico, ansiedade social e ansiedade de separação no processo do retorno às aulas e às atividades que faziam parte da rotina anterior delas, levando à busca pela psicoterapia, uma vez que todo esse processo foi gerador de fontes estressoras.

## Fontes de *stress* na adolescência

A fonte de *stress* ou evento estressor pode ser caracterizado como um estímulo capaz de gerar ameaça ao organismo, desencadeando, como consequência, um conjunto de respostas utilizadas para evitar ou escapar de uma situação percebida como adversa (Gazzaniga & Heatherton, 2007).

Eventos que geram tensão mental são chamados de estressores e podem ser internos e externos (Lipp, 2014). A pandemia e a pós-pandemia representaram uma ocorrência inusitada que pode causar *stress*, medo, incerteza e desgaste emocional para qualquer um, mas o impacto psicológico nas crianças e adolescentes merece cuidado redobrado (Carvalho, 2020).

As diferentes mudanças familiares, as demandas escolares em um novo cenário de aprendizagem, a perda de intimidade em muitos casos e a introdução abrupta de novos hábitos - mesmo com a flexibilização da quarentena e a pós-pandemia - ainda representam um grande desafio e adaptar-se a isso tornou-se um processo desafiador.

O uso de tecnologias pode ter sido um elemento indispensável para enfrentar esse momento, segundo Zhang et al. (2020), mas, como pode ser visto clinicamente, está bem complexo o declínio e a volta ao convívio presencial por parte de crianças e adolescentes, pois o tempo, que antes era usado nas escolas ou em outras atividades, passou a ser ocupado com a tecnologia (Tricoli, 2021).

Para Imran et al. (2020), a ansiedade durante a pandemia estava associada a um conjunto de fatores estressores aos quais as crianças e os adolescentes estavam expostos, como o noticiário trazendo um excesso de notícias negativas, abuso infantil, comportamento agressivo, negligência, noites mal dormidas, aumento do tempo on-line, falta de rotina, o que levou à irritabilidade, à inquietação e à desatenção, consequentemente, trazendo perdas ao dia a dia dessa população.

Segundo Orben et al. (2020), o uso de tecnologias de mídia social entre indivíduos de 13 a 17 anos trouxe uma sensação de conexão com os amigos. Para Fegert et al. (2020) e Loades et al. (2020), o distanciamento social associado à falta de acesso aos serviços de saúde mental e ao isolamento favoreceram o surgimento de quadros de depressão. Outro ponto importante foi a falta de regularidade do sono. Ferget et al. (2020), Imran et al. (2020) e Zhang et al. (2020) relataram que houve uma mudança considerável no padrão de sono de crianças e adolescentes, consequência dos fatores estressores a que ficaram expostos. O Transtorno de Estresse Pós-Traumático foi relatado por Imran et al. (2020), Liu et al. (2020) e Linhares e Enumo (2020), o que parece relacionar-se ao alto contato com más notícias, falta de rotina e ausência de uma rede de apoio.

Para Phelps e Sperry (2020), o isolamento social contribui para hiperexcitação entre os indivíduos mais jovens, a provável causa disso pode ter sido pelo uso elevado de meios digitais, que levaram a um aumento da estimulação. Segundo Imran et al. (2020), esse uso excessivo de mídias sociais elevou os casos de *cyberbullying*. Muitas crianças e adolescentes ficaram desmotivados e estressados (Lee, 2020), o que pode, inclusive, comprometer o desempenho acadêmico (Fontanesi et al., 2020), que pode ser constatado com a volta às aulas presenciais, requerendo que muitas escolas realizassem apoios para as diferentes disciplinas.

As fontes de *stress* ao longo da pandemia foram: limitação do ir e vir, restrição de espaço, não poder se encontrar e abraçar os avós, estar com os amigos presencialmente, impossibilidade de ter festas, viagens e campeonatos, medo de ser infectado, medo de ter a família infectada, medo de que alguém morra, interrupção do ensino presencial e, agora, o retorno ao ensino presencial, ansiedade e *stress* dos pais, preocupação, irritação, brigas etc. (Polanczyk, 2020).

## Mecanismos de *coping*

Estudos apontam que a maneira pela qual crianças e adolescentes lidam com situações adversas tem grande relevância para a manutenção de sua saúde física e psíquica (Raimundo & Pinto, 2006), bem como para sua adaptação social e relações interpessoais (Dell'Aglio, 2003). Compreender o *coping* em crianças e adolescentes envolve diversos aspectos, como: gênero, idade e características de personalidade, pois influenciam na escolha das estratégias.

No que se refere à idade, Dell' Aglio e Hutz (2002) verificaram que crianças e adolescentes entre 11 e 15 anos utilizam mais estratégias de enfrentamento para lidarem com seus problemas. No entanto, um estudo realizado por Lisboa et al. (2002) mencionou que adolescentes mais novos tendem a utilizar estratégias de *coping* focadas na emoção e justificaram que a utilização de tais estratégias se referem ao fato deles não possuírem recursos cognitivos eficientes para lidar com os eventos estressores.

Com relação à influência da personalidade, apesar de estudos ainda escassos, sugere-se que algumas características do desenvolvimento social e cognitivo tendem a influir não somente como as crianças e adolescentes vivenciam o evento estressante, mas também como lidam com as situações (Diniz & Zanini, 2010). Quando o jovem avalia que o problema foi causado por ele, utiliza as estratégias de *coping* de aproximação (Moos, 1993) ou focadas no problema (Aldwin, 1994). No entanto, quando relaciona o problema como causado por outra pessoa, as estratégias de *coping* passam a ser focadas na emoção ou tipo evitativa (Moos, 1993).

Os comportamentos associados ao *coping*, bem como os seus determinantes cognitivos e situacionais, começaram a ser estudados por Lazarus e Folkman, a partir da década de 60 (Folkman & Lazarus, 1980, 1985; Lazarus & Folkman, 1984; Busnello et al., 2010). De acordo com o modelo proposto pelos autores mencionados, o processo de *coping* envolve quatro características fundamentais: interação entre o indivíduo e o ambiente; administração da situação estressora; noção de avaliação, ou seja, como o fenômeno é percebido, interpretado e cognitivamente representado na vida do indivíduo, bem como mobiliza esforços, por meio dos quais os indivíduos irão empreender esforços cognitivos e comportamentais para administrar as demandas internas e externas decorrentes da interação dele com o ambiente (Busnello et al., 2010).

A estratégia de *coping* empregada no manejo de uma situação vai depender da avaliação que o indivíduo realiza a respeito dessa (Folkman & Lazarus, 1980). As estratégias de *coping* podem ser classificadas em dois tipos: focalizadas na emoção, ou seja, esforços para administrar ou regular as emoções negativas associadas à situação de *stress*, ou focadas no problema, ou seja, o indivíduo visa mudar ou administrar aspectos de um ambiente, pessoa ou relação percebida como estressante (Dell`Aglio & Hutz, 2002). Ainda há a avaliação realizada sobre a situação, que pode ser modificável ou inalterável, desse modo, para a primeira serão utilizadas estratégias focadas no problema e na segunda focalizadas na emoção. Convém ressaltar que ambas as estratégias (focadas na emoção e no problema) são praticamente empregadas em todas as situações estressantes (Compas et al, 1988).

Em um estudo realizado por Mates e Allison (1992), com estudantes do ensino médio, observaram que a maioria das respostas de *coping* mencionadas referiam-se à distração, envolvendo relaxamento, atividades físicas, abuso de substâncias etc. Segundo os autores, apesar dessas ações aliviarem os sintomas de *stress* temporariamente, não agem na fonte do problema desencadeador do *stress*.

No que se refere ao *coping*, é possível pensar ainda na relação entre os diferentes tipos de respostas, bem como a sua relação com os processos de socialização que se pautam por estereótipos de gênero (Frydenberg & Lewis, 1997). Segundo Piko (2001), na adolescência inicial, tanto os meninos quanto as meninas, utilizam significativamente as estratégias focalizadas na emoção. Após essa fase, as adolescentes continuam utilizando esses estilos, enquanto os garotos passam a buscar alternativas de distração da emoção. Na fase adulta, a mulher tende a uma postura mais sentimental perante as situações, o homem tende a formas mais diretas, focalizadas no problema ou mesmo de evitação (Câmara & Carlotto, 2007), pois, com o desenvolvimento, o indivíduo adquire uma série de vivências e, assim, vai aprendendo e testando novas maneiras para lidar com as situações problemas. A adolescência é uma fase de desenvolvimento da identidade e de aquisição de estratégias para lidar com as dificuldades (D'Amico, 2000).

Outros aspectos relevantes a serem considerados são os fatores demográficos, socioculturais, pessoais e ambientais, que podem influenciar no tipo de estratégia de *coping* a ser utilizada (Piko, 2001). Segundo Scandrolio et al. (2002), o adolescente no processo de experimentação poderá se defrontar com situações para as quais não apresente estratégias de enfrentamento, o que favorecerá o aumento da probabilidade de envolvimento em comportamentos de risco, pois poderão ser percebidos como estratégias para enfrentá-las.

O estudo realizado por Câmara e Carlotto (2007) verificou que as estratégias de aproximação do problema, quer seja em nível comportamental, quer seja em nível cognitivo, contribuem para o bem-estar psicológico dos jovens. Observaram ainda que, para as garotas, a estratégia de resolver problema melhora o bem-estar, enquanto ignorá-lo diminui a sensação de bem-estar. Já para os garotos, as estratégias que se associam ao bem-estar referem-se à busca de apoio de amigos íntimos ou à ajuda profissional para a resolução dos problemas. Cabe ressaltar que, para os adolescentes, a estratégia de buscar pertencer, integrar-se e fazer parte de um grupo de referência representa um componente importante para o bem-estar. Desse modo, verificaram que as meninas têm um perfil mais autodirecionado, enquanto os meninos buscam por apoio externo.

No que se refere à maturidade, a criança passa a ter mais acesso a seus próprios pensamentos e estratégias, expandindo seu repertório de respostas a situações de *stress*, pois, segundo Losoya et al. (1998), com a idade, ela passa a empregar mais frequentemente estratégias que exigem um processo cognitivo mais sofisticado, tornando-se mais independente, buscando menos apoio de adultos para resolver problemas.

O *coping* deve compreender diversos fatores, considerando o desenvolvimento infantil e a percepção que a criança apresenta quanto às redes de apoio disponíveis, uma vez que a procura de apoio social é frequente na infância (Dell'Aglio, 2003), a qual se altera ao longo da vida. Certos estilos de *coping* estão relacionados a uma adaptação mais adequada frente a estressores, como os mais ativos (Compas et al.,1988). No entanto, há divergências no que tange a essa questão, pois, segundo Kliewer (1991), o comportamento de evitação pode ser a única alternativa possível para uma criança lidar com uma situação de *stress*, no entanto, para um adulto, representaria falta de habilidade com o estressor. Sendo assim, será necessário avaliar a idade e a situação a fim de verificar se a estratégia foi adequada ou não.

O estudo de Dell'Aglio e Hutz (2002) investigou o tipo de interação entre os tipos de relacionamento (figuras de autoridade e colegas/irmãos) e encontrou relações significativas entre as estratégias de *coping* utilizadas, ou seja, em situações que os eventos estressores eram com adultos, as estratégias de evitação, expressão emocional e aceitação ocorreram com maior frequência, no entanto, quando as situações se sucederam com colegas e irmãos, as estratégias foram de agressividade e busca de apoio.

Os pesquisadores Kristensen et al. (2010) realizaram um estudo com 220 adolescentes de uma escola pública, utilizando a "Escala de *Stress* Infantil" (Lucarelli & Lipp, 1999) e o "Inventário de Estratégias de *Coping*" (Folkman & Lazarus, 1985), e os resultados evidenciaram que as estratégias mais utilizadas foram afastamento, autocontrole, fuga e esquiva. Dentre os que apresentaram maior sintomatologia de *stress*, as estratégias mais utilizadas foram: suporte social, fuga e esquiva, confronto e afastamento. Segundo os mesmos autores, o *stress* ocorre quando as pressões diárias são superiores as estratégias que o indivíduo possui para dominar ou superar, o que pode ter ocorrido na pandemia e pós-pandemia, considerando-se que foi uma situação não vivida anteriormente por essa população, o que gerou a quebra da homeostase.

Os eventos estressores aos quais as crianças e adolescentes forem expostos poderão influenciar no processo de aprendizagem, podendo impedir o indivíduo de apresentar um bom desempenho em suas atividades, promovendo uma série de dificuldades nesse aspecto. Segundo Antoniazzi et al (1998), a aprendizagem pode apresentar impacto de questões relacionadas à família (condições social e econômica da família, problemas de uso de substância, desemprego, escolaridade dos responsáveis e importância dada por eles à aprendizagem) e à escola (relacionamento com o professor, material didático, condições físicas da sala de aula e dos aspectos pedagógicos). O que pode ser vivenciado no contexto da pandemia e pós-pandemia.

O fracasso escolar pode ser visto como mais uma fonte de *stress*, sendo assim, o discente poderá vir a experimentar desmotivação, insegurança, ansiedade e baixa autoestima (Antoniazzi et al, 1998).

Há a necessidade de considerar os impactos dos estressores típicos do período da adolescência, procurou-se compreender como os adolescentes enfrentam as dificuldades dessa fase, ou seja, quais as estratégias de *coping* utilizam para se adaptar às situações estressantes, sem que elas, consequentemente, interfiram na saúde física e mental do jovem, bem como em seu bem-estar social e em sua aprendizagem (Dell'Aglio & Hutz, 2002).

Ryan-Wenger (1992) identificou 145 estratégias de *coping* empregadas por crianças diante de estressores, organizando-as em 15 categorias: busca de suporte social, modificação do estressor, ações agressivas, busca de suporte espiritual, isolamento, atividades de autocontrole, resistência, reestruturação cognitiva, distração, evitação cognitiva, solução de problemas, expressão emocional e informação.

Dell'Aglio e Hutz (2002) realizaram um estudo com 215 crianças e adolescentes na faixa etária de 7 a 15 anos, que frequentavam escolas públicas da periferia, e os resultados apontaram que: crianças de 7 a 10 anos utilizavam com mais frequência as estratégias de inação e a busca de apoio, enquanto os adolescentes de 11 a 15 anos utilizavam mais estratégias de ação direta (com os pares, ação mais agressiva e busca de apoio, já nas situações que envolviam adultos, as estratégias mais empregadas foram: expressão emocional, aceitação e evitação). Lisboa et al (2002) realizaram um estudo que verificou as estratégias de *coping* em 215 crianças, na faixa etária de 7 a 12 anos, que apresentavam problemas com os pares, e a mais utilizada foi buscar o apoio de alguém (professores, pais, irmãos mais velhos, amigos etc.).

Considerando *coping* em adolescentes, Antoniazzi et al. (1998) realizou uma revisão na área e verificou que adolescentes utilizam mais *coping* com foco na emoção do que as crianças, que focam no problema que estão lidando.

Antoniazzi et al. (2009) verificaram que há diferenças situacionais na utilização de estratégias de *coping*. Identificaram ainda que há diferenças nas estratégias de *coping* utilizadas na escola.

## Implicações na aprendizagem

O impacto que os diferentes estressores causam na vida do adolescente está presente também ao longo da aprendizagem. Segundo Rutter (1989), o ambiente escolar demonstra ser mais significativo no desempenho acadêmico aos estudantes do que os aspectos relacionados ao ambiente familiar. Alguns autores apontam que as dificuldades e o fracasso escolar acarretam prejuízos ao funcionamento psicossocial, deixando o jovem mais vulnerável a problemas emocionais e desajustamento escolar (Martínez & Semrud-Clikeman, 2004). Cabe ressaltar, no entanto, que há diversas opiniões dos autores com relação às dificuldades acadêmicas e aos problemas emocionais, no entanto, alguns trabalhos apontam que alunos com baixo rendimento escolar costumam apresentar com mais frequência isolamento e vitimização, além de demonstrarem menos satisfação social do que os que não apresentam dificuldades acadêmicas. Todas essas questões podem levar à ansiedade e à depressão (Martínez & Semrud-Clikeman, 2004).

O processo de aprendizagem precisa ser visto como multifatorial, uma vez que é influenciado por aspectos e fatores psicológicos, biológicos e cognitivos, além de fatores contextuais, como a própria escola, a comunidade e a família (Zanella, 2006).

Cabe ressaltar que os adolescentes que apresentarem capacidade de resiliência e estratégias de *coping* eficientes, que favoreçam o enfrentamento de forma adequada dos eventos, apresentarão um crescimento positivo (Dell'Aglio, 2003, DellÁgllio & Hutz, 2002). No entanto, se não possuírem recursos para lidar com situações adversas, poderão ocorrer impactos negativos na vida, desencadeando baixo rendimento escolar em termos acadêmicos (Sbaraini & Schermann, 2008).

O momento da pandemia foi considerado um momento atípico, pois professores e alunos precisaram se adaptar a um novo contexto, com aulas on-line e todo sistema acadêmico nessa condição, desse modo, pode-se verificar que as crianças e adolescentes com estratégias de *coping* adequadas conseguiram adaptar-se, sem prejuízo acadêmico, apesar da adversidade apresentada, mas discentes que não possuíam as mesmas condições tiveram o problema intensificado, com muita dificuldade para lidar com as novas demandas impostas.

Na pós-pandemia, a volta às aulas presenciais também exigiu uma readaptação que foi novamente favorável aos mais preparados, que se adaptaram às novas condições. Sendo assim, faz-se necessário um olhar para os menos favorecidos, focando em aulas de apoio, atenção diferenciada pelos docentes, a fim de sanar as dificuldades. Outro aspecto relevante seria o trabalho com esses alunos quanto ao controle de *stress* e a aquisição de estratégias de *coping* que venham a favorecer a readaptação a esse novo contexto.

## Conclusão

A sociedade contemporânea apresenta um nível de exigência que gera impacto significativo para os indivíduos, principalmente para os adolescentes, que precisam se adaptar, mas muitas vezes não possuem ferramentas, como o que ocorreu e está ocorrendo com a pandemia e a pós-pandemia, que atingiu a todos, mas quem se encontra em um processo de desenvolvimento significativo, como as crianças e os adolescentes, sofreram de modo mais significativo, todas as limitações ocasionadas no campo social, educacional, emocional, ocupacional etc. Sendo assim, torna-se preocupante as consequências dos estressores para a saúde física e mental das pessoas. A infância e a adolescência são períodos caracterizados por mudanças aceleradas nos aspectos cognitivo, físico, emocional e social (Frydeberg, 2004, Hussong & Chassin, 2004).

Considerando o crescente aumento de *stress* entre os adolescentes, como pode ser verificado com uma pesquisa realizada por Kobayashi et al. (2018), realizada com adolescentes de um colégio técnico, em que se verificou que 82% dos adolescentes, na faixa etária entre 15 e 18 anos, encontravam-se estressados. Diante de tal aspecto, é fundamental entender como os jovens lidam com as situações de conflito, identificando as estratégias de *coping* que utilizam diante de situações estressantes em seu dia a dia. O que foi verificado na pesquisa realizada por Kristensen et al. (2010) foi que as estratégias mais utilizadas foram: afastamento, autocontrole, fuga e esquiva. No entanto, entre os adolescentes com mais sintomatologia de suporte social, fuga/esquiva e confronto/afastamento.

Convém ressaltar que a utilização de mais de uma estratégia torna-se mais eficaz do que o emprego de apenas um tipo, considerando que passa a ter mais recursos para enfrentar a situação estressante. Os jovens precisam ser estimulados a ampliar a gama de estratégias efetivas, a fim de que consigam lidar com os estressores de seu dia a dia. A escola apresenta papel importante nesse contexto, pois poderá auxiliar ao longo desse processo. As estratégias de *coping* podem ser aprendidas naturalmente a partir de intervenção terapêutica ou programas de treinamento.

## Referências

Aldwin, C. (1994). *Stress, coping and development: na integrative perspective*. Nova Yorque: The Guilfor Press.

Antoniazzi, A. S., Dell'aglio, D. D., & Bandeira, D. R. (1998). O conceito de coping strategy indicator. *Journal of Personality and Social Psychology*, 59, 1066-1074.

Câmara, S. G., & Carlotto, M. S. (2007). Coping e gênero em adolescentes. *Psicologia em Estudo* (Maringá), 12(1), 87-93.

Compass, B. E., Malcarne, V. L., & Fondacar, K. M. (1988). Coping with stressful events in older children and young adolescentes. *Journal of Consulting and Clinical Psychology*, 56, 405-411.

Carvalho, R. de. (2010). *Revisão integrativa: o que é e como fazer.* Einstein (São Paulo), São Paulo, v. 8, n. 1, p. 102-106, Mar.2010. Disponível em: https://www.scielo.br/scielo.php?pid=S1679- 50820100001001028&script=sci_arttext&tlng=pt. Acesso em: 19 nov 2020. 978 Id on Line Rev. Mult. Psic. V.14 N. 53, p. 962-978, Dezembro/2020 - ISSN 1981-1179 Edição eletrônica em http://idonline.emnuvens.com.br/id

Dell'aglio, D., & Hutz, C. S. (2002). Estratégias de coping de crianças e adolescentes em eventos estressantes com pares e com adultos. *Psicologia* (USP), 13(2), 203- 225.

Dell'aglio, D. D. (2003). O processo de coping em crianças e adolescentes: adaptação e desenvolvimento. *Temas em Psicologia*, 11(1), 38-45.

Fegert, J. M., Vitiello, B., Plener, P. L., & Clemens, V. (2020). Challenges and burden of the Coronavirus 2019 (COVID-19) pandemic for child and adolescent mental health: a narrative review to high light clinical and research needs in the acute phase and the long return to normality. *Child and adolescente psychiatry and mental health*, v. 14, p. 1-11. Disponível em: https://www.ncbi.nlm.nih.gov/pmc/articles/PMC7216870/.Acesso em: 19 nov. 2020.

Folkman, S., & Lazarus, R. S. (1980). Na analysis of coping in a middle-aged Community sample. *Journal of Health and Social Behavior*, 21, 219-239.

Folkman, S., & Lazarus, R. S. (1985). If itchanges it must be a process; a study of emotion and coping during three stages of a college examination. *Journal of Personality and Social Behavior*, 48:150 – 170.

Folkman, S., Lazarus, R. S., Dunkel-Schetter, C., Delongis, A., & Gruen, R. (1986). Dynamics of a stressful encounter: cognitive appraisal, coping, and encounter outcomes. *Journal of Personality and Social Psychology*, 50, 992-1003.

Fontanesi, L., Marchetti, D., Mazza, C., Giadominico, S. D., Roma, P., & Verrochio, M. C. (2020). The effect of the COVID-19 lockdown on parents:

A call to adop turgente measures. *Psychological Trauma: Theory, Research, Practice, and Policy,* v. 12, n. 1, p. 79-81. Disponível em: https://pesquisa.bvsalud.org/portal/resource/pt/mdl32525382. Acesso em: 19. nov. 2020.

Fryedberg, E., & Lewis, R. (1997). *Escalas de afrontamiento para adolescentes: Manual.* Madrid: Publicaciones de Psicología Aplicada.

Gazzaniga, M. S., & Heatherton, T. F. (2007). *Ciência Psicológica: Mente, Cérebro e Comportamento.* Porto Alegre: Artmed.

Imran, N., & Pervaiz, Z. (2020). Mental health considerations for children & adolescents in COVID-19 Pandemic. *Pakistan Journal of Medical Sciences,* v. 36, n. COVID19-S4. Disponível em: http://www.pjms.org.pk/index.php/pjms/ article/view/2759.Acesso em: 19. nov. 2020.

Kristensen, C. H., Schaefer, L. S., & Busnello, F. B. (2010). *Estratégias de coping e sintomas de estresse na adolescência.* Campinas: Estudos de Psicologia.

Kobayashi, E. Afonso, J. R., & Tricoli, V.A.C. (2018). *Stress em adolescentes e habilidades sociais.* 7º CONCRIART, poster.

Lazarus, R. S., & Folkman, S. (1984). *Stress, appraisal and coping.* New York: Springer.

Lee, J. (2020). Mental health effects of school closures during COVID-19. *The Lancet Child & Adolescent Health*, v. 4, n. 6, p. 421, 2020. Disponível em: https://www.thelancet.com/journals/lanchi/article/PIIS2352-4642(20)30109-7/fulltext.Acesso em: 19. nov. 2020.

Linhares, M. B. M., & Enumo, S. R. F. (2020). Reflexões baseadas na Psicologia sobre efeitos da pandemia COVID-19 no desenvolvimento infantil. *Estud. psicol.* (Campinas), Campinas, v. 37, e200089. Disponível em: https://www.scielo.br/scielo.php?script=sci_arttext&pid=S-0103-166X2020000100510. Acesso em: 19. nov. 2020.

Lipp, M. (2014). In Lipp, M., & Tricoli, V. (orgs.). *Relacionamentos Interpessoais no Século XXI e o Stress Emocional.* Novo Hamburgo: Sinopsys.

Lisboa, C., Koller, S. H., Ribas, F. F., Bitencourt, K., Oliveira, L., Porciuncula, L. P., & De Marcchi, R. B. (2002). Estratégias de coping de crianças vítimas e não vítimas de violência doméstica. *Psicologia, Reflexão e Crítica*, 15(2), 345-362.

Liu, J. J., Bao, Y., Huang, X., Shi, J., & Lu, L. (2020). Mental health considerations for children quarantined because of COVID-19. *The Lancet Child & Adolescent Health*, v. 4, n. 5, p. 347-349. Disponível em: https://

www.thelancet.com/action/showPdf?pii=S2352-4642%2820%2930096-1. Acesso em: 19. nov. 2020.

Loades, M. E., Chatburn, E., Higron-Sweeney, N., Reynolds, S., Shafran, R., Brigden, C. L., McManus, M. N., Borwich, C., & Crawley, E. (2020). Rapid Systematic Review: The Impact of Social Isolation and Loneliness on the Mental Health of Children and Adolescents in the Context of COVID-19. *Journal of the American Academy of Child & Adolescent Psychiatry*, v. 59, n. 11, p. 1218-1239. Disponível em: https://www.sciencedirect.com/science/article/pii/ S0890856720303373. Acesso em: 19. nov. 2020.

Losoya, S., Eisenberg, N., & Fabes, R. A. (1998). Developmental issues in tehe study of coping. *International Journal of Behavior Development*, 22, 287-313.

Lucarelli, M. D. M., & Lipp, M. E. N. (1999). Validação do Inventário de Sintomas de Stress Infantil – ISS-I. *Psicologia: Reflexão e Crítica*, 12, 71-88.

Martínez, R. S., & Semrud-Clikerman, M. (2004). Emotional Adjustmemt and Schoool Functioning of yound adolescents with Multiple Versus Single Learnin Desabilities. *Journal of Learnig Desabilities,* 37(5), 411-419.

Mates, D., & Allison, K. R. (1992). Sources of stress and coping responses of high schoool students. *Adolescence*, 27 (1060), 461-47/4.

Moos, R. H. (1993). *Coping Response Inventory Youth form – professional manual*. Odessa: PAR Psychological Assessment Resources.

Orben, A., Tomova, L., & Blakemore, S. (2020). The effects of social deprivation on adolescent development and mental health. *The Lancet Child & Adolescent Health*, v. 4, n. 8, 634–640. Disponível em: https://www.sciencedirect.com/science/article/pii/S2352464220301863.Acesso em: 19. nov. 2020.

Polanczyk, G. V. (2020). *O custo da pandemia sobre a saúde mental de crianças e adolescentes*. https://jornal.usp.br/artigos/o-custo-da-pandemia-sobre-a-saude-mental-de-criancas-e-adolescentes/

Phelps, C., & Sperry, L. L. (2020). Children and the COVID-19 pandemic. *Psychological Trauma: Theory, Research, Practice, and Policy*, v. 12, n. S1, p. S73-S75. Disponível em: https://psycnet.apa.org/fulltext/2020-39582-001.html.Acesso em: 19. nov. 2020.

Piko, B. (2001). Gender diferences and similarities in adolescentes'ways of coping. *The Psychological Record*, 51, 223-235.

Rutter, M. (1989). Isle of wight revisited: Twenty five Years of child psychiatric epidemology. *Journal of the American Academy of Child and Adolescent Psychiatry*, 28, 633-653.

Ryan-Wenger, N. M. (1992). A taxonomy of chidrens's coping strategies: A step toward theory development. *American Journal of Ortthopsychiatry*, 62, 256-263.

Savóia, M. G., Santana, P., & Mejias, N. P. (1996). Adaptação do Inventário de Estratégias de Coping de Folkman e Lazarus para o Português. *Psicologia USP*, 7 (102), 183-201.

Sbairini, C. R., & Scherman, L. B. (2008). Prevalence of childhood stress and associated factors: A study of school children in a city in Rio Grande do Sul State, Brazil. *Cadernos de Saúde Pública*, 24(5), 1082-1088.

Scandriolio, B., Marìnez, J. M., Marín, M. J., López, J. S., & Martín, J. M. (2002). *Violencia grupal juvenil: Uma revisión critica, Psicothema*, 14, 6-15.

Tricoli, V. A. C. (2021). *10º Concriart*, Conferência O Stress com Crianças e Adolescentes na Pandemia e Pós Pandemia da Covid -19.

Zanella, L. (2006). Aprendizagem: Uma Introdução. In La Rosa (org.), *Psicologia e Educação*. Porto Alegre: Edipurs, pp. 23-36.

Zhang, X. B., Gui, Y. H., Xu, X., Zhu, D. O. Q, Zhai, Y. H., Ge, X. L., & Xu, H. (2020). Response to children's physical and mental needs during the COVID19 outbreak. *World Journal of Pediatrics*, p. 1-2. Disponível em: https://www.ncbi.nlm.nih.gov/pmc/articles/PMC7246957/pdf/12519_2020_Article_365.pdf. Acesso em: 19. nov. 2022.

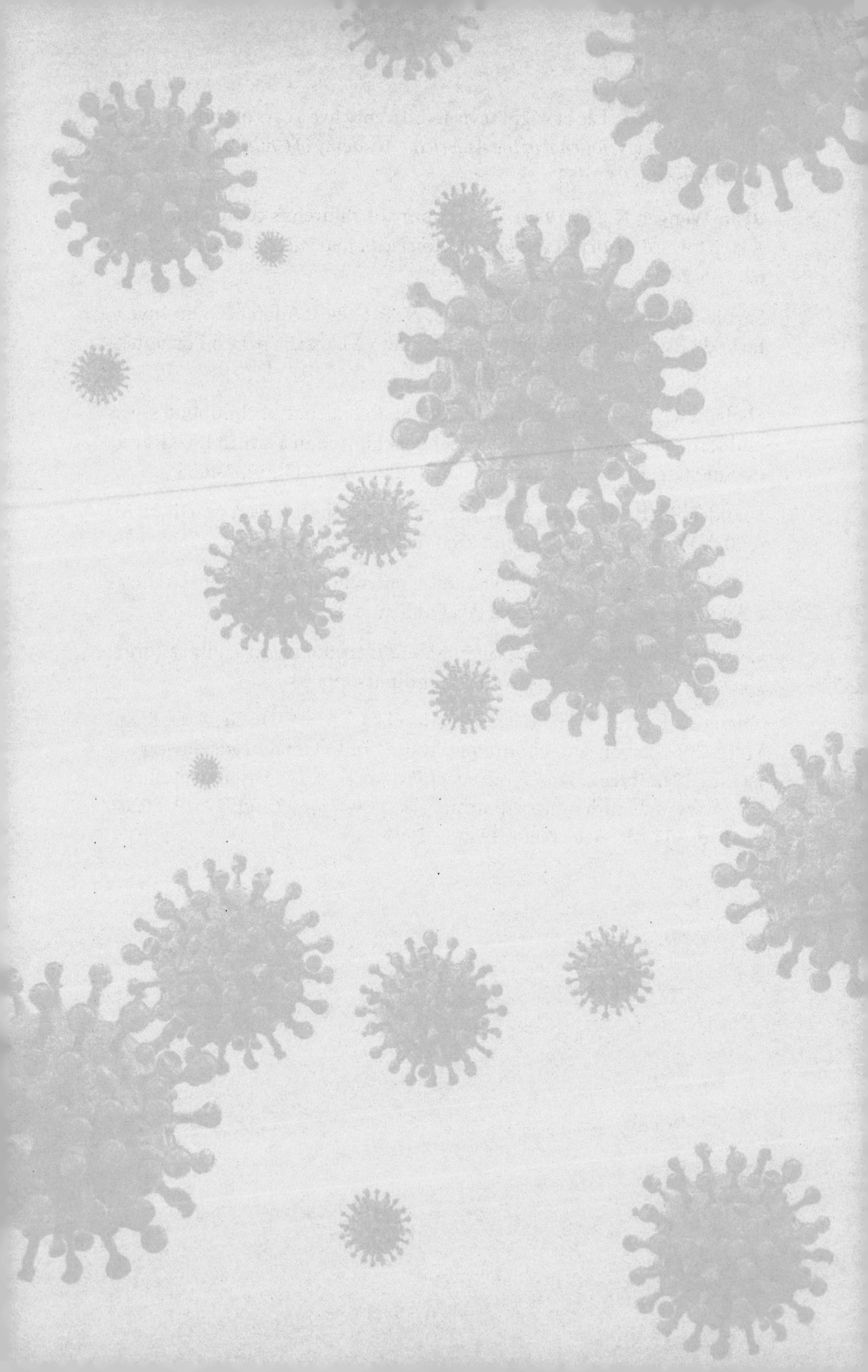

CAPÍTULO 3

# Os Perigos Ocultos no *Stress* do Professor

Denise Gimenez Ramos
Sideli Biazzi

## Introdução

Diversas mudanças ocorreram no mundo nas últimas décadas, o contexto da globalização, as significativas transformações sociais e tecnológicas tornaram o trabalho mais intenso, impactando as condições de vida e a saúde dos trabalhadores. Tal contexto também ocasionou transformações na escola o no trabalho docente. A pandemia da Covid-19 somou-se aos desafios enfrentados pelos professores, aumentando as adversidades e trazendo a necessidade de uma reinvenção e readaptação. Veremos neste capítulo que os professores convivem com altos índices de *stress*, que quando não controlado, trazem inúmeras consequências para sua vida profissional e pessoal, entretanto, a prevenção é possível e o desenvolvimento de estratégias de enfrentamento focadas na solução de problemas são recursos efetivos para combater os efeitos negativos do *stress*.

## *Stress* docente: um problema atual

A Organização Internacional do Trabalho ([OIT], 2012) aponta que o *stress*[1] ocupacional é, na atualidade, uma das mais importantes

---

[1] *Stress*: palavra de origem latina usada para descrever um estado de tensão que causa uma ruptura no equilíbrio do organismo. Hoje em dia, já existe a palavra estresse nos dicionários da nossa língua. Entretanto, optamos por fazer uso do termo original em inglês.

questões de saúde mundial. Tal preocupação se deve ao impacto negativo para a saúde física e mental dos trabalhadores, elevando os índices de afastamento laboral, com evidente diminuição da produtividade (Carlotto et al., 2019).

Na Europa, o *stress* ocupacional ocupa a segunda posição entre os problemas de saúde, afetando cerca de 40 milhões de pessoas. Calcula-se que, de todos os dias perdidos de trabalho no continente, 50% a 60% estariam ligados a essa condição (International Labour Organization [ILO], 2014). No Brasil, os transtornos mentais e comportamentais foram a terceira causa de incapacidade para o trabalho e R$79 bilhões foram gastos com auxílios-doença de acordo com os dados do 1º Boletim Quadrimestral sobre Benefícios por Incapacidade 2017 (Ministério da Fazenda, 2017).

A categoria profissional docente é considerada como uma das ocupações com alto risco de desgaste e adoecimento, sendo alvo de diversos estudos que avaliam a prevalência de transtornos mentais (Biazzi, 2017; Dalcin & Carlotto, 2018), bem como o afastamento do trabalho nessa população. Identificada pela OIT como uma profissão de alto risco, está classificada como a segunda categoria profissional, em nível mundial, a apresentar doenças de caráter ocupacional (Araújo et al., 2019; Carlotto et al., 2019).

Muitas atribuições são impostas ao professor que extrapolam seu papel profissional e sua carga horária contratual (Pereira Neto et al., 2019). Além de dar aulas, os professores devem executar tarefas administrativas (Schoeps et al., 2019), lidar com a falta de interesse e indisciplina dos alunos, de estrutura e recursos e de diálogo e apoio de administradores, de gestores públicos e de pais (Messias et al., 2019). Os professores sentem-se subjugados a ritmos de trabalho acelerados, possuem maior número de alunos por sala de aula e têm o seu salário diminuído, o que gera a necessidade de, muitas vezes, terem que se submeter às jornadas duplas e triplas de trabalho (D'Adamo & Lozada, 2019).

Também, verifica-se uma crescente falta de reconhecimento social, em estudos sobre o trabalho do professor, Codo (2006) menciona que, no passado, dizer "eu sou professora ou professor trazia à tona uma identidade carregada de orgulho profissional" (p. 70). Ensinar sempre foi uma arte de prestígio e reconhecimento social. Desde a mais remota história, destacaram-se profetas, filósofos e sábios, que exerciam o papel de ensinar ou de conduzir as pessoas por meio de seus ensinamentos. Com o passar dos tempos, a noção de um profissional altamente preparado para disseminar os valores culturais foi perdendo o significado. Isso se deve, sobretudo, à massificação do ensino e à sua expansão sem qualidade, em que prevaleceu a precarização das condições de atuação dos docentes (Meleiro, 2008).

Somando-se aos desafios enfrentados pelos professores, a pandemia da Covid-19 produziu impactos profundos no setor educacional, atendendo as orientações de segurança necessárias à redução da velocidade de difusão da doença (Tan et al., 2020), houve a suspensão das atividades de ensino presencial em todos os níveis de formação e a substituição pela modalidade remota.

Os docentes também tiveram que organizar o espaço físico de suas casas para as aulas remotas, as demandas das escolas, das famílias e dos (as) próprios (as) estudantes passaram a acontecer em horários não comerciais (feriados, sábados e domingos) por meio de ligações telefônicas, mensagens no *WhatsApp* e videochamadas (Branco & Neves, 2020; Saraiva et al., 2020). O excesso de demandas criadas no contexto de pandemia tem sido apontado como fator de *stress* psicológico e sofrimento mental, sentimentos de raiva, angústia, exaustão, ansiedade, depressão, início ou aumento de uso de drogas (lícitas e/ou ilícitas) e *burnout* estão sendo apontados como estando diretamente relacionados aos aspectos da adaptação laboral e à situação de calamidade pública da pandemia (Brooks et al., 2020; Oliveira et al., 2020; Panisoara et al., 2020; Northwood et al., 2021).

O *stress* psicológico é referido com maior frequência na docência (Biazzi, 2013, 2017; Silva et al., 2018), afetando o funcionamento global do professor, prejudicando sua habilidade no trabalho e nos relacionamentos, podendo levar à menor produtividade, ao absenteísmo, ao aumento nos índices de erros, à perda de motivação e comprometimento, ao aumento no número de atrasos no trabalho, à elevação de rotatividade e ao aumento de tensão e conflitos (Pontes et al., 2019; Cruz et al. 2020).

O professor em *stress* psicológico pode se tornar cada vez mais frustrado, culpando alunos, colegas e direção por suas dificuldades. Pode também se sentir desesperado, fracassado e perder a autoestima e a autoconfiança. Pode, ainda, tornar-se depressivo e se sentir só e vazio. Além disso, o professor que não sabe como reduzir o impacto diante de aspectos estressantes inerentes à escola muitas vezes contribui para o aumento do *stress* de seus alunos. Isso pode ocorrer em virtude de exageros nas punições, de relacionamentos inadequados com os alunos e de pressões excessivas na realização de tarefas e exames (Tricoli, 2008).

Em 2018, os alunos brasileiros da educação básica destacaram-se pelo baixo desempenho em relação a outras nações do mundo. O Programa Internacional de Avaliação de Estudantes (Pisa) apontou que o Brasil tem baixa proficiência em leitura, matemática e ciências, se comparado aos outros 78 países que participaram da avaliação. Quando comparado aos países da América do Sul analisados pelo Pisa, o Brasil é pior em matemática, empatado estatisticamente com a Argentina, com 384 e 379 pontos, respectivamente. Uruguai (418), Chile (417), Peru (400) e Colômbia (391) estão à frente. Quando o assunto é leitura, o Brasil é o segundo pior do *ranking* sul-americano, com 413 pontos, ao lado da Colômbia (412) (Instituto Nacional de Estudos e Pesquisas Educacionais Anísio Teixeira [INEP], 2019).

Os dados acima apontam para a relevância de discutir alguns aspectos da relação entre saúde do professor, sua prática e as consequentes repercussões nas instituições escolares, mais especificamente na sala de aula. A maioria dos programas públicos que estruturam a educação em nosso país se preocupam com a capacitação pedagógica do professor somente na qualidade de reprodutor de conhecimentos definidos pelos currículos específicos de seus contratos. Nota-se que o cuidado com o *stress* e o *burnout,* assim como o fortalecimento psicossocial dos professores e, consequentemente, dos alunos que deles dependem ainda são tratados como uma questão secundária nas preocupações do setor da educação (Valle, 2011).

No campo do ensino, a preocupação com a saúde deve estar sempre presente, dado que a relação entre o professor e aluno é mediadora dos processos de aprendizagem. Estudos indicam que a qualidade da relação estabelecida entre professor e alunos influencia o rendimento acadêmico dos discentes. O professor que se mostrar desmotivado e indiferente poderá levar seus alunos a desenvolverem uma mesma atitude em sala de aula (Braun et al., 2020; Chaves & Gontijo, 2020; Soares, 2020; Veloso et al., 2020; Ma et al., 2021).

Klusmann et al. (2016), em estudo com professores de matemática do ensino básico, mostraram que professores que apresentaram exaustão emocional tinham um percentual maior de alunos com baixo rendimento em matemática do que os professores que não apresentaram o mesmo quadro. Além disso, os alunos que tinham professores sem exaustão emocional mostraram-se mais participativos nas aulas. Esses dados mostram a necessidade do docente de cuidar de sua saúde a fim de regular suas emoções, humor e afetividade, sentir-se capaz de solucionar problemas e tudo aquilo que sustenta o sujeito como docente e como ser humano (Araújo et al., 2016).

O papel do professor não existe de forma independente, mas está sempre vinculado ao do aluno, é uma relação de reciprocidade de influências que, ao longo do tempo, contribui para a construção do conhecimento do aluno e para o crescimento profissional do professor. A relação professor-aluno constitui-se não somente em uma troca de conhecimentos, mas em uma troca de valores, ideias e princípios de vida, que serão fundamentais na formação da personalidade da criança (Malagris, 2008; Veloso et al., 2020).

No contexto da educação, outro aspecto importante a se considerar é que a maior parte do corpo docente do nível básico de ensino ainda é composta pelo gênero feminino. O Censo Escolar, divulgado em janeiro de 2018 pelo Ministério da Educação (INEP, 2018), apontou que cerca de 80% dos 2,2 milhões de docentes da educação básica brasileira são mulheres. Embora a literatura, de forma geral, enumere diversos fatores – baixos salários, sobrecarga de trabalho e número excessivo de alunos, entre outros – com repercussão negativa na ação docente, várias pesquisas constataram alta incidência de *stress* e a predominância de sintomas psicológicos no sexo feminino, o que pode indicar uma maior vulnerabilidade dessa população ao fenômeno (Reis et al., 2006; Goulart Junior & Lipp, 2008; Ferraz, 2009; Both et al., 2010; Gomes et al., 2010; Zibetti & Pereira, 2010; Carlotto, 2011; Biazzi, 2013; Li et al., 2016).

Biazzi (2017), em pesquisa com 278 docentes, observou que o risco de *stress* é duas vezes maior para as mulheres do que para os homens. Professores, homens e mulheres, partilham de muitos estressores similares. No entanto, há situações concretas de gênero que estabelecem diferenças nos processos de enfermidade. As mulheres experimentam alguns estressores que só fazem parte da condição do sexo feminino, tais como tensão pré-menstrual (TPM), gravidez, menopausa e alterações hormonais. Além disso, atualmente, a mulher tem papel cada vez mais ativo na sociedade e no mundo do trabalho. Embora sejam muitos os ganhos dessa conquista, vale ressaltar que essa inserção tem sido acompanhada por dupla – ou tripla – jornada de trabalho. Ao ingressar nesse mercado, a mulher passa a exercer vários papéis simultâneos: profissional, esposa, mãe, dona de casa e cuidadora de pais idosos, entre outros. Por outro lado, os homens foram (e continuam a ser) lentos para incorporar e exercer papéis domésticos adicionais, acreditando que suas obrigações estariam plenamente cumpridas ao trazerem para casa o salário necessário para o sustento da família (Meyer et al., 2019).

Assim sendo, muitas mulheres, por considerarem que possuem a obrigação de dar conta de todas as tarefas que seus papéis múltiplos exigem, costumam negar os próprios limites e ignorar suas necessidades de descanso. É provável que, sem tempo de cuidarem de si mesmas, acabem mais vulneráveis ao *stress* e ao *burnout*. A vulnerabilidade da mulher ao adoecimento evidenciou-se na pandemia, fatores como convivência prolongada e restrita ao ambiente doméstico; desemprego; crises familiares; violência doméstica, diminuição do lazer tornaram essa situação ainda mais dialética e complexa (Rilay et al., 2020).

Além disso, no que tange à forma de enfrentamento do *stress*, estudos vêm encontrando diferenças consistentes nas estratégias utilizadas por homens e mulheres. Homens têm evidenciado maior utilização de estratégias focadas no problema ao agirem diretamente sobre o estressor, ao passo que mulheres geralmente utilizam estratégias focadas na emoção (Brazão et al., 2019; Souza et al., 2019). Entretanto, os trabalhadores que utilizam estratégias focadas na emoção são mais vulneráveis ao *stress*. Em geral, as formas de enfrentamento centradas na emoção são mais passíveis de ocorrer quando há uma avaliação de que nada pode ser feito para modificar as condições ambientais de dano, de ameaça ou de desafio.

Dalcin e Carlotto (2018) afirmam que o tipo de enfrentamento utilizado em uma situação estressante é fundamental. Existem estratégias que podem simplesmente aumentar o problema, e isto pode resultar em dimensões assustadoras para o indivíduo. Nessas circunstâncias, é, até mesmo, possível que, no caso do professor, a opção final seja o abandono da carreira.

Percebe-se que, portanto, embora as tarefas docentes tenham se transformado, assim como o mundo à sua volta, os processos de ensinar e de aprender, que impelem o professor a buscar meios alternativos para responder às demandas educacionais, não devem afetar sua qualidade de vida e saúde mental, o que comprometeria diretamente a qualidade da educação.

Dentro desse contexto, propostas preventivas podem ter implicações pontuais. Segundo Lipp (2008), o *stress* do professor pode ser consideravelmente reduzido com o tratamento adequado, que inclui técnicas de enfrentamento de *stress* devidamente ensinadas e treinadas. Ciente dessas estratégias de enfrentamento, o professor estará em melhores condições de reconhecer os próprios limites e adotar estratégias preventivas apropriadas no gerenciamento do *stress*.

## Estratégias de *coping*

Lazarus e Folkman (1984) mostram que é a capacidade de *coping* que faz a diferença nas consequências das respostas ao *stress*. *Coping*[2], segundo esses autores, corresponde a ações deliberadas e conscientes, que podem ser aprendidas, usadas e descartadas, e cujo objetivo é lidar com o *stress* percebido. Se as estratégias do indivíduo não forem suficientes para amenizar ou eliminar o evento estressante, pode ocorrer o estado de exaustão e/ou *burnout*.

Um acontecimento é considerado ameaçador se for percebido como causador de prejuízo ou perda. Nesse momento, os sujeitos tendem a fazer algo de modo a dominar a situação ou a controlar as próprias reações emocionais. O *coping* é entendido como um comportamento adquirido pelo indivíduo ao longo da vida que contribui para a sua sobrevivência (Lipp, 2014). Engloba uma sequência de cognições e funções que coordenam a relação entre o *stress* e suas consequências.

---

[2] *Coping*: sem tradução literal para o português, seu significado aproximado pode ser entendido como lidar ou enfrentar. Não há, porém, palavra portuguesa que reflita a real complexidade de seu significado (Stroppa & Moreira-Almeida, 2009). Na língua inglesa, o verbo *to cope* significa lidar com uma situação difícil obtendo sucesso, sobreviver a algo, enfrentar, administrar ("Cope", 2000).

Um dos principais elementos mediadores dessa relação é a avaliação cognitiva do evento estressante, a qual depende da natureza da situação ou ambiente estressante e, também, de fatores intra e interpessoais (Gazzaniga & Heatherton, 2018).

Lazarus e Folkman (1984) sugerem a existência de duas categorias gerais de estilo de *coping* de acordo com sua função: (1) enfrentamento baseado no problema, cujo foco seria encontrar uma solução para o problemático relacionamento entre o indivíduo e o ambiente, e (2) enfrentamento baseado na emoção, cuja função seria a regulação do desgaste emocional provocado pela situação de *stress*. A ideia é que as estratégias do primeiro grupo são adaptativas ou bem-sucedidas por serem formas mais ativas, confrontativas e planejadas de enfrentamento. Já as estratégias voltadas ao controle da emoção são consideradas não adaptativas e se expressam na forma de mecanismos de defesa, como evitação ou minimização do problema e resignação.

No entanto, existe uma fragilidade implícita nessa ideia de adaptabilidade das estratégias, ou seja, considerar como bem-sucedidas aquelas focadas na solução do problema e como não adaptativas aquelas voltadas à regulação da emoção. De acordo com Fortes e Neri (2004), a adaptação a uma situação estressante depende da noção do que é funcional para o indivíduo, ou seja, da forma como cada um avalia a situação vivida. Assim, diante de eventos incontroláveis como a morte de um filho ou a perda de todos os bens materiais em um acidente ecológico, a resignação pode ser a única forma encontrada para se manter bem emocionalmente.

Apesar de reconhecer a dificuldade em classificar as estratégias de enfrentamento focadas na emoção como menos adaptativas, devido à complexidade de tal tarefa, Lazarus (2000) esclarece que as estratégias focadas na emoção poderiam ser consideradas positivas (adaptativas) ou negativas (desadaptativas). As emoções adaptativas estariam relacionadas a sentimentos de felicidade, de esperança, de empatia e de amor (Lazarus, 2000). O autor também considera o orgulho como emoção adaptativa, entendido aqui como um sentimento de pessoa com brio, no sentido de dignidade e amor-próprio. Assim sendo, as emoções adaptativas promoveriam uma sensação de bem-estar, otimismo e prazer, ao passo que as emoções desadaptativas corresponderiam, segundo o autor, à ira em todas as suas variações, como hostilidade, inveja e ciúme.

As emoções negativas provocariam ansiedade, terror, sentimento de culpa, baixo senso de autoeficácia e vergonha.

Ainda segundo Lazarus (2000), o *stress* e as emoções têm implicações importantes na saúde do sujeito:

> Os estados emocionais positivos como a alegria, o amor e a esperança e os esforços positivos (como nos casos de desafios), facilitam a saúde e protegem a pessoa da doença, enquanto que a ira, a hostilidade, a inveja e o ciúme prejudicam a saúde. (p. 168)

Sentimentos e emoções são aferidos por meio de nossas vivências e experiências, nossas ações sendo um reflexo direto das emoções. De acordo com Lazarus (2000),

> a emoção está vinculada às variáveis da pessoa, como os valores pessoais, seus objetivos e a hierarquia de objetos sociais importantes para ela. Essas variáveis pessoais, em conjunção com as variáveis ambientais, modelam as avaliações sobre as quais descansa cada emoção. (p. 102)

O autor afirma, também, que o sujeito percebe as situações e o ambiente de maneira particular, orientado primeiramente pela memória afetiva (sistema límbico), que lhe permite fazer uma pré-avaliação calcada na emoção, a qual sinaliza se o estímulo é agradável ou desagradável e prepara as condições para que se efetue a avaliação cognitiva (cortical). A memória afetiva não se liga às lembranças concretas do passado, mas sim ao efeito e à qualidade das experiências vivenciadas. Assim, o significado do evento para um indivíduo, baseado na percepção que ele tem de uma ameaça, de sua própria vulnerabilidade e de sua habilidade para enfrentar a situação, é mais importante para o entendimento do *stress* do que as características do evento em si.

Nesse sentido, Ramos (2006) esclarece que uma ameaça (assim percebida) à integridade psíquica ou física é sincronicamente traduzida em alterações psíquicas, químicas e neurofisiológicas, distribuídas pelo organismo por uma rede de sistemas informativos (genético, imunológico, hormonal, cognitivo, entre outros). Como cada um desses sistemas tem seu código, a transmissão de informações entre os sistemas requer algum tipo de transdutor que possibilite a conversão de códigos de um sistema para outro. De acordo com a autora, "a mente, por ter capacidade de simbolizar na forma linguística ou extralinguística, pode também ser considerada um meio de codificação, processamento e transmissão de informação do organismo – psique e soma" (Ramos, 2006, p. 69). Desse modo, o significado atribuído a um evento é resultante da complexa estrutura somatopsíquica de um indivíduo e pode desencadear transformações importantes no estado geral da saúde. Portanto, a percepção de um evento como estressante depende da interpretação do indivíduo e da reação somatopsíquica desencadeada, respeitando determinados níveis de transtorno. Entender o significado dessa reação e dos sintomas decorrentes traz a possibilidade de elaboração de conflitos e de ampliação da consciência de modo a promover formas mais adaptativas de se perceber e estar no mundo.

Corroborando tais conceitos, Lipp (2003) esclarece que, para lidar com alterações físicas, ambientais ou emocionais, nosso organismo tem a habilidade de promover "respostas moleculares rápidas, por meio de mudanças na função e expressão gênica neuronal, que permitem um rápido restabelecimento do estado funcional" (p. 25). Lipp, M. e Lipp, L. (2014) esclarece ainda que, no processo de avaliação cognitiva, a variável da vulnerabilidade pessoal é um importante fator a ser observado e sugere que as pessoas mais vulneráveis são biologicamente mais sensíveis, isto é, têm uma hipersensibilidade do sistema límbico. O indivíduo com maior vulnerabilidade vivencia o *stress* com maior frequência e intensidade do que aquele com menor vulnerabilidade. Essa variável é determinada por diversos fatores, tais como características psicológicas e sociohistóricas, contexto familiar e predisposição genética. A autora ressalta que essa vulnerabilidade orgânica se refere à hiper-reatividade fisiológica diante dos desafios cotidianos, devido a uma hipersensibilidade do sistema nervoso que, com pequena estimulação, elicia a produção dos hormônios característicos da reação de *stress*. Nessa condição, situam-se as pessoas que, por pouco, irritam-se e perdem o controle emocional e comportamental. A vulnerabilidade psicológica está ligada ao aspecto cognitivo e diz respeito ao modo como o indivíduo interpreta acontecimentos cotidianos. Pensamentos inadequados, dificuldades de lidar com a frustração, expectativas ilógicas e exageradas são alguns dos fatores eliciadores do *stress*.

A hiper-reatividade fisiológica diante de demandas psicossociais predispõe o indivíduo ao *stress*, mas não o determina. Se o indivíduo geneticamente vulnerável for submetido a práticas inadequadas ou ao enfrentamento de situações estressantes, provavelmente tenderá a se estressar cronicamente. Em contrapartida, se o evento estressor for combatido com estratégias saudáveis e efetivas, o estressor se torna inofensivo. Desse modo, para que a reação do *stress* seja disparada pelo sistema límbico, o evento precisa ser interpretado pelo indivíduo como ameaçador (Lipp, 2000).

A produção de sentido do *coping* depende, portanto, de como o sujeito avalia os estressores, levando-se em consideração a relação do sujeito com o entorno, sua subjetividade e sua visão de mundo. Em outras palavras, os esforços despendidos no sentido de exercer o controle sobre as situações estressantes são determinados pelos recursos vitais que o sujeito dispõe e pelas significações simbólicas que elabora de tais situações.

Assim, repertórios de estratégias saudáveis de enfrentamento estão diretamente relacionados ao bem-estar e são fatores de proteção, pois aumentam a capacidade do indivíduo de lidar com situações adversas e estressantes. Aqueles que conseguem lidar com adversidades de forma adequada têm senso de autoeficácia e autocompetência. São socialmente mais perceptivos, capazes de despertar a atenção positiva das outras pessoas, contam com habilidades para resolver problemas ou solicitar ajuda de outrem quando necessário e acreditam que podem influenciar positivamente o ambiente em que estão inseridos (Lipp, 2014).

## Programas de intervenção para o *stress* ocupacional

Programas de intervenção que buscam prevenir e reduzir o *stress* do professor são de grande importância não só no que diz respeito à qualidade de vida das pessoas afetadas ou aos riscos potenciais, mas também no que concerne à prevenção das perdas econômicas que decorrem do absenteísmo e da rotatividade (Carlotto et al., 2019).

Segundo LaMontagne e Keegel (2012), a literatura especializada divide os métodos utilizados para o gerenciamento do *stress* ocupacional em três tipos de intervenção: primárias, secundárias e terciárias. As intervenções primárias buscam alterar a organização do trabalho, visando à redução de estressores ocupacionais, tais como a modificação do processo de trabalho e alterações ergonômicas. São mais raras na literatura e, de acordo com os autores, têm cinco características que dificultam o desenvolvimento de intervenções com foco na organização: (1) as atitudes e os valores do gerenciamento empresarial, que apontam as características individuais dos trabalhadores e sua vida familiar como causas de absenteísmo, baixa produtividade, ausência de comprometimento no trabalho, adoecimento físico e psicológico, dentre outras; (2) a explicação de eventos sociais por fatores psíquicos individuais, tradicionalmente focalizados pela psicologia e medicina do trabalho; (3) os estressores inerentes ao trabalho, considerando que algumas atividades profissionais são mais estressantes que outras, o que dificulta a redução do *stress* ocupacional; (4) a dificuldade em conduzir estudos de intervenção e de avaliação metodologicamente válidos em um contexto organizacional turbulento, pois a execução de intervenções pode contribuir para atrasos nos processos organizacionais primários e expor a empresa a pesquisadores externos, visto que os dados coletados e divulgados podem comprometer sua imagem; e (5) segregação da denominação da pesquisa de *stress*, com a maioria dos estudos avaliando os resultados referentes ao indivíduo (estado de ânimo, ansiedade, queixas de saúde) em detrimento das avaliações de resultados (produtividade, taxas de absenteísmo por doença ocupacional, acidentes ocupacionais).

As intervenções secundárias são direcionadas ao treinamento dos trabalhadores, visando promover a saúde ou desenvolver habilidades psicológicas para enfrentamento dos estressores. Essa categoria de intervenções é a mais comum por ter foco na mudança de comportamento dos trabalhadores diante dos estressores e ser de mais fácil condução no meio empresarial. Entretanto, Carlotto (2014) adverte quanto às consequências de intervenções unicamente voltadas ao trabalhador. Apesar de beneficiar o indivíduo, esse tipo de intervenção pode reforçar a concepção equivocada de que *burnout* é um problema individual, fortalecendo sentimentos de fracasso e isolamento, bem como promovendo baixa autoestima.

Por último, as intervenções terciárias buscam oferecer apoio àqueles trabalhadores que foram vítimas do *stress* ocupacional e do *burnout* e, por isso, desenvolveram problemas de saúde psíquicos ou físicos. Essas intervenções devem fazer parte de um programa conduzido pelo Serviço de Segurança e Medicina do Trabalho da própria instituição a que pertencem esses trabalhadores. No entanto, assim como a implementação de intervenções primárias é de difícil execução, são raros os programas de acompanhamento do trabalhador que apresentam comprometimento da saúde física ou psíquica desencadeado pelo *stress* e pelo *burnout*. Ao considerarem o indivíduo responsável pelo desenvolvimento do *stress*, as empresas receiam que os programas para melhoria da qualidade de vida dos funcionários acarretem aumento de custo para a organização, além de reivindicações dos empregados e sindicatos em termos da redução de carga e jornada de trabalho (Leiter & Maslach, 2014).

Entretanto, de acordo com Dalcin e Carlotto (2018), predominam os programas de intervenção que, geralmente, utilizam técnicas baseadas no modelo cognitivo-comportamental, com foco no indivíduo, visando à reestruturação cognitiva, ao gerenciamento do *stress* e ao relaxamento. De uma maneira geral, propõe-se o que a Organização Mundial da Saúde (World Health Organization [WHO], 2013) sugere como habilidades para a vida, com ênfase no desenvolvimento de destrezas e capacidades psicossociais: conhecimento de si mesmo(a); empatia; comunicação efetiva (assertiva); relacionamentos interpessoais; tomada de decisões, solução de problemas; pensamento criativo; pensamento crítico; manejo de emoções e sentimentos; manejo de tensões e *stress*.

A abordagem cognitivo-comportamental é uma técnica utilizada para modificar a avaliação cognitiva do indivíduo e, consequentemente, o seu comportamento com base no modelo interacionista de *stress*. Atualmente, tal abordagem é considerada como o componente principal dos programas de gerenciamento de *stress*. Nessa técnica, busca-se ensinar e fortalecer os recursos de *coping* do indivíduo (Schoeps et al., 2019).

O Treino de Controle de *Stress* – TCS (Lipp, 2003) é um exemplo de terapia breve (doze a quinze sessões), de base educacional e abordagem cognitivo-comportamental, que visa tornar o indivíduo consciente de seus sintomas, processos cognitivos e outros mecanismos que o levam ao *stress* para, depois, ajudá-lo a desenvolver estratégias (físicas, psicológicas) para lidar melhor com esse problema. O TCS foi testado clinicamente em pesquisas com populações diversas ao longo de mais de duas décadas. Consiste em uma avaliação inicial do nível e sintomatologia do *stress* e em uma intervenção nos quatro pilares do controle de *stress*: (a) alimentação adequada; (b) relaxamento na busca de um estado de homeostase; (c) exercício físico para promoção do bem-estar e tranquilidade provocados pela produção de beta-endorfina; (d) tratamento comportamental, que inclui a reestruturação de crenças irracionais, treino em assertividade, controle da ansiedade e manejo das relações interpessoais.

Biazzi (2017), adaptando o Treino de Controle de *Stress* (TCS) de Lipp (2003), desenvolveu um programa para redução do *stress* docente, baseado na promoção de estratégias focadas na solução de problemas. Os dados pré e pós-teste mostraram que *stress* e *coping* ocorrem em uma relação dinâmica e mutuamente recíproca. Verificou-se que, quanto menor era o número de estratégias de enfrentamento utilizadas, maior o nível de *stress* nos professores. Além disso, quanto mais adaptativas e ativas eram as escolhas das estratégias de enfrentamento, menores os níveis de *stress*.

Dalcin e Carlotto (2018) avaliaram o efeito de uma intervenção preventiva para Síndrome de *Burnout* em 20 professores que atuam em uma escola pública municipal de ensino fundamental da região metropolitana de Porto Alegre, RS. A intervenção foi realizada durante seis encontros, em que foram abordadas questões como o manejo de problemas e emoções, gestão do tempo/trabalho e expectativas profissionais realísticas. Os resultados obtidos evidenciaram que a intervenção obteve resultados significativos na prevenção da Síndrome de *Burnout*. As autoras afirmam que, dentre as competências pessoais que se destacam na mediação entre o bem-estar emocional e mental dos trabalhadores e as situações estressantes, estão o domínio e o uso efetivo de habilidades de resolução de problemas.

Schoeps et al. (2019), ao desenvolverem treinamento em habilidades sociais com professores ao longo de três meses, com cinco sessões de duas horas cada, com grupos de 15 a 20 professores, observaram que, além dos altos índices de adesão ao programa, houve resultados significativos de melhora na relação professor-aluno. Os professores relataram sentirem-se mais capacitados e autoconfiantes para solucionar problemas vivenciados em sala de aula.

## Treinamento focado em resolução de problemas: proteção contra *stress* e *burnout*

O programa de redução do *stress* por meio do treinamento focado na solução de problemas consiste em capacitar pessoas para desenvolver estratégias que contribuam para o desenvolvimento de habilidades para solucionar problemas. Oferece a oportunidade para o indivíduo aprender maneiras adaptativas de solucionar um problema identificado como estressante, visando restabelecer seu bem-estar. Tais habilidades são consideradas recursos psicológicos-chave na mediação entre as demandas cotidianas e a percepção de sobrecarga, *stress* e desconforto psicológico proveniente das situações potencialmente estressoras.

A eficácia do método de redução do *stress*, baseado na promoção de estratégias de enfrentamento focadas na solução de problemas, foi testado por Biazzi (2017) em pesquisa com professores da educação básica. O estudo foi dividido em duas etapas, sendo a primeira um procedimento de seleção diagnóstica com a participação de 278 professores. Dos 278 professores avaliados, 148 (53,23%) apresentaram *stress*, identificado por meio do Inventário de Sintomas de *Stress* para Adultos de Lipp (ISSL), confirmando pesquisas anteriores que apontam o magistério como uma das profissões mais estressantes na atualidade. Além disso, 102 sujeitos (68,92%) apresentaram sintomas psicológicos, revelando que o *stress* psicológico foi significativamente mais presente na amostra estudada ($p<0,0001$).

A predominância de sintomas psicológicos é um indicador importante a ser considerado, principalmente, em planejamentos de programas na redução do *stress*. Conforme Lipp, M. e Lipp, L. (2014), nossos estressores, de modo geral, não requerem mais uma reação de luta física; atualmente, nossa luta é mais sutil. A ênfase é na assertividade, no controle emocional, nas habilidades sociais. Portanto, o aprendizado de técnicas voltadas à competência social parece ser a estratégia mais efetiva para o *stress* do mundo moderno.

A avaliação da presença do *stress* nos professores segundo o gênero indicou que as mulheres se mostraram mais vulneráveis ao *stress*, sendo observado entre os professores avaliados que o risco de *stress* é duas vezes maior para as mulheres do que para os homens.

Após a avaliação diagnóstica, foi realizado um sorteio, de forma aleatória, entre os professores que se declararam disponíveis para participação no treinamento, formando três grupos com 30 integrantes cada, denominados Grupo Experimental (GE), Grupo Controle (GC) e Grupo Placebo (GP). Os grupos formados foram homogêneos quanto à presença de *stress*, ou seja, 100% dos professores estavam em *stress*.

Os participantes foram avaliados em três momentos: T0 (antes do tratamento do GE/1ª avaliação), T1 (30 dias após o tratamento GE/2ª avaliação) e T2 (90 dias após a T1 do GE/3ª avaliação). As avaliações T1 e T2 tiveram como objetivo verificar a eficácia da terapia, decorridos 30 e 90 dias após o término da intervenção, por meio do ISSL – Inventário de Sintomas de *Stress* para Adultos (Lipp, 2000), Cope Breve (Ribeiro & Rodrigues, 2004), Escala Visual Analógica – EVA *Stress*[3].

Importante pontuar, também, que a primeira (T0) aplicação do ISSL foi realizada em junho, no final do primeiro semestre de 2016, a segunda trinta dias após a intervenção (segunda semana de setembro de 2016) e a terceira (T2) na segunda semana de dezembro de 2016. Os períodos em T0 e T2 foram propositalmente escolhidos por serem os de maior pressão em termos de avaliações finais, publicação de notas e entrega de diários (sobrecarga de trabalho e exigências institucionais).

Os participantes do grupo GP receberam uma capacitação pedagógica oferecida pela instituição pesquisada e os conteúdos abordados nas oficinas de treinamentos foram: Recursos para a alfabetização de alunos no contexto do Atendimento Educacional Especializado; Adaptação Curricular de alunos com necessidades educacionais especiais: Estratégias para sala de aula; A criança com Síndrome de *Down* na Inclusão Escolar; A História da Educação dos Surdos; Inclusão dos Deficientes Visuais; Habilidades Sociais na Organização da Sala de Aula Inclusiva; Dançar, Brincar e Cantar: Interações possíveis e sensíveis entre professores e alunos com deficiência. O tempo de duração dessa capacitação foi semelhante ao do GE, cinco dias, em caráter de imersão, com carga horária de 36 horas.

O GC não recebeu intervenção alguma. Os professores desse grupo permaneceram em suas atividades laborais. O objetivo de GP

[3] E. Vasconcellos (comunicação pessoal, 2 de fevereiro de 2016).

e GC foi servir como parâmetro de comparação com o GE. O GP e o GC foram utilizados para garantir que os ganhos no tratamento para o *stress*, obtidos pelo grupo de intervenção (GE), pudessem ser atribuídos ao programa e não a outras variáveis.

Os participantes do grupo GE seguiram um programa de redução do *stress* por meio de um treinamento focado na solução de problemas. As sessões do programa de intervenção foram baseadas nos trabalhos de Lipp (2000) e foi realizada uma série de exercícios elaborados pela pesquisadora, envolvendo estratégias cognitivas e comportamentais de resolução de problemas, tais como: identificação e reconhecimento correto dos problemas e das situações estressantes no trabalho e na vida pessoal; levantamento de situações que agradam e que desagradam; estabelecimento de objetivos realistas na solução de problemas; identificação de pensamentos disfuncionais; e discriminação das consequências na tomada de decisões a curto e longo prazo para si próprio e para terceiros. Foram realizadas 15 sessões em grupo, sendo uma pela manhã, uma pela tarde e uma pela noite, com duração média de duas horas e meia cada sessão.

As sessões foram desenvolvidas em três partes: a primeira envolveu apresentação expositiva do tema pertinente da sessão, acompanhada da associação com situações reais da vida e sua respectiva influência no funcionamento do indivíduo. A segunda incluiu reflexões e discussões com o grupo e a realização de exercícios escritos, podendo ser individual ou em duplas; e, ao final de cada sessão, cada participante foi instado a refletir sobre a possibilidade de praticar o que foi trabalhado nos encontros em suas atividades cotidianas.

### *Comparação entre grupos GP, GC e GE - Pré e pós-treinamento para redução do stress*

Após o treinamento, observou-se uma redução significativa do percentual de professores na fase de Quase Exaustão do GE, principalmente 90 dias após a intervenção. Inicialmente, havia 46,6% professores nessa fase; aos 30 dias após intervenção, 13,3% (p=0,0011), e, aos 90 dias, apenas 6,6% dos professores se encontravam em Quase Exaustão (p<0,0001). A mudança de fase de *stress* após o treinamento evidencia o impacto positivo da intervenção e indica que o *stress* pode ser reversível com um tratamento adequado. Além disso, os resultados mostraram que o programa de solução de problemas foi uma estratégia útil na redução da sintomatologia do *stress* para o GE. Na análise, tanto de intergrupos quanto de intragrupo, no que diz respeito à predominância dos sintomas físicos, psicológicos e físicos mais psicológicos do *stress*, observou-se – para o GE – uma redução significativa dos sintomas do *stress*, após a intervenção, tanto aos 30 dias como aos 90 dias. Assim, podemos afirmar que houve diminuição nos níveis de *stress* para o GE, confirmando a eficácia do método de redução do *stress* com base na promoção de estratégias focadas na solução de problemas.

Um outro dado importante obtido refere-se ao fato de que programa de intervenção para redução do *stress* promoveu, no caso do GE, o uso de estratégias focadas na solução de problemas e diminuiu significativamente o uso de estratégias focadas na emoção. Como vimos, as estratégias focadas no problema estão associadas aos esforços dirigidos para lidar com um estressor por meio de soluções criativas, aumentando, assim, as possibilidades do uso de estratégias mais eficazes, que atuam no problema de maneira resolutiva. Trata-se, em geral, de estratégias ativas de aproximação em relação ao estressor, com solução de problemas e planejamento.

Os indivíduos que utilizam com maior frequência as estratégias focadas na emoção, por sua vez, tendem a experimentar piores resultados em relação à saúde e ao bem-estar. As estratégias focadas na emoção geralmente derivam de processos defensivos e evitativos de confronto, levando a pessoa a evitar o enfrentamento com o estressor de forma resolutiva.

Adicionalmente, os treinamentos para solução de problemas também reforçam a conscientização de que a pessoa necessita estar disposta a efetuar mudanças por meio de ações voltadas ao autocuidado, isto é, acionar sua capacidade de se engajar em atividades para seu benefício com o intuito de manter a vida, a saúde e o bem-estar. O autocuidado é um processo cognitivo, afetivo e comportamental desenvolvido ao longo da vida, que se consolida quando a pessoa se compromete a assumir responsabilidade pessoal pela condução de sua própria vida em direção à conquista da integralidade nas relações consigo mesma e com o mundo no qual se encontra.

Lembrando que as testagens dos níveis de *stress* ocorreram em períodos que marcaram finais de semestre, quando o professor tem uma alta demanda de atividades, os resultados positivos alcançados com o GE apontam que, embora professores convivam com altos níveis de *stress* ao longo da vida, eles podem, se bem orientados, encontrar meios eficazes de gerenciamento dos seus estressores. Dessa forma, é importante que o professor possua conhecimentos de diversas estratégias para auxílio no gerenciamento do *stress*.

O Grupo Placebo também apresentou melhoras quanto à redução do *stress*, visto que, aos 30 dias da capacitação pedagógica, 20% encontravam-se sem *stress* ($p<0,0001$), mas em grau significativamente menor que o GE. Por muitos anos, os placebos foram definidos pelo seu conteúdo inerte para utilização como controle em ensaios clínicos e tratamentos na prática clínica. Estudos recentes mostram, porém, que os efeitos do placebo são eventos psicobiológicos atribuíveis ao contexto terapêutico global e que esses efeitos podem ser robustos em cenários clínicos e laboratoriais (Lara, 2020).

Na medicina, no que tange ao uso do placebo para tratamentos de doenças neurológicas, psíquicas e motoras, pouco se sabe sobre o mecanismo de ação e, consequentemente, sobre os eventuais malefícios/benefícios. Ramos (2006) esclarece que a ciência perdeu a habilidade de prestar atenção aos fatores psicológicos, desprezando o efeito placebo. Assim, tais fenômenos ainda não foram devidamente estudados pela ciência moderna e sua utilização como tratamento ainda necessita de avanços em termos éticos e da melhor conduta para os pacientes.

A origem da palavra placebo vem do latim *placere*, que significa agradar. Portanto, resposta placebo pode ser entendida como a melhoria dos sintomas do organismo em resposta a fatores inespecíficos, tais como sugestão verbal, aspectos socioambientais, variabilidade intra e interindividual, desejo de melhora, expectativas e crenças no tratamento, entre outros aspectos (Lara, 2020).

Há mecanismos neurobiológicos e psicológicos envolvidos no efeito placebo. Do ponto de vista psicológico, expectativa, condicionamento, aprendizado, memorização, motivação e redução da ansiedade são mecanismos que estão diretamente relacionados a esse efeito, sendo a expectativa e o condicionamento os mais conhecidos. Os mecanismos de condicionamento mediado com placebo podem induzir mudanças no inconsciente a partir de processos fisiológicos, tais como a secreção hormonal e a resposta imune (Ramos, 2006).

Entretanto, a avaliação em T2 90 dias após o treinamento mostrou que a melhora no GE foi superior à do GP. Quanto ao GC não foi encontrada diferença significativa na avaliação da proporção de indivíduos nas respectivas fases do *stress* no que tange à sintomatologia do *stress* e à presença ou ausência do *stress* ao longo dos 30 e 90 dias. Esses dados vêm reforçar a relevância de se utilizar o ensino de habilidades de resolução de problemas na redução do *stress*.

Um outro aspecto a ser considerado é que o GP participou da capacitação pedagógica em um ambiente agradável por cinco dias, em meio à natureza, longe da rotina da escola e dos afazeres do dia a dia. Conforme explica Lipp (2003), tirar férias, relaxar, desligar-se do trabalho por alguns dias são recursos que ajudam na redução do *stress* de forma momentânea, mas, sem um tratamento adequado, o quadro de *stress* tende a se agravar, a não ser que o indivíduo aprenda a entender o que o estressou, reconhecer os sintomas, identificar seus limites de resistência e desenvolver estratégias efetivas de controle do *stress*.

## *Motivo de stress relatado por meio da Escala Visual Analógica (EVA) pelo GE*

Durante as intervenções, foi utilizada a Escala Visual Analógica – EVA *Stress*, para verificação da evolução do GE ao longo do tratamento e a identificação dos estressores pelo professor. Era solicitado ao professor responder, em uma única palavra, qual o motivo do seu *stress*. O uso desse instrumento ocorreu no início e no final de cada intervenção, e o resultado da indicação de cada professor foi registrado em uma ficha de evolução. Observou-se que o principal motivo de *stress* estava relacionado a questões familiares, como conflitos conjugais, preocupações com a organização e limpeza da casa, preocupações com os filhos pequenos e com a saúde dos pais idosos.

Vários autores enfatizam que os relacionamentos, principalmente os de má qualidade, podem se tornar uma constante fonte de *stress* (Lipp, M. & Lipp, L., 2014). Segundo a pesquisa "*Stress* no Brasil", realizada on-line com 2.195 brasileiros, pelo Instituto de Psicologia e Controle do Stress, sob a direção da Dr.ª Marilda Novaes Lipp, os relacionamentos familiares foram apontados como a fonte principal de *stress* (Lipp, 2014).

Os resultados desse estudo sugerem ser necessário avaliar não só os efeitos do *stress* ocupacional no indivíduo, mas também como uma vida familiar estressante pode impactar o desempenho profissional. Mascella et al. (2014) esclarecem que "o mito dos mundos separados é um idealismo que não se sustenta. Há um impacto claro e visível do stress familiar no trabalho e do stress ocupacional no bem-estar e na felicidade pessoal e familiar" (p. 218). Dessa forma, os trabalhadores transportam suas emoções, atitudes, competências e comportamentos desenvolvidos no exercício do seu papel profissional para a vida familiar e vice-versa.

Em contrapartida, Goulart Junior et al. (2013) afirmam que a correlação positiva entre a família e o trabalho pode trazer benefícios tanto para o trabalhador quanto para a organização, uma vez que tende a gerar maior satisfação e motivação nos trabalhadores para a realização de suas atividades. Além disso, as habilidades comportamentais aprendidas e exercidas no trabalho e na família, como liderança, capacidade para lidar com conflitos, assertividade e autonomia, entre outras, facilitam a relação interpessoal, conjugal, familiar e organizacional. Influências mútuas positivas na relação trabalho-família podem ocorrer.

Nesse sentido, para a construção de um equilíbrio na relação família e trabalho, é necessário que as organizações reconheçam as responsabilidades familiares e profissionais, bem como as influências que umas exercem sobre as outras. Organizações são formadas por pessoas que, por sua vez, estão conectadas a outros grupos com os quais se relacionam e nos quais há conflitos e dificuldades. As organizações frequentemente se destacam como uma parte importante da rede social de um indivíduo, o que indica que podem oferecer maior ou menor suporte aos trabalhadores em momentos de crise.

## Conclusão

Os efeitos do *stress* não se manifestam somente no campo individual do professor, mas também trazem repercussões para a família e para a organização educacional às quais o docente pertence. O desequilíbrio na saúde do profissional tem consequências na qualidade dos serviços prestados e no nível de produção. Os lucros também são afetados, na medida em que custos são incrementados em razão de absenteísmo, auxílio-doença, reposição de funcionário, transferências, novas contratações e treinamento.

Cabe ressaltar que não existe um único programa capaz de tratar de forma efetiva o *stress,* sendo inúmeras as ações que podem preveni-lo, atenuá-lo ou erradicá-lo. Entretanto, os resultados positivos alcançados na redução do *stress,* baseado na promoção de estratégias focadas na solução de problemas, apontam que, embora professores convivam com altos níveis de *stress* ao longo da vida, eles podem, se bem orientados, encontrar meios eficazes de gerenciamento dos seus estressores.

## Referências


Araújo, L. M. N., Santos, V. E. P., Martins, C. C. F., Dantas, M. S. P., Santos, N. P., & Alves, K. Y. A. (2016). Estresse no cotidiano universitário: estratégias de enfrentamento de docentes da saúde. *Revista de Pesquisa Cuidado é Fundamental Online, 8*(4), 4956-4964. doi: https://doi.org/10.9789/2175-5361.2016.v8i4.4956-4964.

Araújo, T. M., Pinho, P. S., & Masson, M. L. V. (2019). Trabalho e saúde de professoras e professores no Brasil: reflexões sobre trajetórias das investigações, avanços e desafios. *Cadernos de Saúde Pública, 35,* e00087318. doi: https://doi.org/10.1590/0102-311X00087318.

Biazzi, S. (2013). *Stress, burnout e estratégias de enfrentamento: um estudo com professores de uma instituição educacional privada de São Paulo* (Dissertação de mestrado, Pontifícia Universidade Católica de São Paulo). Recuperado de https://tede2.pucsp.br/bitstream/handle/15254/1/Sideli%20 Biazzi.pdf.

Biazzi, S. (2017). *Treinamento em estratégias focadas na solução de problemas: prevenção ao stress do professor* (Tese de doutorado, Pontifícia Universidade Católica de São Paulo). Recuperado de https://tede2.pucsp.br/bitstream/handle/20436/2/Sideli%20Biazzi.pdf .

Both, J., Nascimento, J. V., Sonoo, C. A. F., & Borgatto, A. F. (2010). Condições de vida do trabalhador docente: associação entre estilo de vida e qualidade de vida no trabalho de professores de Educação Física. *Motricidade, 6*(3), 39-51. Recuperado de https://scielo.pt/pdf/mot/v6n3/v6n3a06.pdf.

Branco, J. C. S., & Neves, I. S. V. (2020). Trabalho docente em tempos de COVID-19: EaD e educação remota emergencial. *Educação, Ciência e Cultura, 25*(3), 19-33. doi: http://dx.doi.org/10.18316/recc.v25i3.7382.

Braun, S. S., Schonert-Reichl, K. A., & Roeser, R. W. (2020). Effects of teachers' emotion regulation, burnout, and life satisfaction on student well-being. *Journal of Applied Developmental Psychology, 69*, 101151. doi: https://doi.org/10.1016/j.appdev.2020.101151.

Brazão, M. C., Castellani, R. M., Corte-Real, N. J., Fonseca, A. M., & Lima, C. S. D. (2019). Avaliação cognitiva, estratégias de *coping* e afeto entre judocas brasileiros: diferenças em função do sexo e do nível competitivo. *Revista Brasileira de Educação Física e Esporte, 33*(2), 183-199. doi: https://doi.org/10.11606/1807-5509201900020183.

Brooks, S. K., Webster, R. K., Smith, L. E., Woodland, L., Wessely, S., Greenberg, N., & Rubin, G. J. (2020). The psychological impact of quarantine and how to reduce it: rapid review of the evidence. *Lancet, 395*(102227), 912-920. doi: https://doi.org/10.1016/S0140-6736(20)30460-8.

Carlotto, M. S. (2011). Síndrome de *burnout* em professores: prevalência e fatores associados. *Psicologia: Teoria e Pesquisa. 27*(4), 403-410. doi: https://doi.org/10.1590/S0102-37722011000400003.

Carlotto, M. S. (2014). Prevenção da síndrome de *burnout* em professores: um relato de experiência. *Mudanças - Psicologia da Saúde, 22*(1), 31-39. Recuperado de https://www.metodista.br/revistas/revistas-metodista/index.php/MUD/article/view/4782/4383.

Carlotto, M. S., Câmara, S. G., Batista, J. V., & Schneider, G. A. (2019). Prevalência de afastamentos por transtornos mentais e do comportamento relacionados ao trabalho em professores. *PSI UNISC, 3*(1), 19-32. doi: https://doi.org/10.17058/psiunisc.v3i1.12464.

Chaves, N. M., & Gontijo, S. B. F. (2020). Formação docente e habilidades sociais: contribuições da licenciatura sob a perspectiva discente. *Revista Brasileira da Educação Profissional e Tecnológica, 2*(19), e7687. doi: https://doi.org/10.15628/rbept.2020.7687.

Codo, W. (Org.). (2006). *Por uma psicologia do trabalho*. Belo Horizonte: Casa do Psicólogo.

Cruz, R. M., Borges-Andrade, J. E., Moscon, D. C. B., Micheletto, M. R. D., Esteves, G. G. L., Delben, P. B., & Carlotto, P. A. C. (2020). COVID-19: emergência e impactos na saúde e no trabalho. *Revista Psicologia Organizações e Trabalho, 20*(2), I-III. doi: http://dx.doi.org/10.17652/rpot/2020.2.editorial.

D'Adamo, P., & Lozada, M. (2019). An intervention based in mindfulness practices promotes emotion regulation and stress reduction in teachers. *Ansiedad y Estrés, 25*(2), 66-71. doi: http://doi.org/10.1016/j.anyes.2019.10.002.

Dalcin, L., & Carlotto, M. S. (2018). Avaliação de efeito de uma intervenção para a Síndrome de Burnout em professores. *Psicologia Escolar e Educacional, 22*(1), 141-150. doi: https://doi.org/10.1590/2175-35392018013718.

Ferraz, C. R. A. (2009). *Percepção de suporte social e bem-estar no trabalho: um estudo com professores* (Dissertação de mestrado, Universidade Metodista de São Paulo). Recuperado de http://tede.metodista.br/jspui/bitstream/tede/1441/1/Carlos%20Renato%20Andrade%20Ferraz.pdf.

Fortes, A. C. G., & Neri, A. L. (2004). Eventos de vida e envelhecimento humano. In: A. L. Neri, & M. S. Yassuda (Orgs.), *Velhice bem-sucedida: aspectos afetivos e cognitivos* (pp. 51-70). Campinas, São Paulo: Papirus.

Gazzaniga, M., & Heatherton, T. F. (2005). Emoções, stress e coping. In M. Gazzaniga, T. Heatherton, & D. Halpern. *Ciência psicológica: mente, cérebro e comportamento* (pp. 403-449). Porto Alegre: Artmed.

Gomes, A. R., Montenegro, N., Peixoto, A. M. B. C., & Peixoto, A. R. B. C. (2010). Stress ocupacional no ensino: um estudo com professores dos 3º ciclo e ensino secundário. *Psicologia & Sociedade, 22*(3), 587-597. doi: https://doi.org/10.1590/S0102-71822010000300019.

Goulart Junior, E., & Lipp, M. E. N. (2008). Estresse entre professoras do ensino fundamental de escolas públicas estaduais. *Psicologia em Estudo, 13*(4), 847-857. Recuperado de https://www.scielo.br/j/pe/a/QBScTyq8L-8bqRnbMydKYNDJ/?format=pdf&lang=pt.

Goulart Júnior, E., Feijó, M. R., Cunha, E. V., Corrêa, B. J., & Gouveia, P. A. E. S. (2013). Exigências familiares e do trabalho: um equilíbrio necessário para a saúde de trabalhadores e organizações. *Pensando Famílias, 17*(1), 110-122. Recuperado de http://pepsic.bvsalud.org/pdf/penf/v17n1/v17n1a11.pdf.

Instituto Nacional de Estudos e Pesquisas Educacionais Anísio Teixeira. (2018). *Censo escolar 2017: notas estatísticas.* Brasília: INEP. Recuperado de https://drive.google.com/file/d/1diB1miZTKvuVByb9oXIXJgWbIW3xLL_f/view.

Instituto Nacional de Estudos e Pesquisas Educacionais Anísio Teixeira. (2019). *Relatório Brasil no Pisa 2018.* Brasília: INEP. Recuperado de http://download.inep.gov.br/acoes_internacionais/pisa/documentos/2019/relatorio_PISA_2018_preliminar.pdf.

International Labour Organization. (2014). *Psychosocial risks and work-related stress.* Geneve: ILO. Recuperado de https://www.ilo.org/

safework/areasofwork/workplace-health-promotion-and-well-being/WCMS_108557/lang--en/index.htm.

Klusmann, U., Richter, D., & Lüdtke, O. (2016). Teachers' emotional exhaustion is negatively related to students' achievement: evidence from a large-scale assessment study. *Journal of Educational Psychology, 108*(8), 1193-1203. doi: https://doi.org/10.1037/edu0000125.

LaMontagne, A., & Keegel, T. (2012). *Reducing stress in the workplace: an evidence review: full report.* Melbourne, Australia: Victorian Health Promotion Foundation. Recuperado de https://www.headsup.org.au/docs/default-source/default-document-library/chw_stress_full_web_final.pdf?sfvrsn=860e274d_4.

Lara, L. A. S. (2020). Tratamento farmacológico das disfunções sexuais femininas: uma análise crítica dos efeitos placebo e nocebo. *Einstein (São Paulo), 18*, 1-3. doi: https://doi.org/10.31744/einstein_journal/2020ED5616.

Lazarus R. S. (2000). Toward better research on stress and coping. *American Psychologist, 55*(6), 665-673. doi: https://doi.org/10.1037/0003-066X.55.6.665.

Lazarus, R. S., & Folkman, S. (1984). *Stress, appraisal and coping.* New York, Springer.

Leiter, M. P., & Maslach, C. (2014). Interventions to prevent and alleviate burnout. In M. P. Leiter, A. B. Bakker, & C. Maslach (Orgs.), *Burnout at work*: a psychological perspective (pp. 145-167). New York: Psychology Press.

Li, J., Ding, H., Han, W., Jin, L., Kong, L. N., Mao, K. N., & Angerer, P. (2016). The association of work stress with somatic symptoms in Chinese working women: a large cross-sectional survey. *Journal of Psychosomatic Research, 89*, 7-10. doi: https://doi.org/10.1016/j.jpsychores.2016.08.001.

Lipp, M. E. N. (2003). *Mecanismos neuropsicofisiológicos do stress, teoria e aplicações clínicas.* Belo Horizonte: Casa do Psicólogo.

Lipp, M. E. N. (Org.). (2000). *O stress está dentro de você.* (2a ed.). São Paulo: Contexto.

Lipp, M. E. N. (Org.). (2008). *O stress do professor.* Campinas, São Paulo: Papirus.

Lipp, M. E. N. (Org.). (2014). *Pesquisa: stress no Brasil.* Campinas, São Paulo: Instituto de Psicologia e Controle do Stress. Recuperado de https://www.estresse.com.br/pesquisas-2/.

Lipp, M. E. N., & Lipp, L. M. N. (2014). Relacionamentos interpessoais: como combater o *stress* diário. In M. Lipp, & V. Tricoli (Orgs.), *Relacionamentos interpessoais no século XXI e o stress emocional* (pp. 209-238). Novo Hamburgo: Sinopsys.

Ma, K., Chutiyami, M., Zhang, Y., & Nicoll, S. (2021). Online teaching self-efficacy during COVID-19: Changes, its associated factors and moderators. *Education and Information Technologies*, 26, 6675-6697. doi: https://doi.org/10.1007/s10639-021-10486-3.

Malagris, L. N. (2008). O professor, o aluno com distúrbio de conduta e o stress. In M. Lipp (Org.), *O stress do professor* (pp. 41-53). Campinas, São Paulo: Papirus.

Mascella, V., Vieira, N., Beda, L. C., & Lipp, M. E. N. (2014). Stress, sintomas de ansiedade e depressão em mulheres com dor de cabeça. *Boletim - Academia Paulista de Psicologia*, *34*(87), 407-428. Recuperado de http://pepsic.bvsalud.org/pdf/bapp/v34n87/a08.pdf.

Meleiro, A. M. A. S. (2008). O stress do professor. In M. Lipp (Org.), *O stress do professor.* (pp. 11-27). Campinas, São Paulo: Papirus.

*Messias, I. M. O., Messias, J. B., Ferreira, A. G., Silva Filho, J. F., & Cavalcante, R. M. (2019).* A síndrome de *burnout* em professores de uma escola pública em Petrolina - PE. *Brazilian Journal of Development*, *5*(5), 3856-3866. https://doi.org/10.34117/bjdv5n5-1557.

Meyer, A. V. T. L., Oliveira, E. N. P., Coelho, R. N., & Aquino, C. A. B. (2019). Trabalho doméstico e empreendedorismo: a intensificação laboral das donas-de-casa. *Revista Laborativa*, *8*(2), 36-56. Recuperado de https://ojs.unesp.br/index.php/rlaborativa/article/view/2882/pdf .

Ministério da Fazenda. (2017). *1º Boletim quadrimestral sobre benefícios por incapacidade 2017.* Brasília: Ministério da Fazenda. Recuperado de http://sa.previdencia.gov.br/site/2017/04/1%C2%BA-boletim-quadrimestral.pdf.

Northwood, K., Siskind, D., Suetani, S., & McArdle, P. A. (2021). An assessment of psychological distress and professional burnout in mental health professionals in Australia during the COVID-19 pandemic. *Australas Psychiatry, 29*(6), 628-634. doi: https://doi.org/10.1177/10398562211038906.

Oliveira, H. L. R., Balk, R. S., Graup, S., & Muniz, A. G. (2020). Percepções sobre saúde mental de professores e professoras de uma escola pública da fronteira oeste do Rio Grande do Sul. *Research, Society and Development*, *9*(4). doi; http://dx.doi.org/10.33448/rsd-v9i4.3060.

Organização Internacional do Trabalho. (2012*). Perfil do trabalho decente no Brasil: um olhar sobre as unidades da federação durante a segunda me-*

*tade da década de 2000*. Brasília: OIT. Recuperado de https://www.ilo.org/wcmsp5/groups/public/---americas/---ro-lima/---ilo-brasilia/documents/publication/wcms_234424.pdf.

Panisoara, I. O., Lazar, I., Panisoara, G., Chirca, R., & Ursu, A. S. (2020). Motivation and continuance intention towards online instruction among teachers during the COVID-19 pandemic: the mediating effect of burnout and technostress. *International Journal of Environmental Research and Public Health, 17*(21), 8002. https://doi.org/10.3390/ijerph17218002.

Pereira Neto, J. C., Londero-Santos, A., & Natividade, J. C. (2019). Estressores da docência como preditores do bem-estar de professores do ensino fundamental. *Revista Psicologia Organizações e Trabalho, 19*(3), 679-686. doi: http://dx.doi.org/10.17652/rpot/2019.3.16657.

Pontes, D. S., Nascimento, H. D. P., Viana, K. T. S., Viana, R. T. S., & Batista, M. H. J. (2019). Mal estar na docência: um olhar voltado para a saúde mental do professor. *Revista JRG de Estudos Acadêmicos, 2*(5), 321-325. Recuperado de http://revistajrg.com/index.php/jrg/article/view/88.

Ramos, D. G. (2006). *A psique do corpo: a dimensão simbólica da doença*. São Paulo: Summus.

Reis, E. J. F. B., Araújo, T. M., Carvalho, F. M., Barbalho, L., & Silva, M. O. (2006). Docência e exaustão emocional. *Educação e Sociedade, 27*(94), 229-253. doi: https://doi.org/10.1590/S0101-73302006000100011

Ribeiro, J. L. P., & Rodrigues, A. P. (2004). Questões acerca do *coping*: a propósito do estudo de adaptação do Brief COPE. *Psicologia, Saúde & Doenças, 5*(1), 3-15. Recuperado de https://repositorio.ispa.pt/bitstream/10400.12/1054/1/PSD%202004%205%281%29%203-15.pdf

Riley, T., Sully, E., Ahmed, Z., & Biddlecom, A. (2020). Estimates of the potential impact of the COVID-19 pandemic on sexual and reproductive health in low- and middle-income countries. *International Perspectives on Sexual and Reproductive Health, 46*, 73-76. doi: https://doi.org/10.1363/46e9020

Saraiva, K., Traversini, C., & Lockmann, K. (2020). A educação em tempos de COVID-19: ensino remoto e exaustão docente. *Práxis Educativa, 15*, 1-24. doi: https://doi.org/10.5212/PraxEduc.v.15.16289.094

Schoeps, K., Montoya-Castilla, I., & Raufelder, D. (2019). Does stress mediate the association between emotional intelligence and life satisfaction during adolescence? *Journal of School Health, 89*(5), 354-364. doi: https://doi.org/10.1111/josh.12746

Silva, N. R., Bolsoni-Silva, A. T., & Loureiro, S. R. (2018). *Burnout* e depressão em professores do ensino fundamental: um estudo correlacional. *Revista Brasileira de Educação, 23*, e230048. doi: https://doi.org/10.1590/S1413-24782018230048

Soares, S. B. V. (2020). Coronavírus e a modernização conservadora da educação. In S. B. V. Soares, J. R. V. Martins, L. Fiera, O. Evangelista, R. Flores, E. H. S. Sousa, & M. Bernardes (Org.), *Coronavírus, educação e a luta de classes no Brasil* (pp. 5-14). Parnaíba: Terra Sem Amos. Recuperado de https://terrasemamos.files.wordpress.com/2020/05/coronavc3adrus-educac3a7c3a3o-e-luta-de-classes-no-brasil.pdf

Souza, D. C., Teixeira Junior, I. S., & Biazzi, S. (2019). Stress e estratégias de coping: um estudo com universitários dos cursos de fisioterapia e ciência da computação. *Destaques Acadêmicos, 11*(2), 36-54. doi: http://dx.doi.org/10.22410/issn.2176-3070.v11i2a2019.1986

Stroppa, A., & Moreira-Almeida, A. (2009). Religiosidade e espiritualidade no transtorno bipolar do humor. *Revista de Psiquiatria Clínica, 36*(5), 190-196. doi: https://doi.org/10.1590/S0101-60832009000500003

Tan, B., Chew, N., Lee, G., Jing, M., Goh, Y., Yeo, L., & Sharma, V. K. (2020). Psychological Impact of the COVID-19 Pandemic on Health Care Workers in Singapore. *Annals of internal medicine, 173*(4), 317-320. doi: https://doi.org/10.7326/M20-1083

Tricoli, V. A. C. (2008). O stress do professor. In M. Lipp (Org.), *O papel do professor no manejo do stress do aluno* (pp. 95-108). Campinas, São Paulo: Papirus.

Valle, L. E. L. R. (2011). *Estresse e distúrbios do sono no desempenho de professores: saúde mental no trabalho* (Tese de doutorado, Universidade de São Paulo). Recuperado de https://teses.usp.br/teses/disponiveis/47/47134/tde-22072011-104245/publico/valle_do.pdf

Veloso, L. O., Soares, R., & Copetti, J. (2020). A relação da afetividade professor/aluno no processo de ensino-aprendizagem. *Revista Insignare Scientia, 3*(5), 60-76. doi: https://doi.org/10.36661/2595-4520.2020v3i5.11284

World Health Organization. (2013). *The world health report 2013: research for universal health coverage*. Geneve: WHO. Recuperado de https://www.who.int/publications/i/item/9789240690837

Zibetti, M. L. T., & Pereira, S. R. (2010). Mulheres e professoras: repercussões da dupla jornada nas condições de vida e no trabalho docente. *Educar em Revista, 2*, 259-276. doi: https://doi.org/10.1590/S0104-40602010000500016

CAPÍTULO 4

# Síndrome do *Burnout*: Quando o Idealismo é Demais para o Professor

Márcio Antonini Bernik
Pedro Samaia de Castro
Ricardo Castilho da Silva
Mariângela Gentil Savoia
Marilda Emmanuel Novaes Lipp

## Objetivos educacionais do capítulo

- Revisar o conhecimento de *Burnout* com atualizações recentes;
- Descrever as peculiaridades do *Burnout* em professores;
- Rever os fatores de risco para o desenvolvimento do *Burnout;*
- Descrever estratégias possíveis para a prevenção e para o tratamento do *Burnout*.

## Introdução

O termo *Burnout* foi utilizado pela primeira vez por Freudenberger (1974) ao descrever as reações de profissionais diante do trabalho que executavam. Descrito como "*burnout* pessoal", essa síndrome foi descrita pelo autor como "colapso físico ou mental causado por excesso de trabalho e estresse". Esses critérios foram incorporados na classificação do CID-11 (Codificação QD85 – Burnout), embora mais para existência de um código específico do que como um transtorno mental. Por definição, esse fenômeno deve ser considerado como inerente ao contexto do trabalho e, portanto, não pode ser usado para outras atividades. Fora do contexto de uma perícia ocupacional, cabe ao clínico um diagnóstico de uma síndrome depressiva ou ansiosa associada – que apresentam os sintomas mais próximos (World Health Organization, 2019). A sugestão de uma situação de *burnout* estabelece uma relação causal entre o trabalho e os sintomas.

Também, são usados os termos "fadiga de empatia" ou "fadiga de compaixão" para descrever a situação particular de profissionais da área de saúde e em outros serviços com contato humano frequente, em que há a exposição a situações de sofrimento ou demandas emocionais intensas e excessivas durante o seu trabalho. Essas descrições são equivalentes àquelas reportadas por sujeitos que sofrem de *Burnout*. Em se tratando de equipes de saúde, essa situação leva a um risco aumentado para os pacientes por meio de um aumento de iatrogenia (West et al. 2016).

Por mais que seja considerada uma situação de saúde relacionada ao trabalho, não podemos discutir a Síndrome de *Burnout* (SB) sem levar em consideração os diversos estressores que impactam na saúde mental. Há uma série de consequências de eventos estressores e formas de categorizá-los. Por exemplo, situações com risco iminente de vida, desastres ou mesmo exposição continuada a situações em que outros são expostos ao risco de vida (e.g. Policiais e socorristas), ou seja, eventos traumáticos, podem levar ao desenvolvimento de Transtorno de Estresse Pós-Traumático. Porém, não é necessário que o estressor tenha essa intensidade para o desenvolvimento de transtornos mentais, principalmente ansiedade e depressão. Estressores abaixo do limiar traumático, porém que ocorrem de forma persistente, levam a uma maior vulnerabilidade a doenças mentais (Lippard & Nemeroff, 2020) Professores, de um modo geral, estão expostos mais continuamente a situações estressoras dessa categoria, que serão abordadas mais à frente no capítulo.

Professores estão continuamente expostos a situações de estresse. Há uma variação enorme na qualidade das escolas e na estrutura que elas possuem, quando pensamos em salas de aula, observamos desde classes muito confortáveis e eficientes, com praticamente tudo digitalizado, climatização de sala e uma quantidade menor de alunos por sala de aula, até escolas em que há escassez de materiais para lecionar, falta de livros e superlotação de salas. Essas variações implicam diferentes estressores todos os dias para os profissionais, seja por uma cobrança de metas de ensino irreais até violência grave dentro da sala de aula.

Neste capítulo, abordaremos o diagnóstico e avaliação da SB, as variações possíveis dos estressores ocupacionais, assim como alguns enfoques em possíveis atitudes para melhor lidar com essas situações.

## Quadro clínico da Síndrome de *Burnout*

Atualmente, ainda não existem critérios definidos para a SB. A CID-11 traz critérios sugestivos para a Síndrome de *Burnout* dentro da categoria "Problemas associados ao emprego e desemprego". São três dimensões sintomáticas diferentes: (1) sensação de fadiga ou exaustão, (2) distanciamento afetivo, sentimentos negativos ou cinismo relacionado à atividade profissional, (3) sentimentos de incapacidade ou frustração diante do seu trabalho.

Por mais que em sua definição a SB seja associada exclusivamente ao ambiente de trabalho, as dimensões de sintomas se sobrepõem a outras síndromes psiquiátricas. Clinicamente, um quadro depressivo ou de Transtorno de Ansiedade Generalizada (TAG) possuem características clínicas parecidas, além de atingir a mesma população (adultos jovens inseridos no mercado de trabalho). Portanto, é fundamental uma investigação quanto a situação e relação dos sintomas com as vivências do indivíduo. Trazendo a discussão aos professores, a SB seria mais relacionada a preocupações com o ambiente escolar, demandas no cuidado com o aluno, além da pressão dos pais e da direção no ensino.

## Etiopatologia

Ainda não há uma etiologia clara para a SB. Entretanto, por ser um fenômeno complexo e influenciado pelo ambiente, é esperado uma causa multifatorial e heterogênea composta por fatores individuais, genéticos de desenvolvimento e do ambiente de trabalho.

## Fatores associados ao desenvolvimento de *Burnout*

O desenvolvimento de Burnout está relacionado tanto a fatores individuais e pessoais quanto a fatores externos.

### *Fatores externos, ambientais*

Segundo a revisão sistemática de (Mijakoski et al., 2022), os principais determinantes para o desenvolvimento de *Burnout* em professores podem ser separados em algumas divisões:

1. Suporte: dividido em suporte dos colegas, do supervisor, da comunidade, emocional e social. Há uma diferença entre cada forma de suporte e o efeito no *Burnout*, sendo os mais influentes o suporte por colegas e da comunidade e os menos eficientes o suporte vindo de um supervisor. Apesar de diferentes intensidades, há um efeito protetor em receber todas essas formas de suporte.
2. Conflitos: durante a atividade como professor, há uma série de situações envolvendo conflitos, seja por pressão da escola por melhores notas dos alunos, seja por demandas dos pais diante do ensino. Quando há uma menor coesão dentro da escola e, principalmente em áreas carentes de recursos, uma forma mais agressiva e violenta de negociações com os pais e alunos, o aumento da demanda emocional pode facilmente superar as capacidades de enfrentamento de *stress* de cada indivíduo com consequente deterioração do quadro psíquico.
3. Contexto organizacional: o contexto em que a escola se insere, assim como o ambiente em que ela está localizada fazem uma grande diferença na carga emocional envolvida. Professores de escolas mais periféricas com menos estruturas e sujeitos a situações sociais adversas muitas vezes fazem um duplo papel, além do ensino, de acolhimento para os alunos em situações como violência doméstica, privações graves, uso de substâncias etc., acolhimento para o qual não têm preparo específico. Essa demanda sem uma estruturação específica de acolhimento escolar ou preparo do professor seria outra

situação que pode superar as capacidades de enfrentamento de *stress* do indivíduo.

A visão dos outros colegas de trabalho sobre essa mesma situação também influencia a resposta. Escolas em que a relação entre os professores é mais preenchida por cinismo, exaustão e pouco suporte operacional para lidar com o seu dia a dia estão mais sujeitas ao desenvolvimento da SB. A interação com os pares dentro da escola e a crença em uma possibilidade de melhora da qualidade de vida dos alunos e das possibilidades de vida e no ato de ensinar também atuam como protetores.

## *Fatores individuais*

As características individuais vêm sendo estudadas há algum tempo por diversos autores. Trigo et al (2007) descreveu fatores de risco aumentado e fatores individuais protetores para o desenvolvimento da SB.

Os fatores individuais protetores (de menor risco) são:

- Envolvimento pessoal em tudo o que faz;
- Autoestima, autoconfiança e autoeficácia;
- Crenças em dominar as situações vividas;
- Otimismo, encarar as situações profissionais e suas adversidades como oportunidades de aprendizagem;
- Foco de controle interno: acreditam que o sucesso de suas vidas são consequências dos próprios esforços e habilidades, impondo-se uma responsabilidade por esses atos. Curiosamente, muitos desses fatores descritos se sobrepõem ao conceito de baixo neuroticismo.

Além desses individuais, há fatores protetores associados à vida familiar. As relações familiares saudáveis atuariam como um apoio ao enfrentar esses conflitos.

Segundo o mesmo autor, os fatores individuais associados ao maior risco para desenvolvimento de SB são:

- Padrão de personalidade: de uma maneira geral, indivíduos competitivos, esforçados e com necessidade de controle, além de uma baixa tolerância a frustrações.
- Perfeccionismo: baixa tolerância a erros e dificuldade em aceitar as limitações impostas ao trabalho. Esses sujeitos, ao não tolerar erros, dificilmente se satisfazem com o resultado do seu trabalho.
- Superenvolvimento: sujeitos sensíveis, empáticos e com altruísmo excessivo. Geralmente, são os "entusiastas" e que se identificam constantemente com os outros no seu trabalho.
- Foco de controle externo: pessoas que consideram os eventos de suas vidas como resultado de forças externas a si e que as ações e decisões de outros resultam em um maior impacto no seu destino.
- Pessimismo: os aspectos negativos das suas vivências sobressaem mais, tendem a ver negativamente resultados com foco no insucesso.
- Grandes expectativas e idealismo em relação à sua profissão: tendem a se frustrar mais.
- Controle: geralmente associado a inseguranças, à preocupação excessivas, à dificuldade de delegar tarefas e de trabalhar em grupo.
- Passividade: mantém uma posição defensiva com uma resposta de evitação ao enfrentar dificuldades.

Além desses aspectos individuais, aspectos demográficos levam a algumas diferenças: 1. Mulheres apresentam mais exaustão e homens apresentam maior despersonalização. 2. Em indivíduos solteiros, viúvos ou divorciados, há um maior risco de desenvolver SB em comparação àqueles vivendo com um companheiro (a).

## Como os fatores externos e individuais interagem e levam ao surgimento da SB

Levando em consideração o trabalho profissional, o conjunto de situações vivenciadas e as suscetibilidades individuais que determinam o grau de *stress* vivido, os sujeitos têm um nível de tolerância ao *stress* diferente, assim como uma resposta diferente a estressores. Algo que para um sujeito seja um estressor intenso para outro não possui o mesmo efeito. De uma maneira geral, o acúmulo de pequenos estressores durante o dia a dia e a exposição por tempos prolongados a pequenos estressores podem agir de uma maneira cumulativa, podendo levar ao adoecimento. Por exemplo, um professor que também possua o cargo de coordenador estará exposto a mais demandas durante o seu dia, demandas tanto dos professores quanto dos alunos.

Em teoria, em condições normais, embora a maioria das pessoas esteja exposta à diversos estressores, apenas uma minoria irá adoecer.

Há a hipótese de que o idealismo, excesso de dedicação e a dificuldade em impor limites entre o trabalho e a vida pessoal possam ser os principais fatores de risco para SB. Diversos autores como Pines et al., (1981), Schmitz, (1998, 1999), Corey e Corey (2007) e Schaufeli e Enzmann (1998) citam que o idealismo excessivo associado a uma expectativa elevada tanto de si quanto do trabalho leva o indivíduo a gastar toda a sua energia intensamente e desproporcional, o que, consequentemente, leva a um desgaste excessivo. Podemos considerar, a partir desses conceitos, que, em um primeiro momento, o cinismo dentro do quadro de SB viria como uma resposta de preservar a energia emocional restante. Segundo Lipp (2005), especificamente entre professores, em sujeitos com valores incongruentes com a realidade de ensino, expectativas difíceis de serem preenchidas, apego a situações do passado e insegurança levam a um clima constante de tensão interna. Quando diante de situações interpretadas como ameaçadoras, a reação emocional tende a ser com maior gasto de energia do que o necessário para a enfrentar, aumentando o ciclo de estafa e exaustão.

As estratégias usadas por cada um ao enfrentar essas situações de *stress* diferem. Podemos definir essas estratégias como todas as tentativas de lidar com esse *stress*, tanto de maneira comportamental quanto cognitiva, com a finalidade de reduzir as qualidades aversivas do estímulo. Essas estratégias têm origem em cada sujeito, dependendo do seu repertório individual, podendo ser mais ou menos sistematizadas e consistentes e variando de estilo devido às experiências de vida de cada um (múltiplas estratégias podem seu usadas para resolver o mesmo problema) e por experiências reforçadoras. A decisão de utilizar uma estratégia ao invés de outra depende de diversos fatores, incluindo saúde e energia disponível, crenças existenciais, habilidades de solução de problemas, habilidades sociais, suporte social e recursos materiais (Savoia, 2000).

## *Fatores profissionais, sociais e ocupacionais*

### Jornadas excessivas

Professores possuem uma carga de horas de trabalho variável e, em alguns casos, excessiva. Entretanto, há uma diferença entre o desenvolvimento da SB ao invés de sinais de exaustão física puramente: principalmente a existência de uma dimensão sintomatológica depressiva e ansiosa associadas.

Devido às mudanças nas condições de trabalho e às mudanças culturais na forma de se valorizar os professores, ocorreu um aumento de horas trabalhadas para muitos professores. Hoje, está se tornando mais a regra do que a exceção trabalhar em duas escolas, algumas vezes com mais de um cargo em cada, principalmente ao analisarmos a população de professores que trabalha no sistema educacional público.

Além da jornada, as recompensas baixas (seja por reconhecimento, valorização ou compensação financeira), por si só, diante das dificuldades enfrentadas na sala de aula aumentam o desgaste e são fatores de risco (Simões & Cardoso, 2022).

Há também uma série de demandas fora da escola com as quais o professor tem que cumprir. Além da estruturação das aulas, os períodos de correções de provas demanda horas dedicadas ao trabalho em local e horário que mistura o limite entre horário de trabalho e tempo dedicado às atividades pessoais, por exemplo, aos domingos e à noite em detrimento do convívio com a família.

### A cultura da meritocracia

Mesmo havendo descrições de quadros de SB ao longo da história, o aumento recente dos casos associados é resultado do ambiente tanto acadêmico quanto profissional contemporâneo.

Na cultura de meritocracia, cabe ao professor preparar os alunos para enfrentar processos seletivos cada vez mais competitivos, o que também pode se tornar excessivamente estressante. Muitas vezes, é exigido dos alunos excelência acadêmica, capacidade de falar múltiplas línguas desde cedo e compreensão de temas diversos.

A supremacia do mérito e os seus correlatos culturais, uma categorização quase binária entre os melhores e piores, primeiro lugar ou último, leva a uma relação, entre indivíduos, hostil e sem laços de suporte uns aos outros. Ao determinar que somente o melhor é o aceito e todo o resto estaria em uma categoria abaixo, consistindo na maior parte da população, relações sociais passam a ser mais individualistas, em que a generosidade e a ajuda se tornam um sinal de fraqueza e perigo. A rivalidade e a competitividade se tornam algo desejado e incentivado. Ao levar em consideração somente o sucesso dos jovens como a sua entrada dentro da melhor universidade ou ser o primeiro da sala, a pressão para ambientes de ensino cada vez mais rigorosos e agressivos se torna cada vez maior. Dentro desses ambientes, a tensão entre professores e alunos aumenta, levando a maiores frustrações, a expectativas não cumpridas, à hostilidade entre os pares e à exaustão emocional.

Muitas vezes, os alunos não têm essas aptidões individuais, porém, quando essas metas não são atingidas, recai sobre o professor a responsabilidade pela falha. Ou falhou sua capacidade de ensino ou a forma como lidou com os problemas pessoais de cada criança.

Há também situações reais além das capacidades inerentes ao papel de professor. Por exemplo, um professor que perceba que um aluno está com um rendimento escolar abaixo do esperado e há uma situação de violência familiar fora do ambiente escolar. Essas situações adicionam um grande *stress* e demandam uma flexibilidade nas estratégias para o enfrentar que possivelmente não será o suficiente.

## A demanda pela felicidade, o professor como *entreteiner*

A demanda por uma felicidade constante e sempre presente gera um grande desgaste. Isso não significa que ser feliz é algo desgastante, mas seguir uma psicologia positiva em que a felicidade se torna uma demanda de sempre manter comportamentos que estimulam os alunos a estudar ou "aumentam o consumo" do conteúdo exposto na aula como sorrir constantemente, apresentar a aula de uma forma interativa e sempre com energia máxima para motivar o engajamento máximo dos alunos. Esse padrão "aula de cursinho" *TED talk* aumenta o gasto energético e emocional dos professores. Aumentando, assim, o custo emocional do trabalho.

## Trabalho terceirizado e a mudança nas relações de trabalho

Situações adversas impostas pelas relações de trabalho, como no caso de trabalho terceirizado (menos benefícios, menor estabilidade e salários piores que outros colegas), ou o trabalho executado como forma de trabalho temporário, professores substitutos, distanciam o profissional emocionalmente de sua função e diminuem o vínculo daquele indivíduo com o que faz todos os dias. Com menos suporte e engajamento no trabalho, há um aumento do adoecimento de forma geral na categoria, selecionando os indivíduos que conseguem tolerar essas condições de trabalho (geralmente, os menos empáticos) ao custo do adoecimento dos mais vulneráveis.

## Demandas fora do trabalho: vida privada, acesso digital e angústias

Ocorre todo dia: um professor estava aproveitando o seu dia na praia, estava com a sua família, o dia ensolarado e aproveitando o mar até ouvir a distância um grito: "Professor, é você?".

Estabelecer limites entre a vida privada e a vida profissional pode ser um desafio, aumentado com o surgimento das mídias sociais. Esses limites muitas vezes se traduzem em uma invasão da vida profissional na vida particular. Pior em alguém já exaurido pelo trabalho.

A "vizinhança digital" pode ocorrer de uma maneira tanto produtiva quanto hostil. Muitas vezes, a escola, ao tentar facilitar o contato do professor com os alunos, seja por meio de "perfis profissionais", seja por meio de interações em redes sociais, pode tornar os professores alvos de alunos descontentes e pode fazê-los sofrer *bullying* de colegas. Além disso, a comparação entre o desempenho de "sujeitos dedicados às mídias sociais", os "digital influencers", altera as expectativas quanto ao próprio desempenho, que aumentam o descontentamento e geram um distanciamento do dia a dia ainda maior.

## Tratamento do *Burnout*

### *Estratégias individuais*

O tratamento do *burnout* está ligado à intervenção nos fatores causais. Freudenberge (1974), na primeira publicação sobre *burnout*, expôs que a causa dos sintomas seria a sobrecarga de demandas, afirmando que poderia surgir em razão de falhar, desgastar-se ou tornar-se esgotado, fazendo exigências exageradas sobre energia, forças e recursos. Muitos outros autores corroboram essa visão, atribuindo o *burnout* à sobrecarga das demandas de trabalho. Desse modo, o tratamento resulta da análise de prioridades e organização do tempo.

Após a instalação do quadro, medidas pessoais são necessárias e devem incluir aspectos físicos, emocionais e recreacionais, além de reflexão sobre prioridades e treino em administração de tempo.

Posteriormente, Freudenberger e Richelson (1980) mudaram seu entendimento da SB, atribuindo-o a um estado de fadiga e frustração, provocado pela devoção a uma causa, modo de vida ou atividade que não deu a esperada recompensa. Esse seria um conceito muito mais amplo que o excesso de demandas. Como um exemplo, um estudo realizado por Koehl-Hackert et al. (2011), com estudantes de medicina, mostrou_que a SB está relacionada ao desenvolvimento de fadiga de empatia. Dentro desse referencial, o tratamento envolve fazer com que o investimento emocional ao trabalho ou ao estudo se torne proporcional à recompensa viável.

Outros autores, Maslach e Leiter (1997), afirmam que a SB representa uma erosão de valores, dignidade e espírito, portanto o tratamento deveria objetivar uma retomada de valores fundamentais de cada ser humano e valorização de sua existência pessoal e do impacto dos serviços que presta. Pines e Aronson (1980) associam a causa do *burnout* a um envolvimento de longo prazo em situações que são emocionalmente desgastantes, e, para esses autores, o tratamento consiste em preparar o indivíduo para lidar com as emoções e sofrimento do outro.

Portanto, há muita diversidade de entendimento do problema e de abordagens terapêuticas.

## *Estratégias organizacionais versus tratamento individual*

### 1. Estratégias organizacionais - Medidas aplicadas para melhorar o clima organizacional

Estas incluem programas de apoio, preparo do indivíduo para lidar com aspectos emocionais de grande dimensão no exercício de sua função e instalação de procedimentos que concedam às pessoas envolvidas um papel ativo nas decisões laborais.

Outras estratégias incluem alterações na carga horária de trabalho, rotação de escala ou função; programas de treinamento de gerenciamento de *stress* e grupos de apoio (Zhang X.J. et al., 2020).

### 2. Estratégias individuais ou pessoais

Medidas aplicadas com a ênfase no fortalecimento do indivíduo, a fim de que ele consiga lidar melhor com as dificuldades. Na maioria das vezes, o início de uma profissão leva consigo uma parte de idealismo, de vontade de se aprimorar e dar o melhor de si mesmo. Quando o desempenho dessa função é reconhecido, os ganhos emocionais são reconfortantes, resultando, geralmente, em fortalecimento da motivação. O oposto, também, pode ocorrer. Quando o indivíduo investe energia e afeto no que faz e não obtêm resultados satisfatórios, sentimentos de incompetência, apatia e desmotivação podem se sobressair e iniciar a SB.

Atualmente, há ênfase no desenvolvimento de autoeficácia como um mecanismo de proteção contra o *burnout* (Freitas et al.,2016; Souza et al., 2015; Zorzanelli et al., 2016). Autoeficácia está associada à crença na própria capacidade de resolver os desafios que surgem, ou seja, na competência individual diante da vida. O desenvolvimento da autoeficácia pode ocorrer por meio da identificação de atributos pessoais em outros indivíduos que obtiveram sucesso na resolução de problemas ou por meio da observação de sucesso que a própria pessoa apresentou durante situações de desafio.

Outras estratégias individuais podem ser incluídas no treinamento em *mindfulness* para melhora de regulação emocional: oficinas de autocuidado; gerenciamento de *stress*, habilidades mentais e treinamento de habilidades de comunicação. Outras intervenções relacionadas à melhora da qualidade de vida também podem ser aplicadas, como ioga, massagem e meditação (Zhang X.J. et al., 2020).

Por fim, uma necessidade importante é a de se avaliar sintomatologias psiquiátricas associadas. Sintomas ansiosos e depressivos podem se apresentar comórbidos ao quadro de *burnout*, minando também a energia do indivíduo ao lidar com os estressores. Em casos em que uma síndrome psiquiátrica esteja presente, deve ser investido em um possível tratamento farmacológico associado.

### 3. Estratégias combinadas centradas na interação do contexto ocupacional com o indivíduo

As medidas estratégicas partem não somente da responsabilidade da instituição de trabalho pelo *stress* ocupacional de seus colaboradores, mas também de fatores pessoais que colaboram para o desenvolvimento da SB. Essa visão se baseia no fato de que nem todos os profissionais que exercem a mesma função desenvolvem *stress* e *burnout* (Lipp, 2015). São metas para melhorar a interação do indivíduo com o seu trabalho: 1. Ensino de estratégias de *coping* e de regulação emocional; 2. Assessorar a gestão para implantação de medidas de redimensionamento de tarefas e exigências ocupacionais; 3. Distribuição racional da carga de trabalho; 4. Implantação de grupos focais nos quais os pares dão apoio uns aos outros quanto a dificuldades no exercício de suas funções.

Especificamente no caso de professores, em muitas escolas ou instituições de ensino, não é possível realizar as medidas de mudança de clima ou cultura organizacional. Isso ocorre por várias causas, seja por uma legislação vigente que impeça mudanças nos cargos, seja por fatores organizacionais e demanda nessas instituições que dificultem a adaptação do profissional ou seja por fatores burocráticos das instituições já instituídos. Nesses casos, as medidas pessoais se tornam mandatórias, principalmente para profissionais jovens que estão iniciando a sua carreira recentemente. A atenção aos aspectos pessoais de desenvolvimento é fundamental para evitar o risco da SB nessa população.

## Conclusão

O *stress* não é sinônimo de adoecimento ou prejuízo funcional. Para a maioria da população, eventos estressores podem levar a um aumento da resiliência e da eficácia pessoal, porém, para uma minoria clinicamente significante, podem levar ao adoecimento. Diferenças na maneira de enfrentar os estressores são marcantes entre cada indivíduo. As tendências entre escolher as estratégias de enfrentamento (*coping*) dependem do repertório individual (múltiplas estratégias podem ser utilizadas para a mesma situação com sucesso) e de experiências tipicamente reforçadoras.

Para muitos indivíduos, o *stress* pode ser um fator motivador e levar ao maior distanciamento emocional em relação aos fatores estressantes e à resiliência (Mc Gonigal, 2016). De uma forma geral, o *coping* será utilizado em duas funções básicas a depender da intensidade percebida do problema, *coping* centrado no problema e *coping* centrado na emoção. O primeiro tem foco em controlar ou alterar o problema causador da angústia, esta estratégia é usada quando há uma percepção de que o problema possui uma solução provável e o dano pode ser evitado. A segunda função tem sua origem depois de uma avaliação do problema como de difícil solução ou insolúvel. Tanto o *coping* centrado no problema quanto o *coping* centrado na emoção se influenciam mutuamente em todas as situações estressantes.

Para a minoria clinicamente significante, com necessidade de intervenção sob o seu adoecimento e que ao longo da vida não desenvolveu estratégias de enfrentamento ou resiliência por sua história de vida, é necessário um conjunto de intervenções coletivas e individuais para melhorar a sua qualidade de vida. Essas intervenções têm o objetivo de reduzir o desenvolvimento, os efeitos e os comprometimentos causados tanto pelo *burnout* quanto pela sintomatologia ansiosa ou depressiva aos quais pode estar associado.

## Referências

Abreu, K.L., Stoll, L., Ramos, L.S., & Baugardt, R. A. (2002). Estresse ocupacional e síndrome de Burnout no exercício profissional da psicologia. *Psicologia: Ciência e Profissão.* 22(2) DOI..Org./10.1590/S1414-98932002000200004.

Bianchi R., Schonfeld Is., & Laurent. E. (2014). Is burnout a depressiveI? A reexamination with special focus on atypical depression. *International Journal of Stress Management.* 21(4):307-324.

Fraudenberger Hj. (1974). Staff Burnout. *Journal of Social Issues* 30(1): 159-165.

Freitas, C.P.P, Silva, C.S.C, Damásio, B.F, Koller, S.H., & Teixeira, M.A.P. (2016). Impact of Job-Related Well-Being on the Relationship of Self-Efficacy with Burnout. *Paidéia*. Vol,26, n.63, .45-52.

Gonzaga, L Rv, & Lipp, M.E.N. (2015). *O Estresse da Escolha Profissional em Estudantes*. 1. ed. Jundiaí: Paco Editorial.

Koehl-Hackert, N. , Schultz, J..H , Nikendei , C. , Möltner .A , Gedrose. B. , Bussche, H., & Jünger, J. (2011). *Burdened into the job--final-year students' empathy and burnout Zeitschrift fur Evidenz, Fortbildung und Qualitat im Gesundheitswesen*. 106.2:116-124. 2011.

Kristensen Ts, Borritz M., Villadsen E., & Christensen Kb. (2005). The Copenhagen Burnout Inventory: a new tool for the assessment of burnout. *Work & Stress*. 19: 192-207.

Lipp, M.E.N. (2015). Terapia Cognitivo-Comportamental Do Stress. In: Neufeld, Cb. Falcone, Emo, & B. Rangé. (ORG.). *PROCOGNITIVA- Programa de atualização em Terapia Cognitivo-Comportamental*. 1ed.Porto Alegre: Artmed Panamericana, v. 3, p. 101-151.

Lipp, M. E. N. (2005). *O stress está dentro de você*, Contexto, são Paulo.

Maslach, C., & Leiter, M.P. (1997). *The Truth About Burnout* (San Francisco: Journal of Stress Management, 4: 235-258.

Maslach, C., & Jackson, S.E. (2016). The measurement of experienced Burnout. *J Occup Behav on-line*. https://onlinelibrary.wiley.com/doi/abs/10.1002/job.4030020205. Acesso em: 10. dez. 2022.

Mc Gonigal, K. (2016). *The Upside of Stress* Penguin Randon House, New York.

Mijakoski, D., Cheptea, D., Marca, S. C., Shoman, Y., Caglyan, C., Bugge, M. D., & Canu, I. G. (2022). Determinants of Burnout among Teachers: A Systematic Review of Longitudinal Studies. *International Journal of Environmental Research and Public Health*, 19(9), 5776. DOI.org/10.3390/ijerph19095776.

Moreno, F.N, Gil, P, Haddad, M.C. L, & Vannuchi, M.T.O. Estratégias e Intervenções da síndrome do burnout. *Rev. Enferm UERJ*. 19 (1),140-145. 2011.

Oliveira, P.R, & Tristão, R. (2006) Burnout e suporte organizacional em profissionais de UTI-Neonatal Educação Profissional: *Ciência e Tecnologia*.1, (1),.27-37.

Pines, A., & Aronson, E. (1980). *Career burnout: Causes and Cures*. New York, NY: Free Press. 1980.

Preter, M.P., & Klein, D.F. (2014). Lifelong opioidergic vulnerability through early life separation: A recent extension of the false alarm theory of panic disorder. *Nuerosc Biobehav Re*. 46 Pt3:345-351.

Savoia, M.G (2000). *Desencadeantes psicossociais do transtorno de pânico, ESetc, Santo André.*

Simões, E. C., & Cardoso, M. R. A. (2022). Violence against public school teachers and burnout. *Ciencia & Saúde Coletiva, 27(3), 1039–1048. DOI. Org/10.1590/1413-81232022273.28912020.*

Souza L.A, Torres, A.R, Barbosa, G.A, Lima, T.J, & Souza, L.E. (2014). Self-efficacy as a mediator of the relationship between subjective well-being and general health of military cadets. *Cad Saúde Pública*. Nov;30(11):2309-2319.

Tamayo, M.R, & Tróccoli. B.T. (2002). Exaustão emocional: relações com a percepção de suporte organizacional e com as estratégias de *coping* no trabalho *Estudos de Psicologia*, 7(1), 37-46.

Trigo, T.R, Teng, C.T., & Hallak,.J.E.C (2007). Revisão da Literatura Síndrome de burnout ou estafa profissional e os transtornos psiquiátricos Burnout syndrome and psychiatric disorders *Revista de Psiquiatria Clínica*, São Paulo, 34 (5): 223-233.

Uluda, O., & Yaratan, H. (2012). The effect of burnout on engagement: An empirical study on tourism students. *Journal of Hospitality, Leisure, Sport and Tourism Education*. 9 (1), 13—23.

West, C.P., Dyrbye, L. N., Erwin, P.J., & Shanafel, T.D. (2016). Interventions to prevent and reduce physician burnout: a systematic review and meta-analysis. *The Lancet*. 388 (10057), 2272-2281.

Who. World Health Organization. (2019). *ICD-11: International classification of diseases* (11th revision). https://icd.who.int/.

Zorzanelli, R., Vieira, I., & Russo, J.A. (2016). Diversos nomes para o cansaço: categorias emergentes e sua relação com o mundo do trabalho. *JA*, 20, (56) 77-88.

Zhang, X.J, Song, Y, Jiang, T, Ding N, & Shi, T.Y. (2020). Interventions to reduce burnout of physicians and nurses: An overview of systematic reviews and meta-analyses. *Medicine (Baltimore)*. Jun 26;99(26): e20992. DOI: 10.1097/MD.0000000000020992. PMID: 32590814; PMCID: PMC7328917.

CAPÍTULO 5

# *Stress*, Avaliação Cognitiva e Enfrentamento em Uma Situação de Prova Escolar

Lino de Macedo

## Introdução

Desde minha aposentadoria como professor titular do Instituto de Psicologia da Universidade de São Paulo, em agosto de 2011, sou assessor no Instituto Pensi (Pesquisa e Ensino em Saúde Infantil), vinculado à Fundação José Luiz Egydio Setúbal, à qual também pertence o Sabará Hospital Infantil. Nessa função, tenho colaborado como professor de Psicologia do Desenvolvimento na fundamentação teórica do Programa *Child Life* (https://www.childlife.org), praticado no hospital. O *stress* vivido pelas crianças hospitalizadas e suas famílias é foco desse programa, e o livro ***Stress, Appraisal, and Coping***, de Lazarus & Folkman (1984), constitui uma base teórica consistente sobre esse tema. Daí meu interesse em estudar essa obra e resumir suas ideias principais, o que resultou na primeira parte deste texto. Na segunda, o objetivo é refletir sobre a situação de prova escolar, considerando os três fundamentos da teoria de Lazarus e Folkman: *stress*, avaliação cognitiva (*appraisal*) e enfrentamento (*coping*). A ênfase está na perspectiva do estudante que faz a prova, sobretudo aquele que se sente estressado nessa situação.

## *Stress*, avaliação e enfrentamento segundo Lazarus & Folkman

A teoria de Lazarus e Folkman (1984) apoia-se em uma tríplice base: *stress*, avaliação cognitiva (*appraisal*) e enfrentamento (*coping*). O objetivo desta primeira parte é destacar aspectos que caracterizam a relação entre esses três elementos. Eles são interdependentes, porque são irredutíveis entre si ao mesmo tempo em que são complementares e indissociáveis. Em resumo, certas situações produzem uma perturbação ou tensão para a qual os recursos adaptativos usualmente utilizados pelo indivíduo não são suficientes. Por esse motivo, a situação estressa.

Porém, afirmar que os recursos são insuficientes para lidar com uma situação em particular e que, por isso, ela se torna estressante, supõe ao menos dois tipos de avaliações cognitivas. Uma avaliação primária referente ao reconhecimento (cognitivo) ou ao sentimento (emocional) da pessoa diante da incapacidade de lidar com a situação estressante. E uma avaliação secundária, por intermédio da qual a pessoa busca, escolhe ou se beneficia de recursos que lhe possibilitam enfrentar a situação, independentemente do fato de que isso vai resolvê-la ou não. Em síntese, *stress* e enfrentamento (*coping*) são mediados por duas formas de avaliação cognitiva: uma que reconhece o *stress* e outra que o reconhece e age de alguma forma para enfrentá-lo.

### *Stress*

Segundo Lazarus e Folkman, o *stress* é um aspecto inevitável da vida. Para eles, a diferença no funcionamento humano é o modo como as pessoas avaliam (*appraisal*) o *stress* e o utilizam ou dispõem como recursos ou estratégias ao seu enfrentamento (*coping*).

O *stress* é inevitável, porque, em uma visão relacional, interagir nas diferentes situações do cotidiano implica em desgaste, tensões, dispêndio de energia, tomadas de decisão, realizações que minam nossos recursos, rompem com o equilíbrio das relações da pessoa consigo mesmo, com outras pessoas ou com as coisas do mundo. O *stress* desorganiza e requer adaptações.

A visão relacional do *stress*, assumida por Lazarus e Folkman, considera-o como um acontecimento que combina as características da pessoa e os aspectos do ambiente. Para eles, o *stress* psicológico acontece quando o indivíduo avalia que a situação excede seus recursos e coloca em risco seu bem-estar. O julgamento de que uma determinada relação pessoa-ambiente é estressante depende de avaliação cognitiva (*appraisal*).

A visão relacional indica que um evento estressante não é um problema exclusivo da pessoa ou do seu ambiente ou contexto, mas sim de uma interação interdependente entre esses dois aspectos, gerando *stress* em suas múltiplas formas de expressão ou intensidade. Além disso, os estressores relacionados à pessoa e os relacionados ao ambiente variam conforme o ponto de vista do indivíduo. O que é estressante para uns, pode não ser para outros. O que é muito estressante para uns, pode ser pouco estressante para outros. A perspectiva relacional, por isso, observa a sensibilidade de resposta da pessoa a esse encontro com um evento estressante. Há pessoas que se adaptam mais facilmente a uma situação que gera *stress* do que outras.

Segundo Lazarus e Folkman, entre um evento estressante e a resposta da pessoa, encontram-se a avaliação cognitiva (*appraisal*) que ela faz da situação e seus recursos de enfrentamento (*coping*).

## Avaliação (*appraisal*)

Para Lazarus e Folkman, avaliação cognitiva refere-se a processos que intervêm entre o encontro de uma pessoa com uma situação e a sua reação com ela. O termo em inglês que eles utilizam é *appraisal* e não *evaluation*. Eis a forma como o dicionário define *appraisal*:

> The act of examining someone or something in order to judge their qualities, success, or needs.[1] Sinônimos: assessment / estimation (OPINION) / evaluation / judgment (DECIDE) / rating

---

1 https://dictionary.cambridge.org/pt/dicionario/ingles-portugues/appraisal [23/10/2022]

Consideremos os termos da definição de Lazarus & Folkman: avaliação cognitiva / processos / encontro pessoa-situação / reação da pessoa à situação.

## Avaliação cognitiva

Em Lazarus e Folkman, avaliação cognitiva (*appraisal*) aplica-se a uma situação de *stress*. Como mencionado, ela é o segundo elemento da tríade proposta por esses autores: *stress* — *appraisal* — *coping*. Trata-se de uma avaliação cognitiva, porque se refere à apreciação, ao julgamento, à verificação ou à estimativa que a pessoa faz diante de uma situação que produz *stress*. É avaliação, porque se refere a uma leitura, interpretação, a um modo de ver, sentir, dizer ou agir sobre algo que desorganiza a situação presente, que pede uma reorganização ou uma valorização. Mal comparando, é como se o *stress* fosse, como experiência, um "texto", e o appraisal, a "leitura ou compreensão" que a pessoa faz ou tem dele e que vai orientar, definir, influenciar sua resposta (*coping*) ao que produziu *stress*. Essa forma de avaliação é cognitiva, porque se refere a um conhecimento sobre uma situação, pelas informações ou dados produzidos por ela. Esse conhecimento se expressa pelo que ela diz, pensa ou sente sobre a situação que causou *stress* e orienta suas formas de enfrentamento (*coping*).

## Processos

A avaliação cognitiva própria ao *stress* acontece como processo, porque são conteúdos ou ocorrências contínuas que estão em andamento ou em desenvolvimento. Em outras palavras, um evento estressante inclui muitos aspectos e apresenta um dinamismo que lhe é próprio. Se algo estressa é porque excede os recursos da pessoa para dar conta de uma situação particular; excede porque é avaliado cognitivamente por ela como sendo assim e, ao mesmo tempo, depende de uma avaliação sobre modos de se lidar concretamente com a situação. Essa tríade (*stress*, avaliação e *coping*) pode se alterar dinamicamente, pois sua natureza relacional resulta em modificações (na pessoa ou na situação), que requerem constantes reavaliações.

## *Evento pessoa-situação*

Enquanto evento, o *stress* está na relação construída pela pessoa ou grupo diante de uma dada situação. Ele depende dos aspectos produzidos pela situação e, ao mesmo tempo, da leitura ou compreensão que a pessoa faz dela, assim como do que ela faz, diz, pensa ou sente a partir disso. Nesse sentido, o *stress* não é uma condição abstrata ou genérica. Ele é produzido no contexto de uma relação entre a pessoa e a situação particular que ela enfrenta.

## *Reação da pessoa à situação*

O *stress* refere-se à reação da pessoa a uma situação particular, por isso ele depende de, ou supõe, uma avaliação (*appraisal*). Tal reação pode se expressar de muitos modos e sentidos e varia de pessoa para pessoa ou de grupo para grupo.

## *Fatores pessoais*

Segundo Lazarus e Folkman (1984, *Chapter 3. Person Factors Influencing Appraisal*), compromissos e crenças são dois fatores pessoais que influenciam a avaliação de uma pessoa em uma situação de *stress*. Compromissos expressam o que é importante para ela, ou seja, referem-se àquilo que ela gostaria de realizar ou aspectos em que pretende ser bem-sucedida. Eles são subjacentes às escolhas que ela faz e contêm uma qualidade motivacional vital. Afetam a avaliação, guiando a pessoa para dentro ou para longe de situações que a ameaçam, prejudicam ou beneficiam e moldam sua sensibilidade às sugestões.

Os compromissos também influenciam a avaliação pelo impacto na vulnerabilidade. Quanto mais profundo o comprometimento de uma pessoa, maior o potencial de ameaças e desafios. Ao mesmo tempo, a profundidade do comprometimento também pode levar a pessoa a adotar ações de melhoria e ajudar a sustentar a esperança.

Crenças, segundo Lazarus e Folkman, determinam como uma pessoa avalia o que está acontecendo ou está prestes a acontecer. Operam, geralmente, em um nível tácito e, como consequência, pode ser difícil de observar sua influência na avaliação. Seu impacto pode ser verificado quando há uma perda repentina de crenças ou uma conversão para um sistema de crenças diferente. Para esses autores, crenças sobre controle pessoal e crenças existenciais são de particular interesse na teoria do *stress*.

As crenças sobre controle pessoal podem ser gerais e situacionais. Nas gerais, a pessoa acredita que resultados importantes podem ser controlados. As avaliações situacionais de controle referem-se às expectativas sobre o meio ambiente, bem como às expectativas de controle ao modo como a pessoa se relaciona com a situação. Avaliar um resultado como controlável reduz o *stress*, e o contrário acontece quando o resultado ou a situação é ambígua. Quando as avaliações situacionais do controle se baseiam em informações incompletas e/ou são influenciadas por fatores pessoais, é menos provável que sejam precisas. Independentemente de sua precisão, no entanto, avaliações situacionais de controle sobre o meio ambiente e/ou a pessoa influenciam a emoção e o enfrentamento.

As crenças existenciais permitem que as pessoas criem significado e mantenham a esperança em circunstâncias difíceis, pois elas consistem em avaliar a importância do que está acontecendo para o próprio bem-estar. Isso acontece, pois fatores de personalidade — necessidades, compromissos e estilos — influenciam a percepção. As avaliações geralmente estão correlacionadas à realidade. Avaliações estressantes podem assumir três formas: dano ou perda, ameaça e desafio. Danos ou perdas referem-se a experiências vividas pela pessoa que ela considera negativas. Ameaças são avaliações que podem lhes trazer malefícios ou desvantagens. Desafios referem-se a eventos que têm a possibilidade de domínio ou ganho. Ameaças e desafios podem ocorrer simultaneamente e devem ser considerados como construções separadas, embora frequentemente relacionadas.

### *Fatores situacionais*

Para Lazarus e Folkman (1984, *Chapter 4. Situation Factors Influencing Appraisal*), qualquer evento estressante é determinado pela confluência de fatores pessoais e situacionais em uma transação específica. Os dois fatores, segundo eles, determinam a avaliação cognitiva (*appraisal*).

A identificação das propriedades formais das situações fornece uma taxonomia dos aspectos especialmente relevantes aos processos de avaliação de uma situação estressante, ou seja, que ameaça, sugere dano ou desafia. Para esses os autores, novidade, previsibilidade, incerteza do evento, bem como iminência, duração e incerteza temporal são as propriedades formais de uma situação estressante.

#### Novidade

Situações novas são estressantes se associadas, por experiências anteriores, a danos, a perigos ou ao domínio. Ou seja, a própria novidade pode se tornar fonte de ameaça.

#### Previsibilidade

Esse aspecto é muito importante na teoria de *stress* de Lazarus & Folkman, pois eles consideram um evento previsível menos estressante do que outro não previsível. A previsibilidade refere-se ao que pode ser antecipável e, portanto, controlável em uma situação.

#### Incerteza do evento

Incerteza, ao contrário da previsibilidade, refere-se à probabilidade de ocorrência de um evento. Há probabilidades objetivas (porcentagem estatística) e probabilidades subjetivas (o quanto uma pessoa acha ou supõe que algo lhe acontecerá). Quanto mais provável ou menos provável é um evento, mais ou menos estressante ele pode ser para a pessoa.

### *Fatores temporais*

Segundo Lazarus e Folkman, o tempo pode ser um dos parâmetros mais importantes em situações estressantes. Para eles, iminência, duração e incerteza são situações que influenciam as avaliações de ameaças e de desafios.

#### Iminência

Iminência é a diferença entre o momento atual e o instante em que o evento vai acontecer. Para esses autores, de um modo geral, quanto mais iminente é um evento, mais intensa se torna sua avaliação, especialmente se houver pistas sinalizando dano, perigo ou oportunidade de domínio ou ganho.

Quanto maior o tempo de antecipação, maior o potencial de complexidade na avaliação devido à mediação dos processos de enfrentamento. Na passagem do tempo, as pessoas podem refletir, sofrer ou lamentar; elas também podem evitar o problema, pensar sobre ele, agir ou fazer esforços para obter autocontrole. Cada um desses processos de enfrentamento intervenientes afetará as avaliações subsequentes e as emoções que as acompanham.

Por implicação, os processos de enfrentamento envolvidos em qualquer evento estressante que é antecipado podem ser descritos em estágios, envolvendo diferentes tipos de enfrentamento à medida que o encontro progride.

### Duração

Como tudo na vida, as situações, incluindo-se aquelas que nos estressam, têm começo, meio e fim. Elas duram um tempo, e um evento sucede ao outro. Duração refere-se, pois, ao tempo de um evento estressante. Vale lembrar que, segundo os autores que nos servem de referência, evento estressante é aquele que excede nossos recursos para lidar com ele. Nesse sentido, dura além do que seria desejável.

### Incerteza temporal

Não saber quando acaba o sofrimento, a ansiedade ou o *stress* decorrentes de uma situação é algo muito difícil para as pessoas.

## *Avaliações e reavaliações*

A avaliação pode ser primária ou secundária. A avaliação primária refere-se à "leitura" que a pessoa faz da situação que gera *stress*. A secundária é um julgamento sobre o que pode ou não ser feito para o enfrentamento da situação estressante. Inclui uma avaliação sobre a eficácia de uma determinada opção de enfrentamento, a viabilidade de se aplicar efetivamente uma estratégia ou um conjunto de estratégias, a importância de se avaliar as consequências do uso de uma estratégia específica no contexto de outras estratégias.

A reavaliação refere-se a uma avaliação alterada com base em novas informações do ambiente e/ou da pessoa. Uma reavaliação difere de uma avaliação apenas na medida em que segue uma avaliação anterior. Às vezes, as reavaliações são o resultado de esforços cognitivos de enfrentamento; essas são chamadas de reavaliações defensivas e geralmente são difíceis de distinguir das reavaliações com base em novas informações.

## Enfrentamento (*coping*)

Lazarus e Folkman (1984, *Chapter 6. The Coping Process: An Alternative to Traditional Formulations*) definem enfrentamento (*coping*) como: "esforços cognitivos e comportamentais em constante mudança para gerir demandas externas e/ou internas específicas, avaliadas como excedendo os recursos da pessoa".

Para eles, o enfrentamento (*coping*) do *stress* tem as seguintes características:

1. É orientado a processos em situações que mudam constantemente (são dinâmicas) e que trazem demandas e conflitos específicos à pessoa.
2. Enfrentamento e comportamento adaptativo automatizado são diferentes. O comportamento adaptativo automatizado, ao contrário de uma situação estressante, refere-se a demandas do dia a dia para as quais a pessoa já tem recursos ou hábitos para lidar.
3. Enfrentar é diferente de resolver, isto é, obter um resultado favorável. Enfrentar implica em gerir e inclui qualquer coisa que a pessoa faça ou pense, independentemente de gerar consequências positivas ou negativas.
4. Gerir é diferente de dominar. Gerir refere-se a minimizar, evitar, tolerar e aceitar condições estressantes, bem como tentativas de ter domínio sobre o meio ambiente.

Enfrentar uma situação estressante implica no desenvolvimento de muitas habilidades, que podem ser aprendidas. Enfrentar (*to cope*) é uma forma de adaptação. O enfrentamento pode ser ativo ou passivo. Exemplos de formas de enfrentamento passivo: evitar, fugir, "entregar-se" apaticamente à situação estressante. Exemplos de formas de enfrentamento ativo: pensar ou refletir sobre a situação estressante, enumerar as diferentes possibilidades de se reagir a ela, ser realista, flexível ou tolerante.

A abordagem processual adotada por Lazarus e Folkman tem três características principais: (1) as observações e a avaliação referem-se ao que a pessoa realmente pensa, sente ou faz; (2) considerando-se um contexto específico, direcionado a uma situação ou condição particular; (3) no qual acontecem mudanças de enfrentamento e ações durante o desenrolar de um evento estressante. O enfrentamento, para eles, é um processo de mudança no qual uma pessoa, em certos momentos, confia, por exemplo, em estratégias defensivas e, em outros, em estratégias de resolução de problemas, à medida que o *status* da relação pessoa-ambiente muda.

Para esses autores, o enfrentamento supõe avaliações e reavaliações contínuas na relação da pessoa com o ambiente. Isso é necessário, porque muda constantemente as condições de fora para dentro, do ambiente para a pessoa, bem como de dentro para fora, da pessoa em relação ao ambiente. Reavaliar é diferente de avaliar, porque supõe uma outra etapa do processo do qual a primeira avaliação faz parte.

Eles observam que se pode analisar o processo de enfrentamento de uma situação como fases ou etapas que se desenrolam ao longo do tempo. A primeira é a da antecipação ou alerta, a segunda é a do impacto ou confronto e a terceira é a do pós-impacto ou pós-confronto. Segundo Lazarus & Folkman, o bem-estar avaliado pela pessoa difere nessas fases.

Se o evento ainda não ocorreu (fase da antecipação), as questões que a pessoa formula para si mesma são diferentes do evento acontecendo ou pós-ocorrência. Como gerir a situação? O que e como evitar ou suportar? O que fazer para minimizar ou prevenir danos? O que adiar? Quais são os custos do enfrentamento antecipado? Se o evento está ocorrendo, as questões são outras. Como se distanciar? O que evitar, pois ameaça? Que informações buscar? Se o evento já ocorreu, as perguntas são: foi tão ruim ou pior do que imaginado? O que aprender, corrigir ou conservar com a experiência?

Durante um acontecimento, a pessoa está enfrentando o que faz, como reage, sente, pensa ou diz, bem como o efeito disso tudo sobre as outras pessoas ou o ambiente. Ao mesmo tempo, enfrenta como eles (outras pessoas e ambiente) atuam ou reagem. Reconhecer que não se tem controle sobre vários aspectos da situação, regular emoções e aguardar oportunidades são "lições da experiência" que podem ser de grande valia.

Para os autores, não vale a pena confundir funções de enfrentamento com resultados de enfrentamento. Uma função de enfrentamento refere-se ao propósito de uma estratégia; o resultado, ao efeito que ela tem. Embora determinadas funções produzam resultados, as funções não são definidas por eles. Há enfrentamentos cuja função central é reduzir a tensão e restaurar o equilíbrio. Em outros, o mais importante é tomar uma decisão que depende de busca e avaliação de informações.

## *Enfrentamento focado na emoção*

Segundo Lazarus e Folkman, as formas de enfrentamento focadas na emoção ocorrem mais frequentemente quando a pessoa avalia que nada pode ser feito para alterar as condições ambientais que a prejudicam, ameaçam ou desafiam.

O foco do enfrentamento pela emoção consiste em processos cognitivos, buscando diminuir o sofrimento emocional. Nele, são utilizadas estratégias como evitar, minimizar, distanciar-se da situação, prestar atenção seletiva, fazer comparações e buscar o valor positivo de eventos negativos. São processos defensivos usados em eventos estressantes. Em menor número, pode-se encontrar estratégias cognitivas com o intuito de aumentar o sofrimento emocional. Algumas pessoas precisam se sentir piores antes de poderem se sentir melhores; para obterem alívio, primeiro precisam experimentar sua angústia de forma aguda e, para esse fim, envolvem-se em autoculpa ou alguma outra forma de autopunição.

Além disso, para os autores, há certas formas cognitivas de enfrentamento focado na emoção que ocorrem pela mudança da interpretação sem mudar a situação objetiva. Nesse caso, a pessoa faz uma reavaliação. Exemplos: "Eu decidi que há coisas mais importantes para me preocupar"; "Eu considerei o quanto as coisas poderiam ser piores". "Eu decidi que não precisava dele tanto quanto eu pensava." Em cada caso, a ameaça é diminuída pela mudança do significado da situação – uma revisão do esforço de enfrentamento.

A pessoa também pode recorrer a outras estratégias de enfrentamento focadas na emoção: praticar exercícios físicos para tirar a mente de um problema, meditar, tomar uma bebida, desabafar a raiva ou buscar apoio emocional.

### Autoengano

Segundo Lazarus e Folkman, o autoengano acontece quando a pessoa recorre ao enfrentamento focado na emoção para manter a esperança e o otimismo, para negar fatos e implicações, para se recusar a reconhecer o pior, para agir como se o que aconteceu não importasse.

O autoengano, para ser bem-sucedido, ocorre sem a pessoa ter consciência de que está utilizando essa estratégia de enfrentamento. Indicadores de que está procedendo assim incluem comparar entre o que é dito e feito, entre o que é dito em um momento e outro e entre o que é dito e o que é sentido. Esses critérios ajudam a inferir a inconsciência nos observáveis.

Para os autores, o autoengano se estende em um contínuo de ilusões pessoais ou sociais a grandes distorções, sem uma linha divisória nítida entre formas consideradas saudáveis ou patológicas. Daí a possibilidade de confusões e mal-entendidos, bem como a importância de se considerar o contexto em que ocorre o autoengano e os custos e benefícios de curto e longo prazo decorrentes dele.

## *Enfrentamento focado em problemas*

Formas de enfrentamento focadas no problema ocorrem com mais frequência quando a pessoa avalia que é possível fazer mudanças. Por isso, os esforços são frequentemente direcionados para definir o problema, gerar soluções alternativas, ponderá-las em termos de custos e benefícios, escolher entre elas e agir.

Resolver problemas implica em um duplo processo: (1) observar objetivamente o que está fora do sujeito e (2) se voltar para dentro, observando como os dois aspectos (fora e dentro) se relacionam, criando alternativas de resposta. Há uma diferença entre essas duas estratégias. Uma considera a possibilidade de alteração de pressões ambientais, barreiras, recursos, procedimentos e similares. A outra visa a mudanças motivacionais ou cognitivas como alterar o nível de aspiração, reduzir o envolvimento do ego, encontrar canais alternativos de gratificação, desenvolver novos padrões de comportamento ou aprender novas habilidades e procedimentos.

Habilidades de resolução de problemas incluem a capacidade de procurar informações, analisar situações com o objetivo de identificar o problema, gerar e pesar cursos de ação, ponderar alternativas em relação aos resultados desejados ou esperados, selecionar e implementar um plano de ação apropriado. Todos esses recursos são importantes para o enfrentamento de uma situação estressante. Porém, é sempre bom ter em mente que, para Lazarus & Folkman, essas habilidades gerais e abstratas são expressas em atos específicos, ou seja, sempre em uma situação particular.

Habilidades sociais são importantes recursos de enfrentamento devido ao papel generalizado do funcionamento social na adaptação humana. Elas se referem à capacidade de se comunicar e de se comportar com os outros de maneiras socialmente apropriadas e eficazes. Essas habilidades facilitam a resolução de problemas em conjunto com outras pessoas, aumentam a probabilidade de poder recrutar a cooperação ou apoio delas e, em geral, dão ao indivíduo maior controle sobre as interações sociais.

Para Lazarus e Folkman, *stress* e enfrentamento são influenciados pela avaliação cognitiva. Avaliar algo como estressante, nos termos aqui definidos, depende de uma avaliação primária, influenciada por características da pessoa, do ambiente e do contexto relativo a uma situação em particular. Enfrentar algo julgado estressante depende de uma avaliação secundária, que pode ser sintetizada na seguinte pergunta: "O que posso fazer?". A "resposta" a esta pergunta corresponde ao que a pessoa realmente fará. A avaliação secundária é influenciada pela primária, mas são os recursos que a pessoa tem a seu dispor ou as restrições ao uso deles – determinadas pelo contexto estressante – que vão direcionar a forma como ela vai enfrentar a situação.

Podem ser muitos os recursos que as pessoas recorrem para lidar com as demandas de sua vida. Os autores analisam aqueles relativos a características da pessoa (saúde e energia, como recursos físicos, e crenças positivas, como recursos psicológicos), habilidades sociais e de resolução de problemas (competências), bem como recursos ambientais, sociais e materiais.

Saúde e energia estão entre os recursos mais difundidos, na medida em que são relevantes para o enfrentamento em muitos, senão em todos, eventos estressantes. Uma pessoa frágil, doente, cansada ou debilitada tem menos energia para gastar no enfrentamento do que uma pessoa saudável e robusta. O importante papel desempenhado pelo bem-estar físico é particularmente evidente em problemas duradouros e em transações estressantes que exigem mobilização extrema.

Ver a si mesmo positivamente pode ser considerado um recurso psicológico muito importante ao enfrentamento do *stress*. Essa crença refere-se à esperança e sustenta esforços de enfrentamento diante das mais diversas condições. Esperança pode ser encorajada pela crença generalizada de que resultados são controláveis, que alguém tem o poder de afetar tais resultados, que uma determinada pessoa (por exemplo, um médico) ou programa (por exemplo, um tratamento) é eficaz. Esperança pode também ser encorajada por crenças positivas sobre justiça, livre arbítrio ou Deus. A esperança faz crer a uma pessoa que um resultado positivo pareça possível, verificável.

Nem todas as crenças servem como recursos de enfrentamento, pois algumas delas podem amortecer ou inibir os esforços da pessoa para lidar com uma situação estressante. Por exemplo, a crença em um Deus punitivo pode levar a pessoa a aceitar uma situação angustiante como punição e a não fazer nada para dominar ou gerenciar as demandas situacionais. Uma crença no destino pode levar a uma avaliação do desamparo que, por sua vez, desencoraja o enfrentamento. Da mesma forma, uma crença negativa sobre a capacidade de ter qualquer controle em uma situação ou sobre a eficácia de uma determinada estratégia pode desencorajar esforços essenciais de enfrentamento focados em problemas.

Lazarus & Folkman relacionam a vulnerabilidade intimamente à avaliação cognitiva. Uma pessoa vulnerável julga insuficientes seus recursos de enfrentamento em uma situação que produz *stress*. Para os autores, a vulnerabilidade psicológica é determinada também pela importância dos compromissos envolvidos ou do sentimento de perigo em qualquer evento. Trata-se, portanto, de uma visão relacional de vulnerabilidade ao *stress*.

A atividade de enfrentamento também deve ser diferenciada do comportamento adaptativo automatizado. Por exemplo, situações do cotidiano (fome, sede, tomar banho) perturbam, ou seja, requerem cuidado, mas não estressam, se a pessoa dispõe de recursos (internos e externos) para lidar com elas. Ao contrário, as mesmas situações podem estressar se tais recursos faltarem. *Coping* implica esforço, enquanto comportamentos adaptativos automatizados não. Muitos comportamentos são originalmente trabalhosos e, portanto, refletem o enfrentamento, mas se tornam automatizados por meio dos processos de aprendizagem.

O enfrentamento como conceito é tipicamente equiparado ao sucesso adaptativo, especialmente nos modelos de psicologia do ego, em que esforços malsucedidos ou menos bem-sucedidos para lidar com o *stress* são chamados de defesa. Isso resulta em uma confusão entre enfrentamento e seu resultado. O enfrentamento deve ser visto como um esforço para gerenciar demandas estressantes independentemente do resultado. Por consequência, nenhuma estratégia deve ser considerada melhor ou pior que qualquer outra; os julgamentos quanto à adaptabilidade de uma estratégia devem ser feitos considerando o contexto.

Finalmente, o enfrentamento não deve ser equiparado ao domínio sobre o meio ambiente; muitas fontes de *stress* não podem ser dominadas, e o enfrentamento eficaz nessas condições é aquele que permite à pessoa tolerar, minimizar, aceitar ou ignorar o que não pode ser dominado.

## *Stress*, avaliação e enfrentamento em uma situação de prova escolar

O objetivo desta segunda parte é refletir sobre a situação de prova escolar, considerando os três fundamentos da teoria de Lazarus e Folkman: *stress*, avaliação (*appraisal*) e enfrentamento (*coping*). Em outras palavras, o propósito é refletir sobre esse evento como uma possível causa de *stress*, que implica uma avaliação cognitiva, no sentido de *appraisal*, por quem faz a prova e que, por extensão, requer seu enfrentamento (*coping*) em suas diversas possibilidades.

Certas situações ameaçam, sugerem danos ou desafiam. A prova tem efeito estressante para muitos estudantes, especialmente os mais vulneráveis, não importa em que sentido. As pessoas reagem de modo diferente e há provas cuja demanda excede os recursos físicos, cognitivos e afetivos de muitos estudantes.

Fazer uma prova pressupõe interdependência e relação entre duas coisas. Uma é a prova, outra é o estudante que a realiza. Por outro lado, são partes complementares: a prova faz perguntas, propõe uma tarefa, o estudante dá as respostas, realiza a tarefa. Ambos compõem, no final, um todo indissociável.

A prova também implica uma perspectiva interdisciplinar. Nela, avaliam-se conteúdos escolares próprios aos componentes curriculares ou às áreas de conhecimentos. Os estudantes avaliados expressam aspectos psicológicos, biológicos, sociais, culturais e econômicos de suas pessoas. Cada estudante avalia o significado da prova para ele naquele momento particular de sua vida. Essa situação pode ser estressante.

## Prova escolar

> Prova: 1. O que serve para estabelecer a verdade de um fato ou de uma asserção. 2. Testemunha, indício, sinal. 3. Ensaio, experiência. 4. Provação, transe, aperto, situação difícil. 5. Ato de tomar uma pequena porção de um todo para avaliar o seu estado. 6. [Aritmética] Segunda operação que faz ajuizar da exatidão da primeira. 7. [Tipografia] Folha impressa na qual se indicam as correções a fazer. 8. [Jurídico, Jurisprudência] Demonstração da verdade dos fatos alegados em juízo. 9. [Fotografia] Exemplar obtido por reprodução fotográfica. (Dicionário Priberam da Língua Portuguesa, https://dicionario.priberam.org/prova [consultado em 23-10-2022])

Consideremos os diferentes significados atribuídos à prova pelo dicionário citados acima. Pelo que se afirma em (1), trata-se de um recurso por intermédio do qual o professor, via observação dos erros e acertos, justifica o fato ou a asserção de que o estudante aprendeu, portanto, que ele, auxiliado por seus objetos didáticos, ensinou. Verificação de erros e acertos, bem como provar que o estudante aprendeu e que o professor ensinou são situações que produzem *stress*, desequilibram, tensionam.

Em (2), trata-se de, via respostas da prova, testemunhar, indicar, sinalizar que houve ensino e aprendizagem. Em (3), prova refere-se a uma experiência que pode ser, para muitos estudantes e professores, estressante. Em (4), por isso mesmo, trata-se de uma provação, de uma situação difícil. Em (5), prova refere-se a escolher uma parte para julgar um todo. Nunca se pergunta tudo o que foi ensinado, nem tudo o que se espera que o estudante tenha aprendido. Aprendiz e professor são julgados como um todo, por meio de uma prova que é sempre parcial, recorte de uma situação. Em (6), trata-se de, por meio da prova, demonstrar a hipótese de que os estudantes aprenderam.

Em (7), prova é um recurso que possibilita ao professor e aos estudantes corrigirem o que se verificou importante de ser aperfeiçoado, substituído, aprendido. Em (8), prova tem uma função de demonstração, de documentar a veracidade de uma afirmação sobre perguntas, tais como: "os estudantes aprenderam?", "eles estão preparados para?". Em (9), prova é uma abstração, ou seja, um retrato, em preto e branco, que destaca momentos significativos de um filme (o que se fez ao longo de um ano letivo, por exemplo, ou de uma jornada de estudo ou de preparação para a prova).

## A prova como uma situação que estressa

A prova escolar, qualquer que seja o seu contexto ou função, é uma situação que pode ser estressante e desafiadora, pois implica em perdas ou danos, gera competição, permite comparações e frustra. Pode, também, suscitar alegria, sentimento de poder e reconhecimento de competência.

A prova escolar tem duração e objetivo, coloca problemas ou tarefas que exigem atividade ou tomada de posição do estudante, tem começo, meio e desfecho. A prova desafia o estudante em muitos aspectos (gerir tempo, ter paciência e foco, fazer escolhas, inferir, comparar, tomar decisão, decidir se vai prestar atenção no mais fácil ou certo ou no mais difícil ou duvidoso). São processos referentes ao objeto (a prova, a sua estrutura, os conteúdos, o tempo) e ao sujeito (recursos afetivos, cognitivos, físicos) em uma situação que exige muitas transações entre um e outro.

Estudantes com dificuldades de aprendizagem ou com questões socioemocionais sentem-se ainda mais estressados diante de uma prova por ser uma situação que os desorganiza ou propõe desafios para os quais não se sentem suficientemente preparados.

A prova escolar é uma situação que se ajusta bem à visão relacional de Lazarus e Folkman, porque depende de variáveis ligadas à pessoa e ao ambiente em um contexto de transação. Em uma prova, o sucesso do estudante nos conteúdos curriculares em que é avaliado depende de avaliações (primárias e secundárias) que ele faz sobre o *stress* e o enfrentamento vivido por ele nessa situação. Fazer uma prova implica em desgaste, tensões, dispêndio de energia, tomadas de decisão, realizações que minam recursos (físicos, afetivos, cognitivos, sociais, culturais) e que rompem com o equilíbrio das relações da pessoa consigo mesmo, com outras pessoas ou com as coisas do mundo.

O estudante responde ao que é avaliado na prova. Porém, não é ele quem formula as questões, propõe tarefas, diz se está certo ou errado, atribui uma nota ou valor. Se as questões ou tarefas excederem os recursos da pessoa - sejam eles de gestão de tempo, de memória, de interpretação ou de conhecimento - a prova perturba o seu bem-estar.

## A prova como uma situação de avaliação (*appraisal*)

O *stress* ocorre, porque a pessoa sente, age ou, de fato, não dispõe dos recursos suficientes para lidar com uma situação que enfrenta. Segundo Lazarus & Folkman, o *stress* supõe dois tipos de avaliação. A primária refere-se a 'o que, como e por que' a pessoa julga a situação como estressante. A secundária indica como ela enfrenta essa situação. Reavaliações referem-se à dinâmica pela qual a pessoa modifica para melhor ou para pior aquilo que ela pensa, sente ou age diante de uma situação estressante e seu enfrentamento.

Como vimos, os processos de avaliação dependem de fatores pessoais (compromissos e crenças), bem como de fatores situacionais, cujas características principais são: novidade, previsibilidade, incerteza do evento e fatores temporais (iminência, duração e incerteza temporal).

## Fatores pessoais que influenciam a avaliação

Qual é a crença de um estudante em uma situação de prova? Ele acredita que estudou o suficiente, que está preparado para ela? Acha que vai tirar uma boa nota ou uma nota suficiente para ser aprovado? Ou, ao contrário, ele supõe que vai ser reprovado, que não estudou, que não merece ser aprovado?

Como sabemos, estudantes realizam numerosas provas e de muitos tipos, por isso têm experiência acumulada sobre essa situação. Infelizmente, fazer ou se submeter a uma prova, para muitos, significa fracassar, tirar nota baixa, confirmar uma imagem diminuída de si mesmo, ser exposto e ficar em desvantagem perante um grupo. Daí sentem-se desconfortáveis e até ameaçados antes mesmo de fazer a prova, o que, para eles, equivale a uma situação difícil. Ela pode expressar uma ameaça, que implica em perdas ou insucessos, pois, sobretudo em contextos de seleção, o estudante pode ser reprovado e ter sua identidade prejudicada. Também pode expressar dano quando leva o estudante a perder algum benefício ao ser reprovado.

Apoiados na teoria de Lazarus e Folkman, é bom considerar que há grandes variações individuais na "leitura" (*appraisal*) de um evento estressante. Ainda que uma prova seja a mesma, do ponto de vista coletivo, cada um reage a ela de modo diferente. Trata-se de uma situação desafiadora e, para muitos estudantes, algo que pode lhes ser perigoso ou prejudicial. Mesmo assim, não podemos nos esquecer que significações de desafio, perigoso e prejudicial variam muito de uma pessoa para outra. Considerar tais variações individuais é importante, porque explica as múltiplas reações que podemos encontrar diante de uma mesma situação.

## Novidade

Por mais que estudantes façam provas, a avaliação seguinte, que ainda não foi feita, será novidade para eles. O mesmo acontece no futebol. Um time pode estar em primeiro lugar no torneio, mas isso não garante em 100% o resultado da partida seguinte, nem as ocorrências possíveis. Sempre há surpresas, imprevistos, situações não antecipáveis, não controláveis. Por isso, mesmo para estudantes mais experientes, submeter-se a uma nova prova tem sempre algo de surpreendente, de incontrolável.

Por mais que estejam preparados, estudantes com história de fracasso associam a nova prova a uma possibilidade de serem reprovados ou de não saberem responder às questões propostas. Por outro lado, há sempre aspectos conhecidos, familiares, antecipáveis e comuns entre provas. Além disso, o aluno é "o mesmo", ou seja, alguém que avalia cognitivamente situações como essa de forma comparável.

A propriedade previsível de uma prova parece oposta à anterior, a novidade. De fato, há muitos aspectos previsíveis em uma situação de prova e é bom que seja assim. Se algo é previsível, então, pode ser "controlável". A previsibilidade possibilita que o estudante se sinta seguro. Ela favorece o controle autoinibitório. Daí a importância de se discutir o que é uma prova, como ela será feita e os espaços e tempos disponíveis para terminá-la.

### Duração

Esta variável refere-se ao período de ocorrência do evento estressante. Nesse caso, a duração da prova. Sabemos o quanto é importante fazer uma boa gestão desse intervalo de tempo. Ao que prestar mais atenção primeiro? Se é uma prova de múltipla escolha, resolver antes as questões com respostas julgadas fáceis? Dedicar-se às questões mais difíceis primeiro? Ler a prova como um todo e, só depois, dedicar-se às respostas? Ou seja, há de se ter ou aprender boas estratégias de enfrentamento.

### Iminência

Uma prova é, em geral, uma situação datada. O estudante sabe quando ela vai acontecer, os conteúdos que serão avaliados e, muitas vezes, conhece seu formato (questões de múltipla escolha, texto a dissertar). Pode, portanto, antecipar muitas informações.

O problema é que esse tempo de espera para o dia da prova "deve" ser gasto, em princípio, preparando-se para ela. Em outras palavras, o que o estudante faz enquanto esse dia não chega? Embora haja professores e escolas que os orientam para essa preparação, há estudantes que se desconcentram, que não sabem o que fazer e que ficam cada vez mais ansiosos com a iminência da prova. Ou seja, seu nível de *stress* aumenta, sobretudo se fazem avaliações negativas sobre seu provável desempenho. Podem se sentir culpados por não terem estudado o suficiente, sofrendo por antecipação, com o sentimento de possível fracasso. Há quem tenha reações físicas muito intensas como dificuldade para dormir e desarranjos intestinais diante do medo da prova.

De modo geral, os estudantes utilizam estratégias para regular suas emoções em uma situação como essa. Alguns buscam apoio social, outros evitam a presença de pessoas que despertam sua ansiedade; alguns usam drogas, outros recorrem a autoafirmações que tranquilizam; alguns diminuem suas aspirações. Já outros se sentem vitoriosos antes mesmo de realizar a prova.

### *Incerteza temporal*

Uma situação de prova é uma experiência que se desenrola com uma estrutura equivalente à narrativa: tem começo, meio e fim, que podem acontecer de muitos modos. Acontecimentos, personagens principais e coadjuvantes estão envolvidos, há um *clímax*. Contudo, trata-se de uma história que ainda não foi contada, ela está sendo construída à medida que o evento acontece. Alguns estudantes começam animados e esperançosos e terminam chateados e pessimistas. Outros, ao contrário, começam temerosos e se animam ao longo do processo. Todas essas possibilidades estão em aberto, são incertas e podem se modificar durante o desenrolar da prova.

## A prova como uma situação de enfrentamento (*coping*)

Se a prova estressa muitos estudantes que julgam seus recursos insuficientes para dar conta dela, trata-se, então, de algo a ser enfrentado ou de aprender ou desenvolver habilidades para se lidar com a situação, pois fazer provas é parte inerente à atividade discente. Contudo, como vimos, enfrentar é diferente de resolver, gerir a situação é diferente de dominar. E existem formas passivas ou ativas de enfrentamento. Vale também observar as três fases ou etapas de um evento estressante – antes, durante e depois.

Como vimos na primeira parte deste texto, há duas funções do enfrentamento: uma foca a emoção e a outra foca o problema a resolver. Quando o foco está na emoção, a pessoa avalia que nada pode ser feito para alterar a situação, só lhe resta sentir ou sofrer, seja procurando diminuir o sofrimento, mudando a interpretação ou buscando ajuda. O foco na emoção, às vezes, gera autoengano e distorções de sentido. A pessoa se sente vulnerável.

Quando o foco está no problema a resolver, acredita-se na possibilidade de fazer mudanças. As habilidades de resolução de problemas podem ser muitas, sendo importante observar o que está fora, no ambiente, e o que está dentro, no interior da pessoa. Em qualquer caso, desenvolver habilidades sociais e recursos de enfrentamento da situação que estressa são medidas importantes.

Segundo Lazarus e Folkman, estratégias de enfrentamento focadas na emoção ou no problema podem ser colaborativas ou competitivas. Um exemplo do primeiro caso é o do estudante que experimenta grande ansiedade ao iniciar uma prova, mas a ansiedade diminui à medida que a atenção se volta para a realização dela. Em outras palavras, voltar-se à tarefa (enfrentamento focado no problema) resulta em uma redução do sofrimento emocional.

Estratégias focadas em problemas e relacionadas ao cumprimento da tarefa incluem a seleção de áreas de conteúdo, preparação e alocação de tempo para estudar e desenvolver abordagens para perguntas. As estratégias usadas para regular a emoção incluem buscar informações reconfortantes do ambiente que sejam consistentes com as atitudes e esperanças que o estudante manteve sobre os exames.

## Conclusão

A estratégia de escrever o texto em duas partes, como se fossem separadas uma da outra, foi proposital. A primeira apresenta os principais aspectos da teoria do *stress* de Lazarus e Folkman e pode ser lida, discutida ou estudada de forma independente. Na segunda parte, a escolha recaiu sobre um tema particular, que leva a um *stress* considerável, para se refletir sobre o geral, apresentado na primeira. Assim, o tema da segunda parte pode ser substituído por outros conteúdos ou situações avaliadas como estressantes e que demandam a adoção de formas ao seu enfrentamento. Pensando no possível uso deste artigo em situações formativas, explico essa divisão de outro modo: a primeira parte apresenta uma forma de pensar um problema ou um tema; a segunda aplica essa forma de pensar a um conteúdo particular, o que é válido desde que seja um evento estressante.

Por fim, voltemos ao início do texto. Nele, comento que a motivação ao estudo do *stress*, tal como proposto por Lazarus e Folkman, decorre de minha colaboração, como professor de Psicologia do Desenvolvimento, na formação de alunos interessados na aprendizagem de conceitos e práticas *Child Life* (Thompson & Stanford, 1981), efetivados no Sabará Hospital Infantil. Essa atuação é feita conjuntamente com a Dra. Sandra Mutarelli Setúbal, uma *Child Life Specialist*, que introduziu essa prática no hospital e me convidou para colaborar com o programa. No Sabará Hospital Infantil, o caso de estudo e aplicação é sobre a importância do brincar (McCue,1988; Rubin, 2018), em suas diferentes possibilidades de realização, como forma de enfrentamento do *stress* sofrido por crianças e suas famílias durante um processo de internação hospitalar, que pode ser longo ou breve.

## Referências

McCue, K. (1988) Medical Play: An Expanded Perspective, *Children's Health Care,* 16:3, 157-161, DOI: 10.1207/s15326888chc1603_5.

Lazarus, R. S., & Folkman, S. (1984). *Stress, Appraisal, and Coping.* New York: Springe. (edição e-book):

Chapter 1. The Stress Concept in the Life Sciences;

Chapter 2. Cognitive Appraisal Processes;

Chapter 3. Person Factors Influencing Appraisal;

Chapter 4. Situation Factors Influencing Appraisal;

Chapter 5. The Concept of Coping;

Chapter 6. The Coping Process: An Alternative to Traditional Formulations.

Rubin, L. C. (2018) *Handbook of Medical Play Therapy and Child Life: Interventions in Clinical and Medical Settings*. New York: Routledge.

Thompson, R. H., & Stanford, G. (1981). What is a Child Life Program? Em R. Thompson. & Stanford, G. (Ed.) *Life in Hospitals: Theory and Practice*. Springfield: Charles C Thomas Publisher. pp 5-14.

CAPÍTULO 6

# A Escolha Profissional na Adolescência: "Na Busca do Melhor Caminho"

Juliano Rodrigues Afonso

## Introdução

O trabalho atualmente se configura como algo inerente ao ser humano, algo tácito, implícito à condição humana. Dessa forma, hoje, perpassa pelo desenvolvimento humano em que se vivencia momentos que vão modificando seu papel e sentido na vida das pessoas. Nesse aspecto, este capítulo explora uma das fases em que o ser humano mais se dedica a pensar sobre e como iniciar esse novo ciclo de vida: a adolescência.

Momento de transformações, essa fase, que, segundo a Organização Mundial da Saúde, vai dos 10 aos 19 anos (WHO), apresentando particularidades que são importantes para o crescimento, a formação da personalidade e a busca do caminho profissional.

Dessa forma, será apresentado neste capítulo, com o apoio de pesquisas e artigos sobre o tema, agregado à experiência profissional do autor deste, algumas características bem peculiares dos adolescentes que estão envolvidas nesse momento. Também, trará a pais e escola, além de orientações, uma perspectiva mais atualizada sobre essa etapa na vida das pessoas.

## A adolescência e a etapa da escolha profissional: características e tendências

A adolescência é um momento da fase humana preenchida de novas experiências que incluem encontros e desencontros, idas e vindas.

Durante uma longa faixa dos primeiros anos de vida e, principalmente, da formação da personalidade, as pessoas passam por uma série de novas aprendizagens e vivências que proporcionam sentimentos variados consigo mesmo e com o mundo.

Quase ao final dessa fase, além da formação da personalidade, o adolescente vai se encontrando com o mundo adulto e com suas responsabilidades, uma delas: o mundo do trabalho. Para alguns, essa realidade pode chegar mais cedo pelas necessidades financeiras e/ou pressões sociais e familiares. Porém, geralmente, no ensino médio, os jovens se defrontam com deveres que antes não necessitavam pensar. Passa-se, então, a missão de escolher um caminho profissional como parte integrante da vida adulta, e isso pode ser uma dura tarefa mesmo em um mundo preenchido de possibilidades ocupacionais e informações.

Como cita Bock (2018, p.95), "escolher é um ato de coragem", pois, ao escolher algo, primeiramente, abdica-se de outras possíveis escolhas, deixando para trás ou não vivenciar várias outras opções. Dessa forma, mesmo vivendo com a possibilidade de acesso a várias informações na internet/mundo digital, o jovem se vê e sente tendo que descartar várias possibilidades e seguir um único trajeto.

Além disso, o jovem tem de lidar com a possibilidade do erro ou do não total acerto. Para alguns, essa possibilidade pode trazer sentimentos ligados ao medo, à insegurança e/ou à ansiedade, gerando comportamentos de fuga e não enfrentamento ou, até mesmo, o seu oposto: escolhas precoces e mal elaboradas.

O fato é que, dentro de uma fase tão importante do desenvolvimento humano, o adolescente que mal saiu do ensino médio é obrigado a escolher um determinado curso para se capacitar ao trabalho ou iniciar profissionalmente sem necessariamente se formar. Assim, errar, para alguns jovens, pode ser sinônimo de perda de tempo ou ficar para trás, o que poderá contribuir para estados de desânimo, ansiedade, *stress*, dentre outros problemas. A essa perspectiva se agrega o fato de que o novo ensino médio pode antecipar essa escolha, podendo gerar mais desses sintomas, se não estiverem bem-preparados.

A adolescência apresenta características que são peculiares a essa fase e podem dificultar essa escolha. Assim, compreendê-las pode ajudar no encontro de formas mais adequadas para os apoiar.

Cita-se, em primeiro lugar, a tendência ao egocentrismo (Stallard, 2004 p.33). Essa tendência leva o jovem a acreditar que sua opinião sobre determinado assunto seja a melhor ou a mais correta, deixando de lado novas perspectivas que podem ser dadas por outras pessoas ou deixando de pesquisar e investigar novas visões, principalmente, sobre o mundo acadêmico. Em dado momento, esse pode ter dificuldade em aceitar a opinião dos outros, centrando-se em suas próprias opiniões (Tricoli & Afonso, 2019). Assim, as pessoas envolvidas em seu mundo podem ser desde ignoradas até deixadas de lado, quando expressam suas ideias e visões sobre determinado assunto.

Tal característica comunga-se, muitas vezes, com a necessidade do adolescente, principalmente na fase dos 15 aos 19 anos, de reafirmar suas convicções, que, por vezes, são contrárias ao seu mundo social (Tricoli & Afonso, 2019). A forma de pensar do adolescente pode ser algumas vezes demonstrada de forma tão expressiva e extrema, com ações e emoções adjuntas, que a família tende a acreditar totalmente em sua decisão e inicia uma série de ações a fim de perpetuar a ideia apresentada pelo jovem. Embora essa característica demonstre um jovem forte e convicto de seus pensamentos, é preciso entender que essa posição afirmativa, por parte dos adolescentes, pode ter sido gerada como parte de uma estratégia de enfrentamento à dúvida e à insegurança, podendo esse(a) estar minimizando e/ou descartando as desvantagens e perdas em relação a suas escolhas.

Outra faceta da adolescência é indicada muitas vezes pelo seu radicalismo. Tal tendência é chamada de "pensamento tudo ou nada" (Stallard, 2004, p. 35). O jovem passa por momentos de pensamentos, ações e estados emocionais extremos. Suas opiniões e ações são extremadas e tendem a escolhas radicais. Correlacionado a essa tendência, o adolescente pode entrar em um ciclo de autoexigências absolutistas (Tricoli & Afonso, 2019). Estando nesse ciclo, o jovem pode ter dificuldades na percepção mais realística na sua escolha, pois exige acertar em tudo e nenhum erro é permitido.

Outra característica que se sobressai no adolescente é sua visão imediatista ou de felicidade a curto prazo (Stallard, 2004). O adolescente tende a pensar de forma imediata, focando nas questões atuais. Essa tendência pode levar o jovem a postergar ou a fugir de elencar as consequências futuras de certas decisões para "ver o que vai dar".

Ao perceber que tem de pensar na profissão futura, o jovem precisará também refletir em seu futuro como um todo, em uma perspectiva de longo prazo, e esse passa a ter de elaborar planos. Isso faz com que tenha de se contrapor e deixar de lado os desejos mais imediatistas e os momentos instantâneos de alegria.

Outra característica da adolescência, apontada por Tricoli e Afonso (2019), é a presença da crença no adolescente do receio de que algo que ocorreu no passado venha afetar sua vida futura. Tal pensamento foi identificado por Albert Ellis em seus estudos no desenvolvimento da Terapia Racional Emotiva Comportamental. A previsão do futuro destaca-se como uma distorção na percepção que pode levar, no caso do adolescente, desde a paralisação até a procrastinação (Ellis & Dryden, 2008). Esse internaliza, por meio de seus pensamentos, prognósticos positivos ou negativos sobre seu futuro como se o adivinhasse. Quando positivos, impulsionam-no a ação, mas quando negativos, tendem a inação, imobilização ou fuga.

Essas características podem refletir em escolhas precoces, mal elaboradas ou tardias, que podem, talvez, explicar os dados sobre abandonos nos cursos superiores. Por exemplo, segundo pesquisa Instituto Nacional de Estudos e Pesquisas Educacionais Anísio Teixeira, apontado no censo da educação 2019, dos estudantes que entraram nos cursos superiores em 2010, 59% não concluíram o curso e 40 % terminaram os estudos ao longo dos anos seguintes até 2019 (INEP, 2019; EBC 2020).

Muitos fatores podem ser pensados e indicados para explicar tal fenômeno. No entanto, não é de hoje que a taxa de desistência em cursos superiores tem indicado algo no mínimo estranho. Dessa forma, questiona-se: o quanto o jovem escolhe ou é obrigado a fazer uma escolha? Assim, opções podem estar sendo realizadas meramente para se livrar de um estado emocional desgastante e/ou pressão da sociedade, dentre inúmeros outros fatores.

Segundo Tricoli (2014, p.52) "as expectativas impostas pela sociedade aos adolescentes atualmente vêm desencadeando uma aceleração no seu desenvolvimento levando-os, inclusive, a queimar etapas e a ter preocupações muito antecipadas às de sua fase". Essa colocação se correlaciona em muito ao apontado acima. A dificuldade de escolha ou não tomada de decisão, apresentada por muitos jovens, pode apontar que um dos caminhos escolhidos pelos adolescentes é uma "pseudo-escolha".

Queimar etapas, como bem diz Tricoli (2014), está diretamente relacionado a se decidir por um caminho sem uma devida elaboração e/ou compreensão de diversos fatores envolvidos na escolha profissional. O jovem inicia, muitas vezes, um curso ou começa a trabalhar sem uma visão mais clara e definida sobre si mesmo, seu mundo e seu futuro profissional.

Vale ressaltar que o adolescente, muitas vezes, demonstra uma certeza absoluta do que quer e do que vai fazer. Uma característica própria de alguns adolescentes nessa fase: a onipotência, "eu sei e tenho certeza de tudo". Assim, esse demonstra a família, amigos e sua rede social que está convicto de sua escolha e de qual caminho quer seguir. Tal característica se distancia das inúmeras variáveis envolvidas e outros possíveis caminhos.

Quando se está nessa etapa da escolha, não se toma uma decisão do dia para a noite. Isso é um processo que vai pesando dentre inúmeros fatores, ganhos e perdas, vantagens e desvantagens de acordo com seus objetivos. Entretanto, se o jovem não sabe bem o que quer de seu futuro, pois vivencia mais períodos de curto prazo do que lida com a perspectiva futura, esse pode não ter clareza do que quer para os próximos anos de sua vida.

Dentro da fase da escolha, o jovem precisa levar em consideração escolher algumas coisas e deixar de lado várias outras. Todavia, o adolescente muitas vezes põe um peso muito grande em algumas vantagens ou ganhos e deixa de lado outros.

O adolescente pode, também, testar o curso. Entrar e experimentar para decidir depois. Assim, esse passa por todo o processo de vestibulares e ENEM disposto a fazer um determinado curso, que talvez não importe muito, pois ele quer ter certeza se é isso o que quer mesmo ou decidir depois. Nesse transcorrer, entre provas, inscrições e em alguns casos mudanças de cidade, a família participa de alguma forma. Algumas mais ativamente que outras, mas há uma participação que gera expectativas sobre o futuro desse membro familiar.

Assim, após a indicação de indecisão ou desistência do curso, a família também se sente, além de frustrada, perdida com relação ao futuro desse indivíduo. Essa vivência familiar pode se voltar contra o próprio jovem, que, naquele momento, além do seu próprio sofrimento, subjuga-se à reação da família e refaz a sua escolha. Há uma desestruturação da pseudo-escolha inicial e, agora, entra-se em um novo ciclo de buscas de cursos, já trazendo consigo uma bagagem carregada de aspectos negativos, que, por vezes, pesa mais que os positivos, além do *stress* e frustração.

Assim, questiona-se quais ações podem se tomar para ajudar os adolescentes e jovens adultos a uma escolha que seja passível sim de mudança, mas que ajude a diminuir a possível angústia e *stress*, que possivelmente ocorram nessa fase.

## Algumas considerações e implicações atuais na escolha

De certo, em primeiro lugar, deve-se se ater o olhar ao momento social e econômico que passamos. Em nossa sociedade, o trabalho geralmente só é discutido no ensino médio, embora trabalhar e sustentar a família sejam algo inerente e demonstrado no seio familiar desde muito cedo na maioria da população. Assim, indica-se um paradoxo entre o trabalho para o sustento e a sobrevivência versus o trabalho em uma perspectiva para um futuro e felicidade.

Olhar para a situação aventada remete todos a um momento de reflexão sobre as condutas familiares, principalmente dos pais, e as instituições educacionais. Hoje, inerente ao processo de vida dos seres humanos, o trabalho constitui-se mais como um papel socialmente aceito. Sua configuração atual está inserida como algo natural a própria vida.

Permeados pela modernidade, em que as tecnologias da informação e comunicação virtual/eletrônicos imperam nos relacionamentos, principalmente entre os adolescentes, o imediatismo parece predominar. Esse panorama conjugado ao que é citado por Bauman (2001) em sociedade liquida promovem uma relação com o mundo de forma rápida, de curto prazo e imediatista. Assim, escolher nesse momento está sendo influenciado pela necessidade de retorno rápido. Essa tendência do adolescente na atualidade influencia diretamente e dificulta o modo de pensar acerca do futuro.

Segundo Bardagi et al. (2014), o planejamento do futuro pode estar sendo afetado pelas condições atuais, nas quais se vive do imediatismo e curto prazo afetados pela liquidez das relações. O trabalho, nessa perspectiva, toma um caráter pontual e imediato. Nesse sentido, a orientação profissional poderia, segundo as autoras, proporcionar formas e meios para a discussão do trabalho como parte de um projeto de vida que se constitui em uma perspectiva futura.

Para o adolescente, escolher, então, é impactado pelas características da sociedade situada no momento em que as relações com pessoas e/ou coisas são frágeis. Uma das dificuldades do momento atual se posiciona na forma em que se vive e se vê as relações. O jovem tem dificuldade de olhar para o futuro e para o trabalho, influenciado pela tendência da satisfação do momento imediato. Assim, pensar tão longe pode trazer uma desconexão com prazer, mesmo que pensado em longo prazo.

Em contrapartida, a sociedade tendencia a inserir o jovem no mercado de trabalho e a pensar no futuro. Essas forças, interna por parte do jovem e externa por parte da comunidade social em que se está inserido, podem culminar em sofrimento, fuga, ações imediatistas, entre outras, com o intuito de lidar com o que se pode chamar de forças opostas. Uma empurra o jovem para o futuro, outra impulsiona o jovem para satisfação de sua tendência imediatista.

Outro fato que precisa ser levado em consideração foi o isolamento criado pela pandemia de Covid-19 e os impactos nas relações sociais, aprendizagem e ideias sobre o futuro. Após a quarentena e retorno das atividades presenciais, vários planos tiveram que ser repensados e adaptados a uma nova realidade.

De certo, conjugar as atitudes e diálogos sobre as questões apresentadas indica ser algo imprescindível no decorrer do desenvolvimento. O diálogo e ações conjuntas dos diferentes agentes sociais tornam-se necessários.

## Os pais e os adolescente: algumas orientações

Muitas pessoas são importantes no momento da definição profissional. Amigos, professores, escola, família e principalmente pais figuram-se como circundantes dos adolescentes, participando de modos diferentes. Esses se configuram como influências significativas (Stallard, 2004).

Porém, o período de definição da escolha acaba tomando um grande tempo de muitos pais. Desde o início do interesse apresentado pelos jovens até o início e término das inscrições nos vestibulares e Exame Nacional do Ensino Médio (ENEM), realização das provas e inscrições, início nos cursos de formação, dentre outros fatos, transcorrem-se meses de expectativas e sentimentos variados. Assim, muitos pais participam efetivamente desse momento.

Durante a fase de desenvolvimento, pensa-se e se articula uma série de atitudes educacionais que os pais implementam em cada etapa de crescimento dos filhos. Se discorre por meio de orientações, discursos, conselhos, dentre outras formas, predizendo o que é certo e que é errado em várias condutas familiares e sociais. Essa conjunção complexa que faz parte da educação parental vai ajudando o ser humano a se estabelecer no mundo.

Isso não é diferente quanto ao trabalho. Segunda Neiva (2007), a família pode desempenhar algumas posturas, gerando uma série de influências aos jovens no momento de escolha. Geralmente, pais pensam na educação dos filhos pautados na escola e nas suas obrigações com esta, mas, muitas vezes, somente aproximadamente ao final do ensino médio, discutem sobre o trabalho, seja pela escolha do curso para formação, seja efetivamente pela busca de uma ocupação remunerada.

Os pais, extensivo a família, podem ter algumas atitudes no relacionamento com o adolescente que contribuam para o desenvolvimento deste, lidando melhor com as características citadas anteriormente, bem como com a etapa da escolha que pode se iniciar bem antes do terceiro ano do ensino médio.

É importante que pais comecem mais cedo a ajudar os filhos a desenvolverem uma visão sobre trabalho, ampliando a capacidade de estabelecer uma relação sobre si mesmo e sobre seu futuro. Dessa forma, a família, principalmente, mas não somente na figura dos pais, representa um elo de apoio importantíssimo. Assim, pontuam-se algumas ações que podem ser efetuadas para o auxílio dos adolescentes, seja pelos pais, seja pela família como um todo:

### *Ajudar na construção de uma visão de trabalho*

Os adolescentes, embora muitas vezes demonstrem tudo conhecer, podem apresentar pouco conhecimento sobre o trabalho ou ter uma visão distorcida sobre este.

É importante lembrar que as pessoas extraem sentido de suas experiências e vivências também por meio do modelo dos pais, mas os jovens podem ter uma vaga ideia sobre trabalho, carecendo de mais informações. Assim, é importante que a família, principalmente representada pelos pais, converse com os filhos sobre suas experiências relacionadas ao tema e à escolha profissional.

Para tal, é importante que os membros dessa família tenham primeiramente um diálogo interno para identificar o que pensam e comparar com o que falam e demonstram em seu lar. Isso se faz necessário, pois, às vezes, carregamos pensamentos que são distantes e contrários ao que verbalizamos e/ou demonstramos.

Muitos podem ter tido experiências positivas e negativas a respeito do tema. Se deixar levar somente pelas lembranças e pelas histórias ruins e transmiti-las para assegurar que os filhos(as) não errem também pode, na verdade, só aumentar suas dúvidas ou deixá-los pessimistas sobre o futuro. Lembrando, a perspectiva de futuro é algo difícil para muitos jovens. É importante ter, então, uma postura mais condizente entre atitudes, pensamentos e falas no ambiente do lar, promovendo a motivação e a esperança.

Essa atitude saudável sobre falar de trabalho pode ser realizada em vários momentos da vida dos filhos, inclusive, na infância, embora para muitos faça mais sentido fazê-lo na adolescência, principalmente no ensino médio, influenciados pela cultura atual.

Também, pode ser salutar indicar que esse jovem converse com outros membros da família sobre o tema para adquirir uma maior e diversificada dimensão sobre o mundo das ocupações. Porém, não se esqueçam de conversar com ele(a) logo em seguida para o ajudar. Muitas vezes, essas conversas vêm recheadas de conselhos baseados na ideia de que falar dos aspectos negativos podem preparar as pessoas para o pior, assim, compartilhem os fatos e memórias positivas. Elenquem situações variadas, suas e das quais você tem conhecimento dando-lhes a possibilidade do conhecimento.

Esse compartilhamento de experiências pode ajudar o adolescente a ampliar sua visão desde que também aceite suas ideias, valorizando os resultados de suas pesquisas e de suas conquistas.

## Produzir uma escolha a partir da testagem empírica das possibilidades reais em si e no mundo

O adolescente, por vezes, tem ideias sobre seu futuro dissociado da realidade que o cerca. Pensar em ser alguma profissão, mesmo que muito distante da realidade, ajuda a construir uma visão interna e uma perspectiva futura. Fantasiar, nesse sentido, pode ser salutar.

No entanto, chega um momento em que os pais precisam ajudar os filhos a compreenderem o momento que vivem e como podem buscar recursos para alcançar seus objetivos. Às vezes, não é uma tarefa fácil, pois, como colocado anteriormente, nessa fase, o egocentrismo é uma das características que levam os jovens a focar em suas opiniões e a se distanciar das demais.

Em primeiro lugar, é importante aceitar a opinião dos adolescentes. Não os contradizer e os desafiar a buscar novos caminhos é um fator a ser considerado. Assim, é importante levá-los a pensar por meio do debate e dos questionamentos sem querer mudar sua opinião. O objetivo é levá-lo à dúvida e à busca de novos conhecimentos, não delimitando seu campo de possibilidades. Assim, procure estabelecer diálogos constantes, nos quais ouçam a opinião sem censura ou crítica. Abra um canal de comunicação em que você se torne um ouvinte e estimule novas pesquisas e explorações.

Por vezes, o jovem pode dar opiniões um pouco fora da realidade, mas os criticar ou os corrigir pode fechar ou diminuir esse canal de escuta. A ideia principal é ajudá-los a buscar novos prismas, ideias, caminhos, entre outros. Com o canal de comunicação aberto, é possível manter conhecimento sobre o que esse jovem pensa e orientá-lo na busca de mais informações por meio do estímulo e motivação.

## Compreender as crenças que estão influenciando esse momento: o que pensa sobre si e suas habilidades

Um fator bastante importante são os autoconceitos que se adquirem ao longo do tempo. Naturalmente, experiências e vivências levam os seres humanos a identificar habilidades físicas, mentais e emocionais. Percebe-se e cria-se ideias sobre o que somos em termos de capacidades e, algumas vezes, rótulos surgem com qualidades boas ou ruins, assim consideramo-nos hábeis em algumas coisas e em outras não.

No entanto, durante o período de experiência escolar, crianças e adolescentes vão fazendo relação com as matérias, seus temas e seus conteúdos e, por meio das dificuldades e facilidades tidas, vão autodeterminando suas capacidades. Essas são naturalmente relacionadas a informações que se têm das profissões, trazidas em discursos, por exemplo: se não sou bom em matemática, não conseguirei ser um engenheiro, se não sou bom em biologia, não posso trabalhar na área da saúde, entre outros inúmeros exemplos.

Essas relações, por vezes distorcidas, levam muitos a desistirem de certos caminhos profissionais ou optarem por alguns sem o devido conhecimento do que é um determinado trabalho na prática do dia a dia. Ainda, pela falta de conhecimentos ou ideias irreais, vão descartando as profissões pelos conteúdos que acham que determinados cursos têm durante a formação.

Outra ideia bastante presente é baseada no conceito de que as pessoas têm aptidões e que estas são determinantes para a pessoa ter sucesso ou fracasso. Muitas vezes, constroem uma ideia sobre o que é bom e/ou ruim em relação a determinado trabalho e, não acreditando possuir certas aptidões, descartam possíveis trabalhos como se não pudessem adquirir novas capacidades ou evoluir em outras que possuem.

Importante que pais levem o adolescente a refletir sobre suas habilidades e sobre como se desenvolve outras. Muitas destas podem ser adquiridas e aprimoradas ao longo do tempo, e os cursos de formação proporcionam uma série de atividades no desenvolvimento de novas competências: habilidades, conhecimentos e valores. É importante frisar que os cursos são de formação profissional e, assim, desenvolvem durante todo seu transcorrer às pessoas.

É importante que a família também busque maiores informações sobre quais são as características desses cursos, os conteúdos das diversas disciplinas que os cursos oferecem e como são desenvolvidas nas instituições. Uma forma bastante simples de se fazer isso é recorrer ao próprio site da instituição ou a outro meio eletrônico que esta disponibiliza. Muitos estabelecimentos dispõem de vídeos, *chats* de discussão e possibilitam um contato com o coordenador do curso para retirada de informações.

Outra possibilidade é visitar feira de profissões que instituições fazem durante o ano. Nesses encontros, alunos e professores ficam à disposição para explicar não só como é o curso, mas também como é a profissão e suas possibilidades.

## Ampliar o conhecimento das profissões, realidade ocupacional e área acadêmica

É importante dispor ao jovem informações sobre o mundo do trabalho e a formação acadêmica. Isso pode até ser entendido como tarefa fácil ao adolescente da atualidade por sua afinidade com tecnologia da informação. Entretanto, a realidade é que são hábeis em como funciona as redes sociais, mas carentes sobre como fazer buscas e encontrar informações mais realísticas sobre o mundo.

Muitos sites e canais de comunicação de instituições educacionais oferecem informações por meio de vídeos e textos educativos, produzidos por profissionais e educadores das áreas.

Para tanto, é necessária uma dose de paciência e perseverança ao indicar ao jovem leituras, vídeos, entre outros meios. Importante lembrar que o jovem atual tem uma tendência a querer tudo rápido e instantâneo, assim, busque vídeos e texto curtos.

Fazer junto pode ser uma forma mais produtiva de ambos adquirirem conhecimento para um debate sobre seus entendimentos, mas se lembre: o adolescente carece e busca sua individualidade, portanto respeite seu momento. Como dito anteriormente, busque criar um canal de comunicação, mas é debate e não sabatina. Fazer pensar com perguntas abertas e que estimulem a curiosidade.

## Ampliar seu autoconhecimento

Conhecer-se, algumas vezes, não é uma tarefa fácil. Para o adolescente que está a todo momento conhecendo coisas novas no mundo e sendo influenciado por elas, pode ser mais difícil. Se considerarmos, então, os aspectos físicos, pode ser mais complicado ainda, pois essa área se transforma e se modifica muitas vezes. Aquilo que era habilidade em certa idade poderá deixar de ser em outra, embora o inverso possa ocorrer com mais frequência.

A família, principalmente os pais, pode estimular o jovem a reconhecer as habilidades que tem e compreender que este está passando por um momento de transformações, que poderão levá-lo a não se reconhecer em alguns momentos de sua vida. Sim, é necessário reconhecer que essas transformações podem afetar também seu humor, assim, será necessário ter bastante paciência com suas alterações emocionais e pessimismo, que ora se estabelecem.

Assim, estimular a esse reconhecendo suas capacidades, o que faz bem e o que ainda poderá aprender, citando exemplos da própria família e amigos, pode deixar o adolescente mais calmo mediante esse momento. Compartilhe suas experiências de forma a deixá-lo mais tranquilo.

Nesse sentido, é importante frisar que muitas pessoas também já passaram por experiências que o levaram a relacionar o que se é bom ou não. Portanto, essa ideia precisa ser levada em consideração, antes de dialogar com o jovem sobre o que e como ele pode desenvolver-se ao longo do tempo.

Caso pais e membros familiares rotulem-se pelas experiências do passado e se deixem influenciar, isso só irá reforçar que o jovem deve buscar o que já acha que é bom o bastante e distanciar de novas possibilidades de desenvolvimento pessoal. Assim, foquem a atenção no jovem e suas possibilidades, motivando-os a buscar soluções no seu desenvolvimento.

### Produzir a escolha por áreas e ocupações, focalizando-a

Para alguns, pode ser mais fácil decidir uma profissão logo no ensino médio. Isso pode acontecer principalmente na adolescência pela característica tudo ou nada que os adolescentes apresentam. Como em um passe de mágica, o jovem aponta qual profissão vai seguir, deixando de lado várias opções como em uma solução mágica. Porém, embora possa levar um certo tempo, suas dúvidas, possibilidades e preferências precisam ser trabalhadas.

Para facilitar essa escolha, é possível se concentrar em áreas afins das ocupações e das suas especializações. Por vezes, as profissões têm características em comum que podem ser o caminho para a escolha.

Agora, é preciso lembrar que o que muitas vezes leva o jovem a indicar algumas possíveis áreas de trabalho não são os grupos tradicionalmente falados: humanas, saúde e exatas, por exemplo. Por vezes, o que move a indicação de algumas profissões são as características, seus fins ou, então, a tentativa de o jovem evitar o erro. Por exemplo, algumas vezes, o jovem apresenta como opção uma atividade da área de saúde e uma de exatas. Pais, por vezes, ficam confusos com opções tão, às vezes, desconexas e contraditórias.

O fato é que, por vezes, o jovem vê as características vantajosas de certas profissões e não percebe a desconexão em relação a suas habilidades, como pontuado acima. Dessa forma, é possível auxiliá-los fazendo uma relação de vantagens e desvantagens de cada profissão, suas características e depois pedir ou auxiliá-los a agrupar esses interesses em áreas, como citado. Posteriormente, busca-se e incorpora a lista outras ocupações que têm características parecidas.

Dessa forma, o jovem pode começar a entender as discrepâncias em sua escolha e, principalmente, aumentar o rol de informações.

## Ajudar na construção de perspectiva de futuro

Como exposto anteriormente, o adolescente na atualidade pode estar sendo influenciado por um momento de busca de gratificações imediatas e pode ter dificuldades na visão de um futuro. Pensa demasiadamente no aqui e no agora e a curto prazo.

Sabendo dessa condição, é importante que pais respeitem as dificuldades do jovem em pensar muito a frente e de forma detalhista. Assim, iniciem um diálogo permanente sobre pequenas coisas que se almejam na vida. Inicialmente, pode-se ouvir coisas bastante grandiosas, mas, ao jovem, pensar assim é muitas vezes importante para que possa dialogar internamente (pensar) sobre a perspectiva futura.

Muitos adultos, acreditando que estão ajudando, colocando os adolescentes na "terra", começam a tirar sarro e até ridicularizar as ideias destes, e isso pode, na verdade, distanciá-los da família e/ou diminuir sua segurança. É importante incentivar o jovem a buscar novas perspectivas, desafiando a pesquisar e explorar os assuntos trazidos.

Motivá-los pode ajudar não só a se sentirem mais seguros, mas também a encontrarem, por si só, os caminhos reais e menos irrealistas. Incentive-os a pesquisar e a trazer seus resultados para vocês: pesquisem juntos.

Por fim, aguardar até o ensino médio pode estar retardando o desenvolvimento do processo de uma decisão mais consciente e recheada de informações que possam auxiliar o jovem. As ações aqui citadas não precisam ser realizadas somente no ensino médio, pelo contrário, podem ser realizadas desde o início da adolescência.

## A escola e a etapa de escolha profissional do adolescente

A escola é um dos principais meios sociais que as pessoas se inserem e, muitas vezes, o primeiro ambiente fora do lar e da convivência com a família. Nela, permanece-se por muitos anos, considerando o ensino infantil, creche e ensinos superior, tecnológico e/ou técnicos. Assim, é consideravelmente impactante na vida das pessoas e é de se esperar que esse ambiente participe da formação das pessoas.

Podendo ser um potencial influenciador no desenvolvimento humano, a escola participa na construção da visão sobre trabalho. Segundo Neiva (2007), as escolas participam desse processo quando informam informação sobre qualquer assunto relacionado ao mundo profissional, assim, durante os anos letivos, as informações sobre o trabalho e suas diversas variações e dimensões podem influenciar a formação de valores e conceitos das crianças, dos adolescentes e dos jovens adultos.

Dessa forma, além do ambiente institucional e dos conteúdos trabalhados durante os anos letivos, é preciso levar em consideração como e quais dados estão sendo passados, direta ou indiretamente, na formação dos conceitos sobre o mundo ocupacional (Neiva, 2007).

Muitos valores estão introjetados nos temas e no planejamento educacional que é previamente pensado. Assim, é possível pensar em articular a discussão de conceitos inerentes a esse tema relacionado ao futuro dos alunos principalmente nesse momento em que se introduziu novas finalidades ao ensino médio, aproximando esses jovens do mundo do trabalho, principalmente por meio do Projeto de Vida (BNCC – Brasil, 2018 p. 462; Lei 13415, 2017).

Segundo Santos et al. (2016), em alguns países, a intervenção escolar trabalha, com os alunos, a noção de carreira, promovendo, ao longo dos anos escolares, diversas atividades sobre, por exemplo, trabalho e identidade profissional.

Assim sendo, questiona-se como estão sendo trabalhados os temas relativos às ocupações, ao trabalho e ao futuro? O jovem pode ter nos espaços educacionais um momento de reflexão acerca de seu futuro, seja na vida, seja no trabalho. Esses espaços podem ser construídos em disciplinas específicas ou em conteúdos e/ou temas paralelos, mas ligados ao mundo ocupacional. Como exemplo de um programa voltado a isso, cita-se o trabalho iniciado na rede estadual do ensino público do estado de São Paulo com alunos do ensino fundamental e médio: Programa Inova Educação (Projeto de Vida). Tal programa visa, por meio de múltiplas atividades, mediado por um educador, ao longo dos anos finais do ensino fundamental e médio, oferecer ao jovem um espaço de discussão sobre temas, por exemplo, mundo acadêmico e mundo do trabalho. (São Paulo-portal do governo, 2019; São Paulo-Inova Educação, 2023).

Assim, desenvolver debates e discussões pode ser outra forma de articular, dentro da escola, a fomentação do conhecimento de diversas áreas envolvidas. Rodas de conversa sobre temas atuais, como novos espaços de trabalho ligados à tecnologia da informação, e mais tradicionais podem promover e estimular a busca do conhecimento e aproximação do jovem ao trabalho.

Essa possibilidade vai ao encontro daquilo que muitos jovens gostariam. Em pesquisa promovida pelo Porvir/Inspirare e pela Rede Conhecimento Social, divulgada em abril de 2019, com 19.884 jovens entre 13 e 21 anos de todo o país entre 2017 e 2018, apontou-se que 32% dos jovens pesquisados seriam mais felizes se o foco das escolas os preparasse para o mercado de trabalho. Já no estado de São Paulo, segundo notícia veiculada pelo governo de São Paulo (2019), 87% dos alunos pesquisados no estado indicaram que querem receber orientação sobre vocação e escolhas na vida, entre outros.

Esses dados indicam que os jovens querem auxílio e estão mais envolvidos com seu futuro, no entanto, talvez careçam de estimulação, um envolvimento mais direto com orientações. Nesse aspecto, é importante ressaltar as peculiaridades sobre a adolescência apontadas acima. Embora as orientações tenham sido indicadas a pais e à família, o mesmo processo de comunicação e estratégias podem ser utilizadas por educadores na construção e aplicação das ações.

Outra questão que se faz necessário levantar é a faixa de idade pesquisada. Apontada nas pesquisas, os adolescentes do ensino fundamental já indicam apresentar esse desejo, o que reforça a ideia de efetivamente iniciar trabalhos de orientação profissional antes do ensino médio. Lembrando que o período da adolescência se inicia, segundo a Organização Mundial da Saúde, a partir dos 10 anos, e essa é bem anterior ao ensino médio. Portanto, o início das ações indicadas pode ser implementado anos antes dos vestibulares e formação específica para o trabalho.

Essa colocação se faz necessária, pois é possível se trabalhar sobre o futuro profissional bem antes dessa fase. Durante os anos letivos do quinto ao nono ano, os adolescentes podem também estar construindo uma nova forma de pensar e perceber o mundo. Nessa fase, é possível levá-los a conhecer o mundo do trabalho por meio, por exemplo, de feiras de ciências ou trabalhos acadêmicos que visariam à construção do conhecimento por eles mesmos, por meio de pesquisas dos próprios alunos e apresentados por eles.

Nesse sentido, cabe salientar o que já foi exposto sobre a adolescência: estimular e levar o adolescente, por intermédio do debate, a pesquisar e a ampliar seu conhecimento. Não somente sobre conteúdos acadêmicos e profissionais, mas também sobre a construção de futuro.

Compreender os aspectos dessa fase colaboram bastante com essa ação. No entanto, é necessário também uma mudança no foco de desenvolvimento estabelecido atualmente, criando e elevando a importância da criação de espaços para trabalhar e estimular o seu desenvolvimento, por exemplo, estimulado pelo Projeto de Vida disposto na BNCC (BNCC-Brasil, 2018 p. 462; Lei 13415, 2017). Integrar nos conteúdos já trabalhados esses aspectos pode dar um sentido maior justamente ao jovem que, chegado ao final do ensino médio, necessitará entrar no mercado de trabalho de alguma forma e algumas vezes não se sente preparado.

Dessa forma, pontua-se que é possível trabalhar a etapa de escolha com programas de orientação profissional nas escolas distribuídos entre os anos escolares, com atividades integradas entre si, com um trabalho sistemático e de formação, não somente para se escolher um curso após a conclusão do ensino médio, mas, fundamentalmente, para auxiliar os adolescentes a integrarem o autoconhecimento ao mundo do trabalho e acadêmico ao seu futuro como pessoa.

## Conclusão

Este capítulo não teve a pretensão de ser a palavra final sobre o tema, mas almejou demonstrar que a etapa da escolha profissional vai além da descoberta de habilidades ou vocações. Permeia, acima de tudo, uma parte da vida do ser humano que não pode mais ser encarada como algo negativo ou uma exigência da existência do ser humano, tão pouco somente ao final da adolescência.

Encará-la mais precocemente é não a enfrentar como um obstáculo mais à frente. É vivê-la como algo positivo e possibilitar a concretização de uma parte da nossa felicidade como um todo. Porém, para isso, são necessárias uma modificação e uma reestruturação no pensamento a respeito do trabalho e como este é vivenciado pelos adolescentes em nossa sociedade.

Dessa forma, será necessário maiores debates para estruturá-la de modo mais adequado ao momento atual, no qual o adolescente vivencia o mundo adulto muito rápido e, ao mesmo tempo, pouco assistido para compreender e ser compreendido.

Assim, é importante abranger, além de tudo, um aumento na participação dos jovens na discussão para proporcionar um maior conhecimento sobre o mundo das ocupações e sobre como esses estão encarando ou podem lidar melhor com essa etapa em suas vidas.

## Referências

Bardagi, M., dos Santos, M., & Luna, I. (2014). *O desafio da orientação profissional com adolescentes no contexto da modernidade líquida. Revista de Ciências Humanas, 48(2), 303.* <DOI.org/10.5007/2178-4582.2014v-48n2p303> Acesso em: 20. mai. 2020.

Bauman, Z. (2001). *Modernidade Líquida.* Rio de Janeiro: Editora Jorge Zahar.

Bock, S. D. (2018). *Orientação profissional - a abordagem sócio-historica.* (4ª ed. , pp. 95). São Paulo: Cortez.

Brasil. *Lei nº 13.415, de 16 de fevereiro de 2017.* Altera as Leis nos 9.394, de 20 de dezembro de 1996, que estabelece as diretrizes e bases da educação nacional, e 11.494, de 20 de junho 2007, que regulamenta o Fundo de Manutenção e Desenvolvimento da Educação Básica e de Valorização dos Profissionais da Educação, a Consolidação das Leis do Trabalho CLT, aprovada pelo Decreto-Lei no 5,452, de 1o de maio de 1943, e o Decreto-Lei no 236, de 28 de fevereiro de 1967; revoga a Lei no 11.161, de 5 de agosto de 2005; e institui a Política de Fomento à Implementação de Escolas de Ensino Médio em Tempo Integral. Portal da Legislação, Brasília, 16 fev. 2017.http://www.planalto.gov.br/ccivil_03/_ato2015-2018/2017/lei/l13415.htm>. Acesso em: 26. jan. 2023.

Brasil. (2018). Ministério da Educação. *Base Nacional Comum Curricular.* Brasília. pp.435.

Empresa Brasil De Comunicação (EBC) (2020). *Em 10 anos, 59% dos estudantes do nível superior desistiram dos cursos.* 01-set.-2020, Brasília. https://agenciabrasil.ebc.com.br/radioagencia-nacional/educacao/audio/2020-11/em-10-anos-59-dos-estudantes-do-nivel-superior-desistiram-dos-cursos>. Acesso em: 30. jan. 2023.

Ellis, A., & Dryden, W. (2008). *A terapia comportamental racional-emotiva.* In: K. S Dobson & cols. Manual de Terapia Cognitivo-Comportamentais. (pp. 227-264). Porto Alegre: Artmed.

INEP – Instituto Nacional de Estudos e Pesquisas Anísio Teixeira. *Sinopse Estatística da Educação Superior 2017.* [online]. Brasília: INEP 2018. Disponível em < http://portal.inep.gov.br/web/guest/sinopses-estatisticas-da-educacao-superior>. Acesso em: 23. jun. 2020

Neiva, Kátia Maria Costa (2007). *Processos de escolha e orientação profissional* (pp. 75). São Paulo: Vetor Editora.

Organização Mundial da Saúde – OMS. http://www.who.int/maternal_child_adolescent/topics/adolescence/dev/es/>. Acesso em: 24. jun. 2020.

WHO, World Health Organization. (1986). Young People's Health – a Challenge for Society. Report of a WHO Study Group on Young People and Health for All. *Technical Report Series 731.* Geneva: WHO. http://whqlibdoc.who.int/trs/WHO_TRS_731.pdf. Acessado em 27 de jan. 2023.

Porvir/Inspirare, Rede Conhecimento Social & Inketa. *Nossa Escola em (Re)Construção-Relatório de resultados 2017-2018.* Disponível em: < http://s3.amazonaws.com/porvir/wp-content/uploads/2019/04/18191238/RelatorioCompleto_NossaEscolaEmReConstrucao_2017_2018-1.pdf> < https://porvir.org/nossaescolarelatorio/>. Acesso em: 24. jun. 2020.

Santos, A., Oliveira, C., Jager, M., & Dias, A. (2016). Oficinas de sensibilização às questões profissionais realizadas com estudantes do ensino médio de escola pública. *Psicologia Revista*, 25(1), 151-172. https://revistas.pucsp.br/psicorevista/article/view/29615> Acessado em: 22. mai. 2020.

São Paulo-Portal do Governo (2019). *Inova Educação: 'Projeto de Vida' auxilia em habilidades emocionais.* Disponível em: https://www.saopaulo.sp.gov.br/ultimas-noticias/inova-educacao-projeto-de-vida-auxilia-em--habilidades-socioemocionais/. Acesso em: 24. jun. 2020.

São Paulo-Portal do Governo. *Inova Educação: Projeto de Vida - Anos Finais e Ensino Médio* <https://inova.educacao.sp.gov.br/anos-finais-e--ensino-medio/projeto-de-vida/ >Acesso em: 26. jan. 2023.

Stallard, P. (2004). *Bons pensamentos-Bons sentimentos – Manual de terapia cognitivo-comportamental para crianças e adolescentes.* Porto Alegre: ArtMed.

Tricoli, V. A. C., & Afonso, J. R. (2019). Terapia Racional-Emotiva Comportamental na Adolescência. In: E. N. L., Lipp, T. M., Lopes, & G. F., Spadari. *Terapia Racional-Emotiva Comportamental* - na teoria e na prática clínica. Novo Hamburgo: Sinopsys.

Tricoli, V. A. C. (2014). Relacionamento interpessoal na adolescência e o stress emocional. In: M. Lipp, & V. A. C. Tricoli (Orgs.). *Relacionamentos interpessoais no século XXI e o stress emocional.* (pp. 51-63-). Novo Hamburgo: Sinopsys Editora.

CAPÍTULO 7

# Treino de Habilidades Sociais e Diminuição de *Stress* na Escola

Célia de Fátima Pravatta Pivetta
Orlando Bueno Filho

## Introdução

Em nossa atualidade, muito se fala sobre a socialização e interação com o outro, porém quando se trata de habilidades sociais, observa-se que muitas pessoas apresentam dificuldades em interagir com o seu próximo, sendo que o ser humano é o animal mais social e gregário que existe. Estabelecer vínculos sociais e ter suporte ou apoio são muito importantes para um desenvolvimento emocional saudável. Assim, para o nosso próprio sucesso pessoal, é de grande importância uma relação e interação social saudável.

Muitos de nossos problemas são causados por um déficit de habilidades sociais (que são classes de comportamentos que um indivíduo possui em seu repertório comportamental para lidar com as demandas sociais vividas pelo ser). Por causa dessa dificuldade, muitas pessoas e, primordialmente, nossas crianças e adolescentes, acabam vivenciando situações complexas e estressoras, dificultando ainda mais sua socialização, desenvolvimento pessoal e controle de *stress*. Sendo assim, iremos discorrer possibilidades de intervenções para desenvolver maior repertório em habilidades sociais e diminuição de *stress*.

Cabe ressaltar que o ano de 2020 foi um marco para a sociedade mundial, já que ela foi acometida pelo vírus da Covid-19, o qual é caracterizado pelo alto risco de contaminação, e, por orientação da Organização Mundial da Saúde (OMS), toda a população teve que ficar reclusa para a não dissipação do vírus. Ficamos diante de uma realidade nunca vivida até então, tendo que nos adaptar a trabalhar de casa, não sair aos finais de semanas para socializarmos com familiares e amigos. Com as crianças e com os adolescentes, não foi diferente, eles utilizaram da ferramenta tecnológica para assistir às aulas readequadas de seus quartos, salas e cozinhas de casa por uma tela, a qual espelhava seus professores, (Linhares & Enumo, 2020).

Por isso, muitos pesquisadores vêm levantando os impactos que a pandemia teve em nossa sociedade, principalmente, em uma das populações vulneráveis como as crianças e adolescentes. Perguntas como: De que forma isso interfere no desenvolvimento cognitivo? Físico/motor? Personalidade? E social? Questionamentos estes que norteiam nossas pesquisas, já que falamos do futuro de nossa sociedade. Vale lembrar que o contexto familiar, no qual essas crianças e adolescentes ficaram 24h de seus dias, foi de fundamental importância para o desenvolvimento de estratégias de enfrentamento para lidar com agentes estressores que os acometeram nesse momento (Skinner & Zimmer-Gembeck, 2016, apud Linhares & Enumo, 2020). Dessa forma, estamos sentindo agora os resultados desses quase dois anos e os impactos nos comportamentos sociais. Um estudo realizado em Shaanxi (China) mostra os efeitos do *stress* causado pela pandemia em crianças e adolescentes de 03 a 18 anos e pôde-se notar sintomas como: distração, irritação, pesadelo noturno, medo de abandono, agitação motora e mental e falta de apetite (Jiao et al., 2020, apud Linhares & Enumo, 2020).

Um aspecto relevante, como pais e educadores, é de que não podemos esquecer os impactos negativos da pandemia em crianças e adolescentes provocados pelo isolamento, já que, em nosso país miscigenado, com diferentes culturas e costumes em cada estado brasileiro, muitos lares que deveriam oferecer segurança não somente ao vírus, mas a outras violências que assolam nossos jovens (sexual, psicológica e física), não o fizeram, isso fez com que eles fossem expostos a esses riscos excessivamente. As denúncias em abril de 2020 tiveram um aumento de 85% de casos de violência sexual, comparado ao ano anterior. Dados como estes mostram a urgência de se discutir leis e direitos de crianças e adolescentes, pois acabam sendo expostos a altos índices de *stress* negativos, que impactam em seu desenvolvimento principalmente social, ficando o alerta para seus responsáveis observarem as mudanças abruptas no comportamento desses (Silva et al., 2021).

A infância e a adolescência são o momento em que os circuitos neuronais dos jovens estão sofrendo constante influência das experiências que vivencia, gerando, assim, impactos no seu comportamento (Santos & Celeri, 2018, apud Almeida & Silva Junior, 2021). O confinamento interfere nas potencialidades das crianças, provocando dificuldades para aquisição de novas habilidades e capacidades, além de prejudicar as interações e relações interpessoais dos jovens que são importantes na fase da infância e adolescência (Aydogdu, 2020, apud Almeida & Silva Junior, 2021).

Dessa forma, iremos explanar e revisar as definições teóricas de *stress*, de habilidades sociais na infância e dos estilos parentais e sua influência no desenvolvimento infantil, hoje, em alguns casos, atingidos pelo impacto do afastamento social, provocado pela pandemia, para, assim, apresentarmos técnicas que podem ser utilizadas no âmbito escolar por pais, professores e outros profissionais da psicologia, pensando os efeitos que a pandemia possa ter ocasionado como estratégias a serem utilizadas tanto no âmbito de promoção e quanto no âmbito de prevenção de saúde mental. Objetivando, então, o desenvolvimento e a ampliação de repertório comportamental social e que ensine às crianças e aos adolescentes como manejar suas emoções e enfrentar suas situações estressoras e outras adversidades com regulação emocional e habilidade social.

## O que são habilidades sociais

Segundo Del Prette, A. e Del Prette, Z. (2013), habilidades sociais é um termo que se aplica às diferentes classes de comportamento sociais do repertório de um indivíduo, que contribuem para sua competência social, favorecendo um relacionamento saudável e produtivo com as demais pessoas.

Caballo (1986) define habilidades sociais como:

> o conjunto de comportamentos emitidos por um indivíduo em um contexto interpessoal que expressa sentimentos, atitudes, desejos, opiniões ou direito desse indivíduo de modo adequado a situação, respeitando esses comportamentos nos demais, e eu geralmente resolve os problemas imediatos de uma situação enquanto minimiza a probabilidade de futuros problemas.

Segundo Arón (1994), entende-se que o termo habilidade social está relacionado às habilidades especificas que são requeridas de uma pessoa em determinada tarefa.

Todas as definições refletem a busca de um relacionamento interpessoal produtivo e saudável. Alguns fatores, no entanto, podem influenciar a efetividade do desempenho social, como a situação, a própria pessoa, a cultura, e interferir na escolha do indivíduo de enfrentar ou esquivar-se dessa situação interpessoal. No que se refere à situação, temos o local (casa, escola, clube), os antecedentes e consequentes para determinados comportamentos, as regras e normas, entre outros. Os fatores pessoais incluem objetivos, sentimentos e a forma como o indivíduo avalia seu próprio repertório pessoal. Por fim, a cultura, segundo Del Prette, A e Del Prette, Z (2013), engloba normas, valores, os quais definem os padrões de comportamento valorizados ou reprovados para os diversos tipos de situação, contexto e indivíduos envolvidos.

A criança precisa aprender como se espera que ela se comporte socialmente, de acordo com sua idade, sexo, nos diferentes contextos e papéis sociais que assume. Necessita, também, articular seus objetivos, sentimentos, suas crenças com a situação em que o quadro se apresenta e a cultura que se insere para apresentar uma boa competência social. A **competência social** (Del Prette, A & Del Prette, Z, 2017) é a capacidade de articular pensamentos, sentimentos e ações em função de objetivos pessoais e de demandas da situação e da cultura, gerando consequências positivas para o indivíduo e para a sua relação com as demais pessoas.

No caso de crianças e adolescentes, alguns comportamentos são indicativos de uma competência social satisfatória, como a sua aceitação pelos colegas, a avaliação positiva do comportamento social pelos pais, professores e pelos próprios colegas. Temos também os comportamentos adaptativos (que contribuem para sua independência pessoal e responsabilidade social), tais como estratégias de enfrentamento adequadas diante de situações de *stress* ou frustração, autogoverno e cuidado (higiene, saúde e segurança), a independência e autonomia para realização de tarefas e a cooperação (Del Prette, 2013).

## A importância do desenvolvimento de habilidades sociais na infância e na adolescência

Sabemos que as crianças nascem com uma tendência temperamental (com os polos extremos, sendo inibição e espontaneidade) e que essa predisposição biológica intermediaria a sua forma de responder e se comportar nas diversas situações. Assim, o temperamento influenciaria o nível de expressividade da criança que, por conseguinte, interferiria nas qualidades das relações estabelecidas. Ou seja, crianças mais inibidas provocariam menos oportunidade de aprender e praticar suas condutas sociais, sendo, provavelmente, menos reforçadas e incentivadas a prosseguir; já as crianças mais desinibidas se mostram mais disponíveis para as interações sociais, eliciando nas demais pessoas comportamentos reforçadores, promovendo a criação de relações mais saudáveis.

A aprendizagem das habilidades sociais constitui um conjunto de práticas e processos que acontecem de forma natural por meio das interações que ocorrem no dia a dia ao longo de toda a vida. A família e, posteriormente, a escola têm papéis fundamentais no desenvolvimento das habilidades sociais; estilos parentais adequados, práticas educacionais coerentes e a convivência com os demais colegas propiciam o desenvolvimento e o aprimoramento das habilidades e competências sociais. A competência social na infância tem se tornado um dos fatores de proteção para um desenvolvimento emocional satisfatório.

Dell Prette (2013) apresenta um sistema de sete classes de habilidades sociais, que se mostram como prioritárias no desenvolvimento interpessoal da criança:

1. *Autocontrole e expressividade emocional* – tolerar frustrações, expressar emoções positivas e negativas;
2. *Civilidade* – cumprimentar pessoas, agradecer, fazer e aceitar elogios;
3. *Empatia* – ouvir e demonstrar interesse pelo outro, demonstrar respeito às diferenças, expressar compreensão pelo sentimento ou experiência do outro;
4. *Assertividade* - expressar sentimentos negativos (raiva e desagrado), defender os próprios direitos, lidar com críticas, resistir à pressão;

5. *Fazer amizades* – fazer e responder perguntas, iniciar e manter uma conversação;
6. *Solução de problemas interpessoais* – identificar e avaliar possíveis alternativas de solução, escolher, implementar e avaliar possíveis uma alternativa;
7. *Habilidades sociais acadêmicas* – seguir regras ou instruções orais, imitar comportamentos socialmente competentes, cooperar, participar de discussões.

Um bom repertório de habilidades sociais encontra-se associado a características como bom rendimento acadêmico, responsabilidade, independência, cooperação, autoestima e outros comportamentos que contribuem para a qualidade das relações interpessoais (Del Prette, 2013).

## Pais e habilidade social infantil

Para Caminha et al. (2017), a aprendizagem de comportamentos sociais, de regras, de valores pessoais e de normas de convivência se inicia na infância. A família é a matriz de identidade em que o indivíduo inicia o seu desenvolvimento social e segue ampliando e refinando o seu repertório de comportamentos ao longo da vida. Posteriormente, a escola se configura como o segundo contexto, propiciando maior ampliação e necessidade de aperfeiçoamento desse repertório.

De acordo com Caminha et al. (2017), para que a família seja efetiva no seu papel de socialização da criança, essa deve facilitar o acesso aos demais contextos sociais que se mostrem saudáveis para o desenvolvimento da criança, incentivando e permitindo situações de convívio social agradável. Cabe também à família orientar e modelar comportamentos adequados para que estes conduzam a criança a atingir seus objetivos com mais autonomia, confiança e responsabilidade. Para o estabelecimento de vínculos afetivos duradouros e seguros na vida adulta, é importante que o ambiente familiar em que a criança esteja se desenvolvendo apresente-se estável, que os adultos sejam saudáveis em suas atitudes e que haja envolvimento emocional e afetivo, proporcionando o desenvolvimento de uma personalidade sadia e em equilíbrio.

O **estilo educativo adotado pelos pais**, bem como suas crenças e valores sobre a própria criança, sobre si mesmo, sobre o mundo e o futuro devem ser saudáveis e funcionais, incentivando o diálogo, respeitando os interesses da criança, com limites realistas, proporcionando autonomia e independência compatíveis com a idade em que a crianças se encontra. Caminha et al. (2017) dizem que, assim, poderão oferecer condições para o exercício da competência social nos diversos contextos e garantir mais desenvoltura social da criança no futuro. Quando os modelos dos pais não são adequados, seja no caso de pais ausentes que falham na orientação, seja no caso dos que possuem seus próprios déficits de habilidades sociais ou ainda são negligentes ou usam de práticas abusivas ou maus-tratos infantis, esses fatores são preditores de graves problemas para um desenvolvimento emocional saudável da criança, comprometendo a qualidade do suas relações interpessoais. Os pais são fontes primordiais no desenvolvimento das habilidades sociais em seus filhos, servindo como modelos na construção do repertório de competência social.

Um estilo parental adequado, ou seja, com regras e limites razoáveis, com expectativas claras e consequências apropriadas, propiciará que as crianças cresçam mais competentes, confiantes e responsáveis e tenham uma percepção positiva sobre si mesmas, estabelecendo vínculos afetivos mais consistentes e relações interpessoais mais saudáveis, Vernon (2002).

## O papel da escola

Seguindo essa linha de raciocínio, vemos que o comportamento social dos pais interfere na qualidade da habilidade social das crianças no contexto escolar, visto que a escola é o segundo grupo social com o qual a criança se depara, posterior ao primeiro grupo, a família. Com a entrada da criança na escola, esta passa a conhecer um outro cenário com regras e normas peculiares a esse contexto. Assim, a criança começa a circular entre dois contextos diferentes: familiar e escolar (Del Prette, 2013).

Alguns estudos sobre desenvolvimento infantil têm apontado a questão da socialização e a importância das interações e das relações sociais como fatores protetivos de saúde mental; outros demonstram preocupação quanto aos déficits em habilidades sociais, os quais podem comprometer fases posteriores do ciclo vital (Valle, 2009).

Em um contexto familiar em que os pais/responsáveis desempenham uma parentalidade satisfatória, a criança vivenciará sentimentos de proteção e segurança; já no contexto escolar, serão oferecidas oportunidades para vivenciar outras experiências como cooperação, competição e intimidade (Valle, T.G.M, 2009). Assim, o ingresso em novos grupos sociais colocará para a criança exigências e desafios distintos da vivência familiar, sendo esperado que a criança amplie o seu repertório de habilidades sociais.

A escola é um espaço de convívio social em que são aprendidas e desenvolvidas as interações com os pares e com os professores. O relacionamento positivo professor- aluno constitui um processo que ocorre no ambiente escolar, podendo atuar como preditivo de competências e disfunção na criança. Quando positivos, esses relacionamentos associam-se à melhora no desempenho escolar e à redução de problemas de comportamento (Hamre & Pianta, 2006; Maldonado-Carreño & Votrubal-Drzal, 2011; Pianta et al,1977, apud Petrucci, 2016), assim como ao desenvolvimento de habilidades sociais (Berry & O'Connor, 2010, apud Petrucci, 2016).

O relacionamento positivo com os professores cria condições para que crianças mais novas sintam-se mais seguras, tanto na realização das atividades escolares quanto na interação com os pares, porque têm o suporte emocional e apoio dos professores. Com as crianças mais velhas e os adolescentes, esse relacionamento positivo auxilia na manutenção do interesse pelas atividades escolares e sociais, otimizando o desempenho escolar e o bom relacionamento com os pares (Hamre & Pianta, 2006, apud Petrucci, 2016).

Como já foi citado anteriormente, crianças que se desenvolvem em ambientes familiares saudáveis, estimuladores e protetivos, nos quais têm suas necessidades socioemocionais atendidas, apresentam mais facilidade para se adaptar a novos contextos, apresentando melhor competência social; ao passo que, quando o ambiente familiar se mostra hostil e não facilitador para o desenvolvimento infantil, as crianças podem ter dificuldade para se adaptar a novos contextos. Nesses casos, o relacionamento professor-aluno e o clima escolar positivos podem contribuir para uma evolução saudável da criança, na medida em que proporciona o desenvolvimento de suas habilidades, as quais são importantes para a adaptação social em outros contextos (Hopson & Lee, 2011; O'Connor & MacCartney, 2006; Silver et al, 2005, apud Petrucci 2016).

Devido ao distanciamento social, as crianças deixaram de frequentar a escola, que é um subsistema essencial ao desenvolvimento e à aprendizagem. As crianças foram privadas da necessária socialização com os pares, das experiências lúdicas compartilhadas, da cooperação, da convivência com as diferenças, do compartilhamento de decisões, do enfrentamento de desafios, do gerenciamento de conflitos e de outras tantas experiências fundamentais para o desenvolvimento de habilidades sociais (**Linhares & Enumo, 2020**).

## Habilidades sociais e *stress*

O *stress* é uma reação do organismo diante de situações ou muito difíceis ou muito excitantes, que podem ocorrer em qualquer pessoa, independentemente de idade, de raça, de sexo e de situação econômica (Lipp, 2000).

A ideia da infância vista como um período livre de demandas externas, responsabilidade e *stress* tem sido confrontada com muitos estudos das últimas décadas (Crepaldi, 2017). Segundo Lipp (2000), no curso de seu desenvolvimento intelectual, emocional e afetivo, a criança se depara com situações desafiadoras que podem vir a exceder a sua capacidade imatura ainda para lidar com essas, ficando vulnerável ao *stress.* As tensões do dia a dia, as frustrações, as angústias com os quais se depara ao lidar com o ambiente externo podem afetar o bem-estar físico e emocional da criança.

A escola, para a maioria das crianças, representa a primeira separação contínua dos pais (Lucarelli, apud Lipp, 2000). Inúmeros fatores podem contribuir para que o processo de escolarização seja fator desencadeante de *stress* para as crianças: as exigências, as expectativas de desempenho, as relações sociais, além das características da própria criança que podem interferir na avaliação que a criança tem desse momento.

À medida que a criança amplia o seu grupo social, precisa aprender a se adaptar e a interagir com outras pessoas que não sejam seus próprios pais e familiares (Tricoli, apud Lipp 2000); é o momento em que a criança pode ser aceita ou rejeitada pelos colegas e também faz suas escolhas, ficando, assim, bastante vulnerável ao grupo, na medida em que tem que enfrentar críticas, preconceitos e possíveis rejeições. Ter um bom repertório de habilidades sociais pode funcionar como fator de proteção, auxiliando na construção e manutenção de relacionamentos sociais que se tornem redes de apoio efetivas, amenizando os efeitos negativos do *stress* no enfrentamento de desafios e adversidades.

A competência social na infância pode aumentar a capacidade da criança para lidar com situações estressantes e inesperadas. Por outro lado, os estudos sobre os efeitos negativos da baixa competência social mostram que esta pode resultar em sintomas ou em manifestações de diferentes transtornos psicológicos, podendo predispor a criança a problemas em fases posteriores do desenvolvimento. Os problemas comportamentais e emocionais relacionados a diferentes transtornos psicológicos e que podem se expressar sob a forma de dificuldades interpessoais na infância são classificados, na psicopatologia infantil, em dois grandes grupos: os externalizantes e os internalizantes (Del Prette & Del Prette, 2013).

Os problemas externalizantes são mais frequentes em transtornos que envolvem agressividade física e/ou verbal, comportamentos opositores ou desafiantes, condutas antissociais e comportamentos de risco. Os problemas internalizantes são identificados em transtornos como a depressão, o isolamento social, a ansiedade e a fobia social. As dificuldades interpessoais características desses dois grupos de problemas podem ter consequências desfavoráveis ao desenvolvimento saudável.

As vivências impostas pela pandemia se caracterizam como um contexto de *stress* extremo, e muitos indivíduos desenvolveram estratégias mal adaptativas (fuga, negação, evitação), aumentando a vulnerabilidade ao *stress*, em especial, das crianças e dos adolescentes por dependerem das informações e orientações do adulto para promover sua capacidade de autorregulação (Linhares & Enumo, 2020).

## Intervenção na escola

A ampliação e refinamento do repertório de comportamentos sociais contribuem para amenizar as perturbações emocionais que podem interferir no aprendizado, bem como promover o bem-estar socioemocional, o qual tem um efeito positivo na qualidade de vida e na regulação emocional, propiciando melhor enfrentamento das relações interpessoais nos diversos contextos.

Considerando o ambiente acadêmico, pode-se sugerir a inclusão, no cronograma de atividades escolares, de um momento destinado ao desenvolvimento socioemocional que objetive o desenvolvimento de habilidades e comportamentos sociais, conforme as classes de habilidades propostas por Del Prette & Del Prette (2013) e ações/comportamentos a serem desenvolvidos (Del Prette, 2017):

- *Autocontrole e expressividade emocional*

Reconhecer e nomear as emoções próprias e dos outros, falar sobre emoções e sentimentos, expressar emoções (positivas e negativas), acalmar-se, controlar o próprio humor, tolerar frustrações, lidar com sentimentos negativos (vergonha, raiva, medo).

- *Civilidade*

Cumprimentar e/ou responder a cumprimentos, pedir "por favor", agradecer, desculpar-se e outras formas de polidez.

- *Empatia*

Manter contato visual, aproximar-se do outro, escutar (sem interromper), tomar perspectiva (colocar-se no lugar do outro), expressar compreensão, demonstrar disposição para ajudar, compartilhar alegria e realização do outro (aprovação no vestibular, bom desempenho no esporte/provas etc.).

- *Assertividade*

Defender direitos próprios e direitos de outrem, questionar, opinar, discordar, solicitar explicações, fazer e recusar pedidos, desculpar-se e admitir falha, manejar críticas (ouvir/aceitar, fazer críticas, rejeitar críticas).

- *Fazer amizades*

Iniciar conversação, apresentar informações livres, ouvir/fazer confidências, demonstrar gentileza, manter contato sem ser invasivo, expressar sentimentos, elogiar, dar *feedback*, responder a contatos, enviar mensagens (e-mails, bilhetes), convidar/aceitar convites para passeios e festas, manifestar solidariedade diante de problemas, fazer contatos em datas festivas (aniversários, Natal).

- *Solução de problemas*

Exercitar o autocontrole diante de um problema, reconhecer, nomear e definir o problema, elaborar alternativas de comportamento, propor alternativas de solução.

- *Habilidades acadêmicas*

Seguir regras ou instruções orais, observar e prestar atenção, imitar comportamentos socialmente competentes, aguardar a vez para falar, orientar-se para a tarefa, cooperar, buscar aprovação por desempenho realizado, participar de discussão em classe.

## Técnicas e estratégias de habilidades sociais

Apresentamos a seguir algumas estratégias para trabalhar com crianças e adolescentes para o desenvolvimento do comportamento social e diminuição de *stress*, pensando essas em sua eficácia e utilidades adaptadas à realidade dos impactos provocados pela pandemia da Covid-19. Essas estratégias se baseiam na psicologia comportamental, a qual demonstra maior adaptabilidade para se pensar esse contexto e manejo de diminuição de impactos do vírus e do isolamento. Uma das estratégias que muito se fala no treino de habilidades sociais é o Treino de Assertividade.

### *Treino de assertividade*

Um dos primeiros comportamentalistas a nomear e falar sobre *assertividade* foi Wolpe (1958, apud Caballo, 2008), quando o autor traz em suas publicações o termo "comportamento assertivo", trazendo a ideia de que para os seres humanos existem classes e tipos de respostas de comportamento.

Dessa forma, Caballo (2008) relata que existem três classes de respostas de comportamento: agressivos, assertivos e passivos. Essas mesmas classes interferem direta e indiretamente em nosso comportamento, desde a forma em que nos apresentamos, verbalizamos e até pensamos. Para isso, o autor traz que pessoas que tendem a se apresentar de maneira agressiva são controladoras, prejudicam os demais, não se importam com as necessidades dos outros, falam em tom de voz alto ou gritando, são intimidativas, desonestas em alguns momentos, apresentam gestos de ameaças entre outros.

Por outro lado, temos o contraponto que é o perfil passivo, os quais sempre colocam as necessidades dos demais acima das suas mesmas, falam baixo, não são confiantes, sentem-se enfadados, aparentam postura abatida e evitativa, além de outros comportamentos, lembrando que comumente as pessoas passivas estão acompanhadas de outras agressivas. Ainda assim, temos o exemplo em postura de comportamento que seria o assertivo, que são pessoas que praticam a empatia, reconhecem o que sentem, sabe onde querem chegar e de que forma, respeitam a individualidade dos outros, têm um tom de voz audível (nem alto e nem baixo), demonstram segurança no que dizem, têm postura ereta, pessoas honestas e o mais importante que promovem soluções de problemas e possibilidades.

De que forma isso interferia em nossas crianças, você deve estar se perguntando. Penso, enquanto profissional da psicologia, que parte do repertório de comportamento de nossos pequenos é reflexo do seu social (pais, ambiente, professores). Quantas vezes não vemos em sala de aula ou em nossas próprias casas, pequenos que não conseguem lidar com conflitos, frustrações por não conseguir o celular do momento, videogame, mais tempo para ficar no *tablet* ou brincando com seus amigos? Ensinar assertividade é dizer a essa criança que tudo tem limite, tempo e quantidade, mais importante ainda é criar uma relação de afeto, amor, respeito e empatia. Sendo assim, teremos crianças mais sadias, comprometidas com o futuro e desenvolvimento da própria sociedade, que irão praticar a cidadania.

## Lista de Direitos Humanos Básicos

De acordo com Caballo (2008), uma das maneiras de desenvolver a assertividade nas crianças é promover condições para que alcancem as seguintes dimensões: iniciar e manter conversação, falar em público, expressar amor, agrado e afeto, defender seus próprios direitos, lidar com críticas, pedir desculpas quando estiver errada, aceitar elogios, defender seus próprios direitos, não se sentir culpada ao negar favores e pedidos e saber expressar suas opiniões pessoais, inclusive, as que forem discordantes.

Para isso, podemos trabalhar nas escolas a *Lista de Direitos Humanos Básicos*, que é composta por 26 itens, os quais podem ser discutidos em grupos pequenos, trazendo exemplos do dia a dia dos alunos, para, assim, gerar um processo de reflexão e aprendizagem, em que os próprios alunos auxiliem um ao outro a pensar sobre aquele direito ou conflito e propor estratégias diferentes de comportamentos em que sejam mais assertivos.

Tabela 1. Lista de Direitos Humanos Básicos

1. O direito de manter sua dignidade e respeito – inclusive, se outra pessoa se sente ferida enquanto não viole os direitos dos outros.
2. O direito de ser tratado com respeito e dignidade.
3. O direito de negar pedidos sem ter que se sentir culpado ou egoísta.
4. O direito de experimentar e expressar seus próprios sentimentos.
5. O direito de parar e pensar antes de agir.
6. O direito de mudar de opinião.
7. O direito de pedir o que quiser (entendendo que a outra pessoa tem o direito de dizer não).
8. O direito de fazer menos do que é humanamente capaz de fazer.
9. O direito de ser independente.
10. O direito de decidir o que fazer com o próprio corpo, tempo e propriedade.
11. O direito de pedir informação.
12. O direito de cometer erros - e ser responsável por eles.
13. O direito de se sentir bem consigo mesmo.
14. O direito de ter suas próprias necessidades e que essas sejam tão importantes quanto as dos demais.

15. O direito de pedir (não exigir) aos demais que correspondam às nossas necessidades.
16. O direito de decidir se satisfaremos as necessidades das pessoas.
17. O direito de se comportar seguindo seus interesses - sempre que não viole os direitos dos demais.
18. O direito de ter opiniões e expressá-las.
19. O direito de decidir se satisfaz as expectativas dos outros.
20. O direito de falar sobre o problema com a pessoa envolvida e esclarecê-lo em casos em que os direitos não estão totalmente claros.
21. O direito de obter aquilo pelo que se paga.
22. O direito de escolher não se comportar da maneira mais adequada.
23. O direito de ter direitos e defendê-los.
24. O direito de ser ouvido e levado a sério.
25. O direito de estar só quando quiser.
26. O direito de fazer qualquer coisa enquanto não viole os direitos de outras pessoas.

*Nota.*Fonte: Lista de Direitos Humanos, Caballo (2008).

## Modelação

A *modelação* proposta por Bandura também pode ser uma das técnicas utilizadas para a aprendizagem de comportamento sociais adequados. Por meio de observação de pessoas modelos, o próprio professor pode selecionar um colega que irá representar um personagem diante de uma problemática que a sala apresente no dia. O professor seleciona as partes envolvidas para representar a situação como ela realmente aconteceu de fato e, após isso, junto aos alunos, uma nova cena é elaborada em que as partes têm que praticar os comportamentos assertivos. Para isso, é importante que o próprio educador defina com a classe quais comportamentos são assertivos e quais não são, podendo, assim, criar uma lista com comportamentos de expressões faciais, gestos, postura, distância física e orientação, Caballo (2008).

## Emocionometro

O *emocionometro* é uma estratégia que os professores podem utilizar em sala de aula com seus alunos, estabelecendo, dessa forma, um maior vínculo entre professor-aluno, possibilitando um aumento de repertório emocional, escuta e repertório social, pois o professor passa a compreender, na maioria das vezes, o que está acontecendo com seus alunos por meio de uma simples informação que o painel fornecerá. Esse painel poderá ser construído pelo próprio professor com material de EVA e deve conter como título o nome da estratégia, de um lado o nome, em ordem alfabética de seus alunos, e no outro a emoção do dia. Para isso, iremos trabalhar as emoções nucleares básicas do ser humano como: alegria, raiva, tristeza, nojo, medo e amor. A técnica também serve com adolescentes, o mais importante é que outras emoções podem ser utilizadas, desde que respeite o desenvolvimento cognitivo da criança, a qual muitas vezes não conseguirá absorver um nível de informação mais complexo e subjetivo, por isso recomendamos as básicas até a idade de 9 anos. Essas emoções também podem ser feitas no próprio EVA com velcro (as carinhas de *emojis*) para que o aluno, ao chegar em sala, possa indicar e identificar a emoção daquele momento. Dessa forma, o professor consegue visualizar e trabalhar relacionamento interpessoal, respeito e educação emocional.

## Role-Play

Outra técnica que pode ser administrada com crianças e adolescentes para o treino e manejo de *stress* e habilidades sociais é o *Role-Play*, na qual se instrui uma situação hipotética vivida pelo participante, fazendo a representação da cena exatamente como ela aconteceu, sendo possível avaliar todas as contingências desse comportamento e verificando as disfuncionalidades. Podendo, posteriormente, ser praticada de forma que os comportamentos sejam revistos e executados de forma assertiva para que se apresente um comportamento mais saudável e eloquente com a situação vivida, Caballo (2008).

## Reestruturação cognitiva

Para Del Prette e Del Prette (2013), a técnica de *Reestruturação Cognitiva* muito utilizada pelos terapeutas cognitivos-comportamentais, traz resultados interessantes quando aplicada de forma correta. Ela consiste em questionar as crenças desadaptativas que a criança ou adolescente possa ter em relação ao que está vivendo. Cabe avaliar cientificamente a informação para verificar a veracidade dessa ideia, se existe componente lógico, empírico e funcional. Podendo, dessa forma, trazer uma ideia mais racional e real da situação vivida, avaliando-a como realmente é e não trazendo pressupostos e distorções dela. Por exemplo, crianças com pensamentos como "nenhum amigo gosta de mim", "minha professora me odeia", normalmente, esquecem de avaliar todo o contexto que envolve a situação, considerando um único fator relevante, como um único amigo que não quis brincar aquele dia com ela ou um momento em que a professora pede silêncio a ela em um momento de inquietude. O questionamento desses pensamentos proporciona trazer uma avaliação mais moderada e realista, diminuindo o *stress* e possibilitando estratégias e comportamentos diferentes em outros momentos.

## Resolução de problemas

A *Resolução de Problemas* se torna um recurso essencial no treinamento de habilidades sociais, podendo ser, inclusive, utilizada e adaptada para grupos. Consiste em enumerar o problema alvo a ser trabalhado e levantar todas as dificuldades sobre ele. Para isso, pede-se que a criança ou o adolescente apresente as resoluções já praticadas por ele. Dessa forma, novas estratégias surgem em conjunto a um *"Brain Storming"* de ideias para a resolução daquele problema. Após selecionar uma das alternativas, é verificada a probabilidade de prática daquela alternativa, pensando nas possibilidades de acerto e erro dela. Sendo assim, após a tentativa, avaliam-se os resultados obtidos por essa estratégia, Del Prette e Del Prette (2013).

## Recursos e multimídias

O uso de *Recursos e Multimídias* acabam se tornando um recurso de modelação que consiste na apresentação de um filme, cena, conto, metáfora, jogos que tenham em seu núcleo de história uma situação que retrate o problema e uma solução para ele. Para Del Prette e Del Prette

(2013), dessa forma, apresenta-se uma ideia mais flexível e diferente daquela vivenciada pela criança ou adolescente. Abaixo uma sugestão de metáfora que pode ser utilizada com adolescentes para trabalhar aceitação de suas qualidades positivas e negativas:

> ***Fábula: O Cervo e o Leão***
>
> *Um cervo com sede foi atrás de uma fonte. Ao se abeberar, viu seu reflexo na água. Ao mesmo tempo em que tinha orgulho dos chifres que se esgalhavam, mortificava-se com as pernas finas e frágeis. Ao ver surgir um leão, parou de pensar.*
>
> *A perseguição começou.*
>
> *O cervo levou vantagem por se distanciar muito do leão, pois a força dos cervos está nas pernas e a dos leões no coração.*
>
> *Enquanto estava em campo aberto, o cervo manteve uma distância salvadora.*
>
> *Mas, ao entrar num bosque, os chifres se emaranharam nos galhos das árvores: interrompida a fuga, ele caiu nas garras do leão.*
>
> *Quando estava morrendo, disse a si mesmo:*
>
> *- Pobre de mim! Eu achava que minhas pernas me atrapalhavam e foram elas que me salvaram; acreditava em meus chifres e eles me traíram. Assim acontece muitas vezes, quando o perigo nos ronda. Muitas vezes, desdenhamos daquilo que temos de melhor.*
>
> *(**Autor:** Esopo)*

## Feedback

Para o Treinamento de Habilidades Sociais, Caballo (2008) propõe que um fator importante nessas intervenções é de que as crianças e adolescentes sejam *reforçadas* durante todo o processo, uma forma disso acontecer é com o próprio *Feedback*. Sendo assim, cabe aos pais, professores e psicólogos que sempre avaliem com as crianças/adolescentes os objetivos alcançados com as intervenções e se são satisfatórios ou não. Vale lembrar a importância de sempre enfatizar o comportamento do sujeito e não seu componente de personalidade, mostrando que o comportamento pode mudar, principalmente quando este pode trazer prejuízos ao indivíduo.

Dessa forma, cabe ressaltar a importância de um protocolo bem elaborado e estruturado para a intervenção em Treino de Habilidades Sociais e manejo de *stress* em crianças e adolescentes. O mesmo apresentado neste capítulo consiste em uma proposta que pode ser adaptada à necessidade da problemática existente nas escolas em alguns encontros com cada técnica descrita.

## *Técnica Parada de Pensamento*

Esta técnica, originalmente, foi desenvolvida para impedir a escalada dos sentimentos de raiva ou de ansiedade em situações de difícil manejo (Lipp & Malagris, 2010), podendo ser utilizada, também, em situações associada a imagens de relaxamento, com o objetivo de autocontrole e planejamento para ação responsável. A técnica, aqui adaptada para situações de tensão ou *stress*, consiste em:

"Respire profundamente. Pense em algo que o amedronte, algo que o faça sentir-se incapaz de lidar ou de enfrentar (visualize a situação em sua totalidade: o que está acontecendo, onde você está, quem está com você, o que você está sentindo, se percebe alguma modificação em seu corpo, como está sua respiração). Agora imagine em sua mente uma tela branca grande (de Tv, de computador, de cinema). Imagine a letra P (maiúscula) verde, A (maiúscula) amarela, R (maiúscula) azul, E (maiúscula) branca e um ponto de exclamação preto. Imagine a palavra "PARE!". Deixe a palavra "PARE" bem bonita, brilhando, piscando! Leia a palavra "PARE!" três vezes. Agora imagine a imagem de uma cachoeira. Sinta o frescor da água, sinta paz, sinta calma. Respire fundo, pelo nariz, e expire lentamente pela boca. Repita isso quantas vezes achar necessário até que se sinta relaxado e mais confiante. Desfrute dessa sensação de paz e tranquilidade. Abra os olhos."

## *Técnica do Boneco de Pano*

É uma técnica de relaxamento físico e mental e tem como objetivo diminuir sentimentos de ansiedade, auxiliando na autorregulação emocional. Consiste em se sentar ou se deitar confortavelmente e respirar profundamente. Imagine que o seu corpo é um boneco de pano (solto, jogado, largado, livre de tensões). Solte os músculos dos pés, das pernas e deixe essa sensação ir até o seu quadril. Perceba a parte de cima do seu corpo: solte o braço direito, solte o braço esquerdo, deixe-os bem solto. Levante bem os seus ombros, inspirando profundamente, e expire dizendo: "*Ahhh*". Mexa os ombros, o queixo, faça uma careta e relaxe. Deixe que a cabeça penda para frente. Solte bem os ombros e fique bem à vontade. Inspire profundamente e solte toda tensão. Repita algumas vezes até se sentir relaxado.

## Conclusão

Considerando que somos seres humanos em constante evolução e aprendizado e que a socialização é um processo que acontece por meio da interação com outras pessoas e por meio do qual se adquire padrões de comportamento, valores e ética, o convívio em sociedade (já que somos gregários) requer a emissão de comportamentos adequados ao contexto em que se vive. Assim, o desenvolvimento de um bom repertório de habilidades sociais na infância e na adolescência se mostra como fator de prevenção de comportamentos disfuncionais, consequentemente, favorável ao desenvolvimento infantil saudável.

Considerando que a Covid-19 representou uma grande pressão psicológica em todos os habitantes desse planeta, e as crianças e os adolescentes se mostram um grupo muito vulnerável diante das complicações psicossociais deixadas pela pandemia. Criança e adolescente não apresentam, nessa fase de desenvolvimento, capacidade de comunicação e entendimento tal qual um adulto, e as medidas de isolamento interromperam o desenvolvimento de suas relações sociais, além de ficarem mais propensas a desenvolver quadros de *stress,* ansiedade e insegurança, comprometendo sua saúde mental.

Nos dias de hoje, diante de tantos desafios a serem enfrentados, agravados pela pandemia, seja na infância, adolescência ou vida adulta, quanto mais repertórios comportamentais bem desenvolvidos e adaptados tivermos, mais qualidade de vida e regulação emocional. O desenvolvimento de programas de intervenção pode trazer ganhos, tanto para a própria criança quanto para o âmbito escolar e familiar, favorecendo uma interação mais satisfatória e otimizando a comunicação interpessoal. Investir no desenvolvimento sadio da criança e do adolescente é, com certeza, contribuir para a sustentabilidade do planeta e um mundo melhor, pois a eles pertence o futuro.

Estimular e desenvolver um repertório cada vez mais elaborado de habilidades sociais é contribuir para relações mais harmoniosas, favorecendo melhor expressividade e desenvoltura nas interações interpessoais, funcionando como um fator de proteção para um desenvolvimento saudável, aumentando a possibilidade de a criança/adolescente lidar melhor com situações adversas e estressantes da vida.

O isolamento e o distanciamento social foram estratégias empregadas para a contenção da transmissão do coronavírus, mas afetaram o bem-estar físico e mental de todos, ficando as crianças mais propensas ao desenvolvimento de vários transtornos e tendo reduzida a sua possibilidade de desenvolvimento do seu potencial para adquirir novas habilidades e capacidades, prejudicando as interações e relações interpessoais dos jovens que são importantes na fase da infância e da adolescência. Assim, é de extrema importância que se aprofundem as pesquisas nos impactos causados pela pandemia na saúde mental das crianças e dos adolescentes, bem como o desenvolvimento de medidas que visem instrumentalizá-los para o enfrentamento dessa nova etapa de suas vidas.

## Referências


Arón, A. M. S. Neva, & M. M. (1994).*Viver com os outros Programa de desenvolvimento de habilidades sociais.* Editorial PsyII.

Almeida, I. M. G., & Silva Junior, A. A. (2021). Os impactos biopsicossociais sofridos pela população infantil durante a pandemia do COVID 19. *Research Society and Developmente,* 10 (2) DOI.10.33448/RSD-V1012.12286.

Bartolomeu, D., Rocha da Silva, & M. C., Montiel, J.M.(2011). Teste de Habilidades Sociais para crianças: evidências psicométricas de uma versão inicial *Psico-USF,* 16( 1), 33-43.

Caballo, V. E. (1987). *Teoria, evaluation y entrenamiento de lãs habilidades sociales.* Valencia: Promolibro,

Caballo, V. E. (2008). *Manual de Técnicas de Terapia e Modificação de Comportamento.* São Paulo: Ed. Gen.

Crepaldi, E.T. S., Zanini, M. R. G. C, & Marturano, E. M. (2017). No Limiar do Ensino Fundamental: Estresse, competência e ajustamento em alunos do 1º ano. *Temas de Psicologia,* 25(2) 503-515.

Del Prette, Z. A. P. (1999). Psicologia, educação e LDB: novos desafios para velhas questões? In: R. S. L., Guzzo (Org.). *Psicologia escolar: LDB e educação hoje* (pp. 11-34). Campinas: Editora Alínea.

Del Prette, A., & Del Prette, Z. (2008). *Psicologia das habilidades sociais na infância: Teoria e prática.* 3ª Ed. Rio de Janeiro: Vozes.

Del Prette, A., & Del Prette, Z. (2011). *Intervenções Efetivas em Grupo. Casa do Psicólogo.*

Del Prette, A., & Del Prette, Z. (2013). Psicologia das habilidades sociais na infância: Teoria e prática. 6ª Ed. Petrópolis. RJ: Vozes.

Del Prette, A., Del Prette, Z. A. P. (2017). *Competência Social e Habilidades Sociais;* Manual Teórico Prático. RJ: Editora Vozes.

Linhares, M. B. M., & Enumo, S.R.F. (2020). Reflexões baseadas na Psicologia sobre efeitos da pandemia COVID-19 no desenvolvimento infantil. *Estudos de Psicologia (Campinas)* >. Epub/ DOI.org/10.1590/ 1982-0275202037e200089. Acesso em: 31.jul. 2022.

Lipp, M. E. N. (2000). O Stress da criança e as suas consequências. *Em* Lipp, M.E.N. (Org). Crianças *Estressadas: causas, sintomas e soluções.* Campinas/SP. Papirus.

Lipp, M. E. N., & Malagris, L. E. N. (2010). *O Treino cognitivo de controle da Raiva.* Rio de Janeiro. Cognitiva.

Lucarelli, M. D. M. (2000). O Diagnóstico do Stress Infantil. *In* Lipp, MEN (org.). *Crianças Estressadas: causas, sintomas e soluções.* Campinas/ SP. Papirus.

Petrucci, G. W., Borsa, J. C., & Koller, S. H. (2016). *A família e a Escola no Desenvolvimento Socioemocional na Infancia. Temas de Psicologia.* 24(2).391-422.

Silva, M. C. B. et al. (2021). *Evidence on the impacts of COVID-19 Pandemic on violence against children.: scoping review- Enfermagem [online*]. <DOI. org/10.1590/1980-265X-TCE-2021-0058>. Acesso em: 31. jul. 2022.

Tricoli, V. A. C. A Criança e a Escola (2000). *Em* Lipp, M. E. N. (Org) *Crianças Estressadas: causas, sintomas e soluções.* Campinas/SP. Papirus.

Valle, T. G. M., & Guarnica, K. R. H. (2009). Avaliação e Treinamento da Habilidades Sociais de Crianças em Idade Pré Escolar, In: Valle, T.G.M. (Org). *Aprendizagem e Desenvolvimento Humano: avaliações e intervenções.* São Paulo. Culrura Academica, 2009. ISBN 978-85-98605-99-9.

Vernon, A. (2002). *What Works When: With children and adolescents.* Research Pr Pub.

Souza, N. T., Dutra, C. A, & Gonçalves, F. G. (2017). Habilidades Sociais na Infância. Cap 31. In: Caminha, RM, Caminha, MG, Dutra, CA. *A Prática cognitiva na infância e Adolescência.* Editora Sinopsys. Novo Hamburgo.

CAPÍTULO 8

# Resolução de Problemas: Contextualização e Técnicas mais Utilizadas

Marilda Emmanuel Novaes Lipp
Lucia Emmanoel Novaes Malagris

## Introdução

Resolução de problemas é a atividade mais frequente no ser humano. A cada minuto decidimos o que fazer, como nos comportar, o que comer, se sentamos ou nos levantamos. Estamos constantemente decidindo e resolvendo problemas sem nem sequer pensar no que estamos fazendo. No entanto, a resolução de problemas é considerada a função intelectual mais complexa, pois requer o manejo de várias habilidades complexas.

Na área da psicologia, obviamente, não estamos nos referindo à resolução de problemas de matemática, que envolvem a habilidade de representação por meio de símbolos, e sim à resolução de problemas pessoais, que envolvam alguma controvérsia, quer em termos de um conflito, quer em termos de consequências. Estamos nos referindo à habilidade de alcançar uma meta futura com base na situação na qual nos encontramos no momento presente que, de um modo ou de outro, não está preenchendo algum objetivo ou não está nos trazendo a satisfação desejada. Assim, podemos dizer que há um dilema que precisa ser resolvido para alcançar uma meta. De acordo com Skinner (1999), resolver um problema é mais do que encontrar a solução. Envolve dar os passos necessários para tornar a solução mais provável de ocorrer, geralmente promovendo mudanças no ambiente ou no próprio comportamento. Resolver um problema em nível pessoal é chegar a um ponto final do dilema presente, é chegar a um objetivo. Embora seja algo que permeia a vida de todos, resolução de problemas na área emocional é algo muito complexo, que envolve uma série de processos mentais incluindo as etapas enumeradas no Quadro 1.

Quadro 1. Processos mentais para tomada de decisões

**Processos Mentais Envolvidos na Resolução de Problemas Emocionais**

**1. Etapas que visam à definição precisa do problema:**

1) Reconhecer a existência do problema.
2) Nomear e descrever o problema específico sem misturá-lo com outros problemas.
3) Considerar somente as condições relevantes para resolvê-lo.
4) Eliminar as informações irrelevantes que podem nublar a clareza da situação.
5) Avaliar as emoções envolvidas como uma variável importante na escolha da solução.
6) Integrar e organizar a informação prévia, isto é, organizar as informações existentes para antecipar a solução correta.

**2. Etapas que visam à solução**

7) Gerar alternativas com *brain storm* com o uso de criatividade.
8) Estabelecer diferença entre soluções em curto e em longo prazo e suas consequências.
9) Avaliar e selecionar alternativas, incluindo emoções, preferências e expectativas.
10) Implementar a solução.
11) Monitorar o processo.
12) Avaliar os resultados.

Muitas barreiras podem surgir que levam o ser humano a cada vez mais entrar ou a permanecer em estado conflitivo e, por conseguinte, a ter mais dificuldade de chegar a uma solução satisfatória. Às vezes, a maior barreira é um esquema mental rígido de perceber a situação ou o mundo, ou seja, uma tendência aprendida no transcorrer da vida, de analisar as situações dentro de um certo paradigma. A tendência do ser humano é tentar resolver qualquer problema novo, usando a mesma solução que deu certo no passado. Como mencionado por Kunkel (1997), as pessoas formam autoregras, baseadas em experiências relevantes do passado, e as usam no presente com a suposição de que contingências futuras serão resolvidas da mesma forma. Em algumas situações, isso dá certo, porque a pessoa utilizou estratégias já conhecidas baseadas em sua experiência de vida, mas pode ocorrer também de o problema exigir uma visão diferente para ser resolvido, uma nova perspectiva. Visão esta que a pessoa pode não ter condição de desenvolver devido a vários fatores impeditivos. O método rígido de tentar solucionar uma situação, nesse caso, impede que se tenha uma visão alternativa. É como se visse um quadrado sempre como tal e nunca pudesse vê-lo inclinado em outra perspectiva.

Caso1 Caso 2

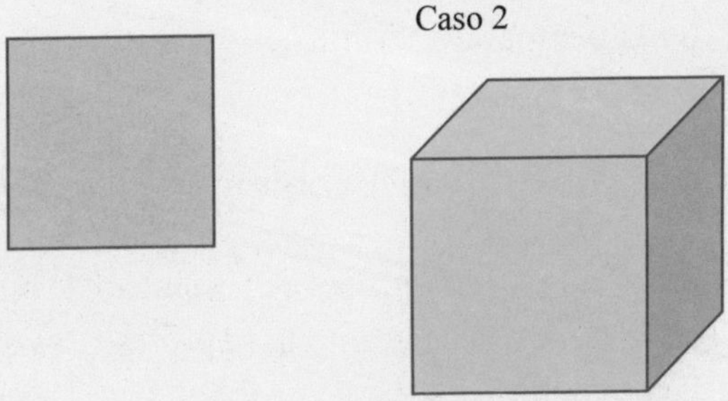

## 1. Estratégia fixa, o quadrado será sempre um quadrado

No caso 1, que envolve estratégia inflexível: a pessoa fica fixada na imagem do que deveria ser a aparência de um quadrado e não reconhece o 2 como sendo também um quadrado. É atribuir um uso ou valor sempre fixo a um objeto ou situação sem conseguir ver que pode ser visto de modo diferente ou pode ser usado para outros propósitos.

## 2. Estratégia flexível, o quadrado nem sempre parece um quadrado

O caso 2 envolve estratégia flexível: conseguir ver o quadrado mesmo em ângulo diferente. Quebrar paradigmas quer dizer exatamente conseguir ver o problema por outro ângulo, é solucionar um desafio.

O presente capítulo tem por objetivos:

- Estabelecer o que é resolução de problema na área psicológica;
- apresentar os problemas comuns no ambiente escolar e suas repercussões para estudantes e professores;
- a pandemia do coronavírus como um novo problema no contexto escolar;
- avaliar estratégias de resolução de problemas;
- analisar as barreiras psicológicas que interferem, retardam ou impedem a tomada de decisão na área emocional;
- analisar o efeito negativo do *stress* emocional como variável de interferência no processo de tomada de decisão;
- expor os benefícios de se adquirir estratégias de resolução de problemas tanto na área escolar quanto nas empresas e na vida pessoal do ser humano.

## O que é resolução de problema?

Como descrito, habilidades de resolução de problemas são fundamentais no contexto escolar, tanto para professores quanto para gestores e alunos. Dependendo do tipo de problema, tais habilidades podem ser requeridas mais de um segmento do que de outro, no entanto, todos podem se beneficiar com o desenvolvimento da técnica de resolução de problemas que será apresentada neste capítulo.

Como visto, no contexto escolar, uma variedade de problemas podem estar presentes e demandam habilidades para enfrentamento e resolução. Segundo Leme (2004), referindo-se, especificamente, à resolução de problemas interpessoais, afirma que se trata de um processo que envolve aspectos comportamentais, cognitivos e afetivos. No entanto, pode-se refletir que, para a resolução de problemas de diversos tipos, em geral, tais recursos são demandados e estratégias podem ser elaboradas para que esses aspectos sejam analisados e aprimorados em busca de melhores formas de enfrentamento de problemas.

Resolver problemas faz parte do dia a dia de todos, incluindo crianças, adultos e idosos. Considerando que as adversidades podem ter magnitudes diferentes e os recursos de cada pessoa são diversos, a forma de lidar com obstáculos ou adversidades necessita ser adaptada para cada faixa etária e condições pessoais. Trata-se de uma estratégia que utiliza recursos racionais e de organização mental para que os problemas possam ser visualizados com certo distanciamento. A Terapia Cognitivo-Comportamental oferece técnicas voltadas à solução de problemas. Nezu (2004, apud Nezu et al., 2020, p. 215) refere-se à terapia de solução de problemas da seguinte forma.

> ...intervenção psicossocial que treina os indivíduos para adotar e aplicar efetivamente atitudes para a solução de problemas (p. ex. autoeficácia) e comportamentos (p. ex. solução de problemas planejada) a fim de ajudá-los a lidar de forma efetiva com as exigências de eventos estressantes. (p. 215)

A técnica de resolução de problemas é utilizada em diversos contextos, tanto clínicos quanto no dia a dia. Como apontam Melo et al. (2014, p.85), a técnica "tem sido muito utilizada em problemas que merecem atenção clínica, tais como comportamento procrastinador, tomada de decisões e escolhas de vida, implementação de projetos pessoais e profissionais".

No entanto, pode-se ter também aplicação relevante no contexto escolar diante de uma variedade de problemas, como os citados anteriormente no presente capítulo. O processo para solucionar um problema de qualquer tipo exige que alguns passos sejam seguidos, independente ao que se refira a situação. Mesmo uma criança pode aprender a resolver um problema, desde que a linguagem a ser utilizada no ensino da técnica seja adaptada a seus recursos e condições cognitivos. Segundo Rodrigues (2005, apud Rodrigues, 2010), soluções criativas voltadas a lidar com problemas e adversidades podem ser desenvolvidas na escola e, assim, funcionar como um fator de proteção, ampliando o repertório comportamental e contribuindo para o desenvolvimento de competências e habilidades.

A definição do problema é bastante importante para que sejam implementadas soluções efetivas. Os problemas podem ser bem estruturados ou mal estruturados, acreditando-se que haja um contínuo que vai do mais estruturado para o menos. Quando é estruturado e bem definido, a visão de que o problema foi de fato resolvido é mais precisa (Melo et al., 2014). No caso da criança, quanto mais cedo a criança tiver a oportunidade de desenvolver a habilidade de resolução de problemas, melhor. Por isso, é fundamental que professores e pais ensinem à criança, respeitando o tempo dela, a forma de resolver problemas ao invés de resolver para ela. Importante também, no caso da criança, manter o caráter lúdico (Melo et al., 2014). No caso de professores e gestores, o desenvolvimento de estratégias para lidar com conflitos e adversidades pode trazer grandes benefícios para o contexto em si, assim como contribuir para o controle do *stress* e para a qualidade de vida de todos.

Convém lembrar que, por envolver uma variedade de pessoas com papéis diferentes, o ambiente escolar pode ser um contexto com uma série de conflitos. Tais conflitos podem se dar entre alunos, entre aluno e professor, assim como funcionários nos seus diversos níveis (de Sá Xavier, 2022). Habilidades para solução de conflitos e demais problemas são fundamentais para que o ambiente possa ser um local confortável para todos. Convém lembrar que habilidades básicas podem ajudar no desenvolvimento de técnicas de resolução de problemas. Dentre esses aspectos básicos, revela-se importante a percepção dos sentimentos dos outros e dos seus próprios, a capacidade de pensar em soluções alternativas para determinado problema, assim como nas repercussões dessas alternativas. É importante aprender habilidades de pensar que possam ser úteis para prevenir ou solucionar problemas de modo que se desenvolva competência, tanto social quanto emocional, que possam ser úteis nos diversos contextos da vida, incluindo a escola. Tais questões são discutidas no artigo de Elias et al. (2012), no qual apresentam o programa "Eu posso resolver problemas" (EPRP) que visou desenvolver habilidades cognitivas de solução de problemas interpessoais para prevenir comportamentos impulsivos e agressivos em crianças. Segundo os autores (p. 535), nas escolas, o programa se revelou efetivo "na redução de comportamentos inadequados, aumento de soluções relevantes frente a situações problemas e aumento de comportamentos socialmente habilidosos". Como afirmam os autores (p. 523), as crianças nesse programa "são estimuladas a aprender um vocabulário de resolução de problemas, identificar os próprios sentimentos e os sentimentos dos outros, considerar os pontos de vista dos outros, aprender a sequenciar ações e situá-las em momentos apropriados".

O desenvolvimento de habilidades sociais pode contribuir para a resolução de problemas, pois tem a capacidade de gerar competência social que, nas palavras de Del Prette e Del Prette (2005, p.31), refere-se à "capacidade de articular pensamentos, sentimentos e ações em função de objetivos pessoais e de demandas da situação e da cultura, gerando consequências positivas para o indivíduo e para a sua relação com as demais pessoas". Logo, se gestores, professores e alunos desenvolverem competência social terão maior facilidade de resolver problemas, não só interpessoais, mas de todos os tipos. Uma das formas de desenvolvimento de habilidades sociais e consequente competência social é por meio de técnicas de resolução de problemas, embora não unicamente. Existem outros aspectos envolvidos nas habilidades sociais que vão além da capacidade de solução de problemas, mas esta pode ser muito importante, inclusive, para todos os atores do contexto escolar.

## Problemas comuns no ambiente escolar e suas repercussões para estudantes e professores

O ambiente acadêmico, com suas especificidades, é um local de grandes realizações, satisfações, relações pessoais diversas, possibilidades de aprendizagem, de desenvolvimento e de capacitação. No entanto, também pode apresentar uma série de demandas que exigem de todos os segmentos envolvidos - professores, alunos, direção e demais funcionários – habilidade na resolução de problemas. Nem sempre tal habilidade é observada, o que pode desencadear uma nova gama de problemas que costumam trazer repercussões nefastas para todos que frequentam o ambiente escolar.

Esses problemas, muitas vezes, fazem parte de uma conjuntura na qual todos estão embrenhados e a solução pode demandar a participação de toda a comunidade. Caso os envolvidos tenham habilidades de resolução de problemas, a conjuntura pode ser beneficiada e, consequentemente, todos os segmentos serão favorecidos.

Convém aqui especificar, sem a pretensão de esgotar as possibilidades, alguns problemas comuns no ambiente escolar e suas repercussões para estudantes e professores. Dentre eles, pode-se citar aqueles ligados às condições físicas ambientais, ao clima organizacional, a fatores emocionais e comportamentais, à presença de *bullying*, a relações interpessoais conflituosas, além dos problemas disciplinares e de desempenho.

## *Condições físicas ambientais insatisfatórias*

O ambiente físico é um fator de grande impacto, positivo ou negativo, em toda a comunidade escolar, podendo ser facilitador ou dificultador de comportamentos apropriados e da aprendizagem. Como ressalta Souza (2018, p. 16), "O ambiente escolar precisa libertar e conectar aqueles que o utilizam. Fazer isso significa criar laços e facilitar relacionamentos, além de permitir o bem-estar de quem o utiliza e, por consequência, estimular a criatividade". Carneiro (2019) enfatiza que a escola faz parte do processo de socialização da criança e do adolescente e defende a importância de um ambiente físico adequado para que haja uma boa aprendizagem e uma interação saudável entre todos os atores do contexto escolar.

Elali (2003) enfatiza que o ambiente físico acadêmico evidencia, de um modo não verbal, a cultura em termos de suas propostas e valores básicos. É de grande importância um ambiente físico adequado ao bem-estar de professores e alunos. Inclusive, vários problemas de saúde e de disciplina apresentados por crianças têm relação com aspectos ambientais da escola (Elali, 2003; Moro, 2005). Ao mesmo tempo, acrescenta Elali, o ambiente e a disposição do mobiliário, incluindo organização das carteiras, indicam o que se espera dos alunos em termos de participação, se mais ativa e dinâmica ou mais passiva. Como afirmam Azevedo et al. (2004, p. 2) "A partir da interação espaço-usuário a criança vai construindo seus esquemas de aquisição do conhecimento, num processo permanente e evolutivo, acrescentando indefinidamente novos níveis de conhecimento".

São muitos os problemas relacionados ao ambiente físico inapropriado da escola, tais como aqueles relacionados à ergonomia com mobiliário que causa desconforto, falta de recursos tecnológicos e de material didático, disposição das carteiras que não estimula a participação do alunado, locais pouco arejados e com iluminação insuficiente, salas expostas a ruídos externos e com acústica inadequada.

Enfim, todas as dificuldades mencionadas fazem parte de muitos ambientes acadêmicos e várias podem ser as repercussões para professores e alunos. Tais problemas podem gerar desinteresse, dores no corpo, passividade, desatenção, inquietação, mal-estar físico, baixo desempenho, dentre outros. São problemas, muitas vezes, de difícil solução e que demandam dos gestores e professores criatividade e capacidade de lidar com a frustração, buscando saídas para que os prejuízos não sejam impeditivos de uma aprendizagem de qualidade. Ou seja, esses profissionais necessitam desenvolver habilidade de resolução de problemas.

## Clima organizacional deficitário

Além desses problemas físicos, que muitas vezes estão na base de uma série de outras dificuldades, é importante ressaltar os relacionados ao clima organizacional. Bedani (2006) valoriza o clima de uma organização, defendendo que há uma influência sobre a motivação, sobre a satisfação no trabalho e sobre o bem-estar de trabalhadores. Ampliando para o ambiente escolar, essa influência pode ocorrer não só entre os trabalhadores (professores, direção, funcionários em geral), mas também entre os alunos que são parte da organização e podem sofrer prejuízos de um clima organizacional deficitário. Segundo Santos e Paranhos (2017), um bom clima organizacional leva a que os envolvidos se dediquem e experimentem maior satisfação no ambiente. Tal satisfação pode repercutir em melhor qualidade de vida para todos, melhor rendimento dos professores e do desempenho acadêmico, além de relações interpessoais mais gratificantes e harmônicas. No entanto, o bom clima do ambiente não garante tudo isso, pois, como mencionado, na escola, uma variedade de problemas que não têm relação direta com o clima pode estar presente. Considerando, especificamente, o clima em sala de aula, Soares (2004) afirma que é importante que as regras sejam claras e que todos tenham sido esclarecidos sobre elas, assim como todos devem segui-las. O autor enfatiza, no entanto, que é necessário que o clima em sala de aula mantenha a alegria e não tenha como base o autoritarismo. Habilidade para solucionar de modo produtivo problemas ligados ao clima da escola, não só dentro da sala de aula, mas no ambiente de um modo geral, pode contribuir para que gestores e professores consigam detectar possíveis necessidades e implementar mudanças que se mostrem relevantes para melhoria do clima. Com isso, todos poderão ser beneficiados.

## *Problemas emocionais e comportamentais*

Problemas emocionais e comportamentais também exigem atenção e habilidade em sua resolução. Nem sempre a gestão e os professores estão preparados para lidar com esses tipos de dificuldades por parte dos alunos. Até mesmo, porque, muitas vezes, os profissionais também têm suas dificuldades e precisam de ajuda. Se cada um desenvolver habilidades de resolução de problemas é possível que algumas dificuldades sejam superadas sem maiores repercussões.

Pesquisa realizada por Borba e Marin (2018) avaliou a relação entre problemas emocionais e de comportamento com o rendimento escolar em 70 adolescentes. Participaram além dos estudantes, seus familiares e 21 professores. Foram utilizados instrumentos específicos para cada categoria de participante, visando avaliar comportamentos autorreferidos pelos adolescentes e comportamentos dos estudantes por parte dos familiares e dos professores. O rendimento foi avaliado por meio das notas obtidas em português e matemática. Verificou-se que tanto problemas de atenção quanto sintomas externalizantes (relacionados à oposição, à agressão, à impulsividade, ao comportamento desafiador e a manifestações antissociais, segundo Bordin et al, 2013) se associaram com prejuízos no rendimento escolar. No entanto, problemas chamados de internalizantes, que incluem depressão, ansiedade, retraimento social, queixas somáticas, medo, preocupação em excesso, tristeza, timidez, insegurança e recusa escolar (Bordin et al, 2013), também podem ser considerados com forte potencial de prejuízos acadêmicos. No entanto, segundo Gauy (2016) crianças com esse tipo de dificuldades não costumam perturbar o ambiente escolar e, por isso, são pouco identificados.

## *Bullying*

Outro problema que tem sido recorrente no ambiente escolar é a presença de *bullying*. Tal fenômeno pode trazer sérias dificuldades para a vítima e pode gerar tensão e ansiedade para todos. No entanto, como ressaltam Borges e Dellazzana-Zanon (2019), pais e professores, muitas vezes, não percebem o problema e apenas quando os efeitos são muito evidentes é que tomam conhecimento. As autoras lembram que é um tipo de violência que ocorre especialmente na escola, que se repete e se dá de forma intencional.

O *bullying* traz muito sofrimento e demanda ações por parte da gestão e dos professores que precisam estar atentos e não desvalorizar os efeitos danosos que pode ocasionar. De acordo com Ramos (2019), consequências graves, como depressão e tendências suicidas por parte da vítima, podem ocorrer. Além disso, como ressalta Costa (2018), problemas relacionados à aprendizagem, ao desinteresse, a sentimentos negativos, a pensamentos e a atitudes de vingança, por exemplo, também podem estar presentes como consequência do *bullying.* Nem sempre é fácil lidar com o assunto, por isso é importante que haja uma preparação de todos, que haja debates na escola e conscientização para que o fenômeno não ocorra ou seja bem manejado, caso não seja totalmente evitado.

## *Problemas disciplinares e de desempenho*

De acordo com Yoshida (2019), as grandes mudanças sociais se constituem em um fator que pode ajudar a entender a indisciplina na escola, apesar de que, como ressalta a autora, o fenômeno sempre existiu. Além disso, mudanças na família são apontadas como um outro fator. As mudanças que vêm ocorrendo exigem adaptações nas estratégias para lidar não só com os métodos de ensino, mas também com o comportamento do aluno. Muitas vezes, os professores e gestores têm dificuldade de mudar os paradigmas que têm como referência. É comum que inseguranças surjam entre professores e gestores, pois métodos antigos podem não surtir efeitos desejados (Yoshida, 2019). Assimilar as mudanças do mundo e pensar em novas formas de lidar com a indisciplina demanda reflexão, planejamento e desenvolvimento de habilidades.

A indisciplina no contexto escolar pode causar graves problemas no processo ensino-aprendizagem como enfatiza Bastos (2020). A falta de disciplina dificulta a aquisição por parte dos alunos e, ao mesmo tempo, gera um sentimento de impotência nos professores. A falta de respeito, a ausência na participação dos alunos durante as aulas, a agitação, a quebra de regras e, até mesmo, a agressividade dificultam o educador em seu trabalho e geram falta de motivação e de estímulo por parte dos professores, especialmente se eles não estão devidamente preparados para lidar com o fenômeno da indisciplina. A autora enfatiza o papel da família na questão da indisciplina e defende que, quando a família se conecta com a escola para reduzir o problema, os resultados costumam ser eficazes. Portanto, é de fundamental importância que gestores e professores aprendam estratégias para lidar com o comportamento do aluno com base nas mudanças que vêm ocorrendo ao longo do tempo no mundo ao mesmo tempo que desenvolvam técnicas de resolução de problemas adequadas ao contexto escolar e incluam a família na discussão sobre o tema.

## A Pandemia do Coronavírus como um novo problema a ser administrado no contexto escolar

A Pandemia do Coronavírus surgiu no Brasil no ano de 2020 e, como em todos os contextos, foi um grande problema para o qual não se tinha solução. A Organização Mundial de Saúde (OMS) sugeriu o fechamento das escolas e suspensão de aulas presenciais, tanto na rede pública quanto na privada, em todos os níveis de ensino. Com base em dados da Organização das Nações Unidas para a Educação, a Ciência e a Cultura (UNESCO), Freitas Vieira e Silva (2020) afirmam que o fechamento das escolas afetou mais de 72% da população estudantil do mundo. As pessoas foram orientadas a ficar em casa para evitar o contágio e, de um modo geral, nem professores, gestores, funcionários e alunos puderam ter suas atividades regulares exercidas. Essa situação perdurou por meses e exigiu a implementação de estratégias de enfrentamento e resolução de problemas. De certa forma, aqueles que já tinham competências para solucionar problemas tiveram vantagem, outros, provavelmente, tiveram maior dificuldade, e as consequências parecem ainda estar presentes.

Claro que, além de competências, também é importante considerar condições tecnológicas, recursos financeiros e apoio social e familiar para lidar de modo efetivo com situação tão inusitada. Ou seja, escolas com recursos podem ter sido beneficiadas para elaborar estratégias que pudessem contribuir para amenizar os prejuízos. Estudantes cujas famílias tinham possibilidade de dar apoio emocional e ajuda em atividades *online*, por exemplo, podem também ter tido condições mais favoráveis. Como afirmam Moreira et al.:

> Com efeito, a suspensão das atividades letivas presenciais, por todo o mundo, gerou a obrigatoriedade dos professores e estudantes migrarem para a realidade online, transferindo e transpondo metodologias e práticas pedagógicas típicas dos territórios físicos de aprendizagem, naquilo que tem sido designado por ensino remoto de emergência. (2020, p. 352)

Santos (2020) analisa o contexto escolar na Pandemia de Covid-19, enfatizando que com o isolamento social houve preocupação e busca de novas formas de lidar com o problema. No entanto, acredita que o fato de os professores terem passado a utilizar ferramentas e a internet para prosseguir com o ensino nesse momento não significa o incremento de novas formas de impulsionamento da criatividade dos alunos e valorização da reflexão. Segundo Moreira et al. (2020, p. 352), "é urgente e necessário transitar deste ensino remoto de emergência, importante numa primeira fase, para uma educação digital em rede de qualidade". Nesse sentido, Santos (2020, p. 45) destaca que "a educação não será mais a mesma após o fim do isolamento social e o consequente retorno das aulas presenciais".

Devido às novas demandas associadas à pandemia, revela-se necessário que se busquem soluções para os desafios e prejuízos decorrentes. É importante que se reflita sobre o que se aprendeu com a pandemia e suas repercussões e se considere novas tecnologias como parte da metodologia de ensino. Para enfrentar tais questões, vale lembrar que a habilidade na resolução de problemas pode ser de grande ajuda. Tal habilidade pode facilitar que sejam encontradas novas formas de ensino-aprendizagem que leve em consideração não só o que já se tem, mas também agregar os ensinamentos que a pandemia possibilitou no campo educacional.

## Estratégias de resolução de problemas

A resolução de problemas de qualquer natureza envolve sair de uma situação presente para uma que atinja um certo objetivo, atravessando várias barreiras cognitivas e emocionais. Mas o que é um problema a ser resolvido? Vamos estabelecer aqui que problema é a diferença entre a situação atual e uma meta desejada. A resolução de problemas é uma habilidade cognitiva de ordem superior, agrupando várias funções cognitivas que convergem para a análise, compreensão e resolução de situações que apresentam um problema a ser resolvido. A capacidade de um indivíduo utilizar processos cognitivos para compreender, raciocinar e resolver situações concretas é até reconhecida como decisiva para a prática da cidadania (OECD, 2012).

Existem várias metodologias dedicadas à resolução de problemas, uma delas é a do PDCA. Quando na década de 1920, o físico Walter Shewhart (Bayart, 2001) começou a desenvolvê-lo, sua função principal era apoiar os gestores industriais em inspeções por defeitos em produtos. Porém, passou a ser muito utilizado pelos profissionais e liderança que têm a função de procurarem soluções para os problemas que enfrentam nas organizações. Partindo da ideia de que nenhum processo é perfeito e de que o aprimoramento é sempre possível, o PDCA oferece condições para a busca de soluções com foco na qualidade. PDCA é uma sigla da terminologia em inglês que se refere às 4 etapas do procedimento. O método consiste em um ciclo de aperfeiçoamento que envolve planejar, executar, checar e agir e, após disso, agregar-se os conhecimentos recém adquiridos para planejar novamente, eliminando falhas e chegando a soluções cada vez mais satisfatórias.

Etapas do PDCA:

- **Plan (Planejar):** etapa preliminar, na qual os envolvidos desenvolvem uma estratégia para solucionar os problemas ou cumprir os objetivos propostos. Assim, é necessário estabelecer pelo menos uma meta e um método que vai nortear a execução das atividades.
- **Do (Fazer):** concluído o planejamento, vem a execução do projeto.
- **Check (Checar):** avançando para o terceiro passo do PDCA, é feita uma verificação quanto ao funcionamento do plano, analisando sua eficácia. Ao final dessa fase, é possível saber quais ações tiveram êxito e quais não deram certo. As ações bem-sucedidas serão repetidas e incorporadas ao processo, enquanto as falhas serão corrigidas na próxima etapa.
- **Act (Agir):** a última etapa do ciclo é o momento de tomar decisões baseadas nos resultados da checagem.

## Outros métodos

Na introdução deste capítulo, foram mencionados os passos mais utilizados na arte de resolução de problemas. Retomaremos aqui alguns deles, discutindo-os em detalhes, pois, para se ter uma compreensão profunda das técnicas de resolução de problemas, tanto na área clínica quanto na área escolar ou mesmo no decorrer de nosso dia a dia, é útil considerar toda sua complexidade. Basicamente, os processos mentais envolvidos na resolução de problemas podem ser classificados em 12 passos listados no Quadro 2.

### Processo 1. Reconhecer a existência do problema

Embora o reconhecimento, em si, da existência de algo que necessita ser resolvido pareça muito claramente o fundamental como primeiro passo para se resolver um problema, sabemos que nem sempre o ser humano se percebe vivendo uma situação que está demandando atenção. Isso ocorre com muitos pais que negam a gravidade de alguns comportamentos dos filhos adolescentes até o momento em que eles se tornam tão graves que forças externas, como a escola ou até a polícia, precisem se manifestar. Negar a realidade é frequente quando ela é ameaçadora ou excessivamente dolorosa para a pessoa. O agravamento de uma situação ignorada é muitas vezes inevitável e, nesses casos, a solução tem que ser buscada com muito maior dificuldade. Além da situação correr o risco de se agravar, o estado emocional de quem usa o mecanismo de negação dos problemas existentes também se agrava, porque, na realidade, o problema não reconhecido e, consequentemente, não resolvido permanece na consciência da pessoa, mortificando-a, martelando no seu íntimo, e, portanto, a paz que a negação traz é fictícia e transitória. Nenhuma emoção deve ser ignorada, assim como nenhum pensamento ou dilema deve ser negligenciado, pois se torna como o elefante branco em uma sala de visitas. O ideal é que cada pessoa consiga energia e coragem de enfrentar seus desafios com a certeza de que deve procurar uma solução e se, de fato, a situação é imutável, como uma nevasca ou a morte de um ente querido, então o ser humano necessita se equipar de estratégias de enfrentamento para lidar com a dor ou com as consequências daquilo que não é possível mudar. Ter coragem para reconhecer que um problema ou desafio existe é, sem dúvida, o primeiro passo na vida dos vencedores.

Quadro 2. Processos mentais envolvidos na resolução de problemas emocionais

**1. Etapas que visam à definição precisa do problema**

1) Reconhecer a existência do problema.
2) Nomear e descrever o problema específico sem misturá-lo com outros problemas.
3) Considerar somente as condições relevantes para resolvê-lo.
4) Eliminar as informações irrelevantes que podem nublar a clareza da situação.
5) Avaliar as emoções envolvidas como uma variável importante na escolha da solução.
6) Integrar e organizar a informação prévia para antecipar a solução correta.

**2. Etapas que visam à solução**

7) Gerar alternativas com *brain storm* com o uso de criatividade.
8) Estabelecer diferença entre soluções em curto e em longo prazo e suas consequências.
9) Avaliar e selecionar alternativas, incluindo emoções, preferências e expectativas.
10) Implementar a solução.
11) Monitorar o processo.
12) Avaliar os resultados.

### Processo 2. Nomear e descrever o problema específico sem misturá-lo com outros problemas

Às vezes, ocorre da pessoa se sentir impotente devido a uma grande multiplicidade dos desafios presentes e, por causa do atordoamento mental que surge nessas horas, ela não consegue solucioná-los. Judith Beck, em seu livro Terapia Cognitivo-Comportamental (2022, p.167), descreve muito bem essa situação com o caso de uma paciente, denominada Maria, que se sentia mal nos últimos dias, embora não tivesse certeza do motivo. Não conseguia identificar o que precisamente a incomodava tanto. Ao ser solicitada pela terapeuta para descrever seus pensamentos, Maria listou uma série de dificuldades, desde briga com irmã e com a mãe até a dificuldade de encontrar emprego e achar que estava ficando doente. Todas as situações aparentemente de igual importância para ela. J. Beck utilizou então a técnica de pedir que a paciente imaginasse que hipoteticamente tivesse conseguido eliminar completamente, um problema de cada vez. Por exemplo, o fato de sentir que estava adoecendo seria um. A seguir questionou: "Digamos que agora você está se sentindo fisicamente bem, o quanto está abalada agora?" Maria respondeu que nada havia mudado. J. Beck, então, deu prosseguimento ao uso da técnica quanto a cada uma das dificuldades que a paciente havia listado até que chegou à dificuldade de encontrar emprego, situação esta que uma vez hipoteticamente solucionada trouxe alívio emocional para a paciente. Esse processo pode ser utilizado para identificar qual é o problema maior na confusão emocional ou, até mesmo, qual a parte de um problema muito angustiante é o fundamental a ser resolvido.

A dificuldade de definir o problema com precisão tem origem muitas vezes em algumas barreiras intelectuais construídas durante o percorrer da vida. Algumas delas são: (a) esquema mental rígido, (b) limitações de percepção autoimpostas e (c) informações irrelevantes. Vejamos que consequências cada uma dessas limitações ocasiona.

**a) Esquema mental rígido**: trata-se de uma tendência inconsciente de abordar problemas sempre de uma certa maneira. Refere-se à incapacidade de ver os usos potenciais de um objeto além dos já conhecidos e/ou ulizados. É como tentar utilizar uma determinada chave para abrir portas de tipos diferentes. Como deu certo em uma ocasião, a tendência é tentar usar a mesma chave de novo e de novo, independentemente da fechadura envolvida. Isso ocorre com frequência nas relações amorosas quando existe a tendência não intencional de tratar todos os parceiros como alguém do passado, sem análise de que cada novo relacionamento demanda modos diferentes de se agir. Essa limitação se aplica também a situações quando o estudande começa uma faculdade e tenta estudar ou tratar os colegas como fazia no segundo grau. Ou em situações que requerem adaptação cultural como início em novo emprego ou mudança de país. Hábitos antigos, especialmente, os cognitivos, precisam ser reformulados no contato com novas realidades. O poder de adaptação do ser humano é uma riqueza que deve ser cultivada para que a vida transcorra com maior suavidade, evitando embates dolorosos com eventos diversos que ocorrem com ou sem previsão. Como afirma o psicólogo cognitivista Jerome Bruner (2009), o *self* é uma história perpetuamente reescrita. A habilidade de se adaptar é o que gera a possibilidade de mudar as cognições que não mais se aplicam ao problema presente e torna possível o uso da criatividade para encontrar soluções mais adequadas a cada caso.

**b) Limitações de percepção autoimpostas:** referem-se a uma barreira que surge durante a tentativa de resolver problemas que leva as pessoas a, não intenciosalmente, colocarem limites no desafio a ser resolvido. Um exemplo dessa barreira para a resolução de problemas é a dos pontos em um quadrado. Nesse desafio, existem nove pontos dispostos em um quadrado 3 x 3. A pessoa é solicitada a desenhar não mais do que quatro linhas, sem levantar a caneta ou o lápis do papel, que conectem todos os pontos. Muitas vezes, a pessoa cria uma regra em sua mente de que deve conectar os pontos sem deixar as linhas saírem do quadrado. Há pessoas que são incapazes de pensar fora do quadrado de pontos. Procedimentos padronizados, fixamente estruturados, dessa natureza, em geral, envolvem restrições mentalmente atribuídas à tarefa que não foram explicitadas nas instruções, mas que surgiram do fenomeno de limitação perceptiva inconsciente.

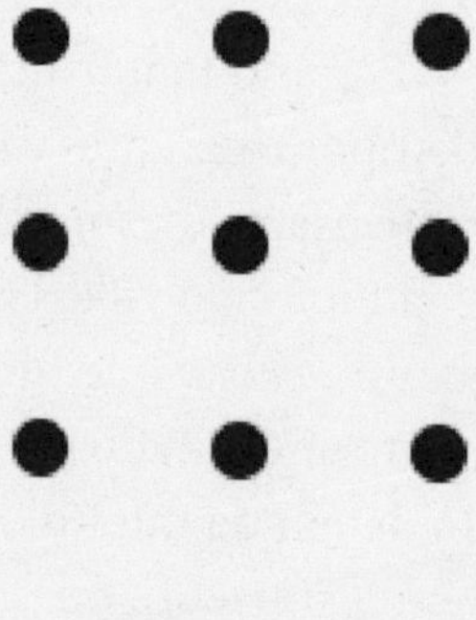

Solução criativa seria fácil se a pessoa não interpretasse a tarefa como impondo normas não existentes, tal como que não se pode extrapolar o quadrado. A solução criativa seria não se limitar ao quadrado visual. (9dots1.png. *Public Domain: No Known Copyright)*

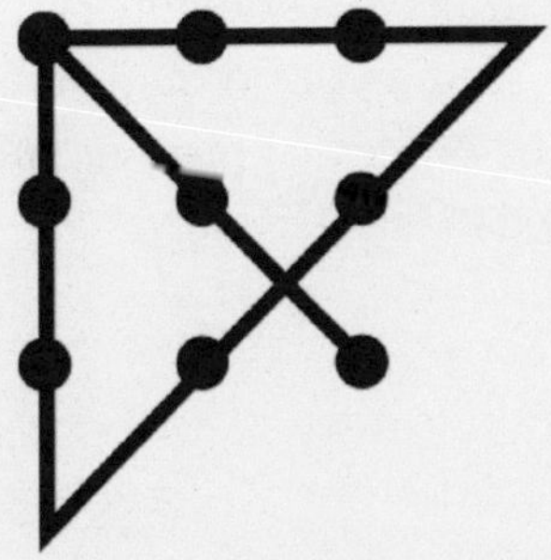

Recentemente, observei esse fenômeno em um local que tinha várias filas de atendimento bem longas e uma com poucas pessoas. Observei que as pessoas que chegavam iam para as filas maiores, perguntei a uma pessoa, porque não ia para a fila mais curta e ela me disse que "não deve ser para todo mundo". Ocorreu aqui justamente a limitação de percepção autoimposta. Esse fenômeno pode ser observado em várias situações nas quais a pessoa se impõe restrições com base naquilo que imagina que seja uma regra, muitas vezes não existente.

c) **Focalizar nas informações irrelevantes ou enganosas:** uma outra limitação muito comum nas pessoas que têm dificuldades com a resolução de problemas é o caso de dar muita atenção ou, até mesmo, focalizar nas informações irrelevantes ou enganosas na busca de um modo de lidar com um desafio presente. Quando se está tentando resolver um problema, é importante distinguir entre informações relevantes para o caso e dados irrelevantes que podem levar a soluções enganosas. Interessante notar que quando um problema é muito complexo, mais fácil se torna se concentrar em informações enganosas ou irrelevantes. Desse modo, é fundamental praticar a habilidade de distinguir entre as duas classes de informações disponíveis.

Um artigo publicado pela Boundless Psychology (2023) analisa algumas estratégias utilizadas para se conseguir revolver vários tipos de problemas. Dentre elas, encontram-se: (a) método algorítmico (procedimento passo-a-passo que produzirá uma solução correta, mas é muito demorado), (b) método heurístico (simplificar problemas complexos, reduzindo o número total de soluções possíveis para um conjunto mais gerenciável), (c) método de tentativa e erro (tentar uma série de soluções diferentes e descartar aquelas que não funcionam) e

(d) método do *insight* (o *insight* pode ocorrer mediante a percepção da semelhança do problema com o qual se lidou no passado, mas, na maioria dos casos, os processos mentais subjacentes que levam ao *insight* acontecem fora da consciência).

### Processos 3 e 4. Considerar somente as condições relevantes para resolver, eliminando informações irrelevantes

O grande psicólogo Albert Ellis (1974) dizia que, para resolver um problema, é necessário tomar a atitude de focar naquilo que para a pessoa é importante e não naquilo que os outros desejariam. Além disso, no seu modelo ABC, Ellis (1962) propôs que a inferência que se faz de certo evento (em A) ativa B (as crenças e avaliações derivadas das crenças). Essas crenças levam a consequências emocionais, comportamentais e cognitivas (C). Desse modo, para se resolver um determinado desafio, torna-se necessário analisar se a percepção que se tem dele está nos ajudando a o resolver ou se está levando a resultados desajustados. Deve-se ressaltar a conexão B e C do modelo ABC e refutar a conexão A e C como sendo verdadeiras, retomando a premissa da TCC "Não são os fatos que geram a perturbação emocional e comportamental, mas o modo como a pessoa avalia a situação". No Baralho da Terapia Racional Emotiva Comportamental de Spadari, Lopes e Lipp (2023) pode-se encontrar uma definição precisa do que se considera A, B e C, tal como:

- **A crítico:** descrição da situação seja ela um acontecimento externo ou uma imagem mental deflagradores de consequências emocionais, comportamentais, reações fisiológicas e ruminações. Para ser acessado, podem ser úteis perguntas como: Onde aconteceu? Como aconteceu? Quando aconteceu? Foi algo externo ou uma imagem mental?
- **A inferencial:** refere-se à interpretação dada aos eventos. São os pensamentos automáticos, mais fáceis de serem acessados.
- **Crença racional/Crença alternativa (B do modelo)**: refere-se às avaliações adequadas do ponto de vista das evidências, lógica e funcionalidade sobre a situação.
- **Crença irracional (B do modelo)**: refere-se às avaliações inadequadas sobre a situação. São significados dados à si-

tuação ativadora desprovidos de evidências, de lógica e de funcionalidade.

- **Comportamento funcional (C do modelo):** ações/comportamentos/condutas adequadas em prol da resolução de um problema, enfrentamento da situação ou expressão de assertividade.
- **Comportamento disfuncional (C do modelo):** ações/comportamentos/condutas inadequadas em prol da resolução de um problema, dificuldade para enfrentar a situação ou inassertividade.

Albert Ellis (1992) propôs adicionalmente o uso do que ele designou de "solução inteligente" que é, ao ser confrontado com uma situação emocionalmente desafiadora, pensar em qual seria o pior cenário possível. À medida que se enfrenta a possibilidade de algo dar extremamente errado e se aprende a lidar com o pior que pode acontecer, os erros e enganos reais passam a parecer menos amedrontadores (Dredze, 2023). Uma medida bastante eficaz é, após o uso de solução inteligente, reexaminar a precisão ou imprecisão dos A's, especialmente se essas crenças estiverem levando a emoções negativas desnecessárias e/ou a uma tomada de decisão ineficaz.

Essas considerações têm por objetivo enfatizar que, na análise das condições relevantes para se chegar à solução de um problema, é fundamental se considerar os fatos de modo objetivo, tendo-se o cuidado de verificar se a intepretação que está sendo dada ao problema contribui ou não para a clareza da situação a ser resolvida. A definição do problema que se deseja resolver precisa ser clara, caso contrário, as estratégias serão inconclusivas quanto a decisão a ser tomada.

## Processo 5. Avaliar as emoções envolvidas como uma variável importante na escolha da solução

De acordo com o modelo ABC de Albert Ellis, a crença (B) e não a situação (A crítico ou inferência) gera as emoções que podem ser saudáveis ou não saudáveis. Se a crença desenvolvida corresponder à realidade e, portanto, for saudável, a emoção resultante será saudável, assim como o comportamento será funcional ou adaptativo. Porém, se a avaliação da situação for irracional, então, a consequência emocional será não saudável e o comportamento será inadequado. As emoções necessitam ser incluídas como variáveis importantes na busca das decisões. Quando não consideradas, elas podem interferir e até impedir que se encontre a solução adequada ao caso. Stefan Hofmann (2022) pontua que a ansiedade generalizada pode gerar preocupação excessiva que parece incontrolável, que interfere na habilidade do ser humano analisar o problema de modo adequado e que, consequentemente, impossibilita a resolução dele. Hofmann enfatiza que a preocupação às vezes é muito difícil de controlar, pois quando a pessoa começa a se preocupar excessivamente, ela não consegue parar, tendo a sensação de que está fazendo algo para resolver a situação, enquanto "na verdade não está fazendo nada para obter uma solução" (p24).

### Processo 6. Integrar e organizar a informação prévia e (7) gerar alternativas

Como pode ser visto, a técnica que estamos discutindo para resolução de problemas tem alguns aspectos semelhantes ao do PDCA em que envolve planejar, executar, checar e agir, utilizando-se os resultados obtidos para ir melhorando a solução que nem sempre é alcançada em um primeiro momento

### Processo 7. Gerar alternativas com *brain storm* com o uso de criatividade

Após organizar as informações, a próxima etapa tem a ver com elaborar vários tipos de soluções que poderiam ser utilizadas. Nessa etapa, é importante usar a criatividade sem censura prévia, deixando as ideias fluírem livremente.

### Processo 8. Estabelecer diferença entre soluções em curto e em longo prazo e suas consequências

Este é um dos aspectos mais importantes a ser considerado, pois tem a ver com o dilema hedonismo imediato versus a busca da resolução real do problema. No hedonismo imediato, decide-se a favor de algo que amenize a situação/conflito no momento sem que de fato tenha necessariamente alcançado uma solução para essa/esse. Seria o caso do professor que, na sala de aula, toma uma atitude de ignorar o aluno que usa celular para evitar um conflito na sala e que, assim agindo, pensando somente no momento presente, acaba perpetuando o uso indevido do celular em sua aula. Semelhante também a pessoa portadora de diabetes que, pensando somente no imediato, come os doces que lhe dão prazer no momento, ignorando as consequências para sua sobrevivência em longo prazo. Muitas vezes, também, concentramos nossa atenção em demandas de curto prazo, porque não queremos nos confrontar com o futuro. Essas ações nos permitem nos esconder de nossos verdadeiros sentimentos. O medo é uma resposta antecipatória, temos medo do que ainda está para acontecer e temos a tendência de preencher nossas dúvidas com possíveis eventos negativos. Assim, às vezes, deixamos de agir do modo que seria o ideal para resolver o problema em foco. Nesses casos, não é fora do comum que a pessoa utilize uma solução de curto prazo. Há de se entender que, em certas situações, soluções a curto prazo são extremamente úteis, principalmente quando a tarefa é complexa e demorada, porém quando medidas de curto prazo são utilizadas, é necessário que estejam dentro de um planejamento de obtenção de metas em longo prazo também. Para sair do marasmo emocional que paralisa, deve-se começar com pequenas metas. Em vez de ignorar a necessidade de tomar uma decisão, é importante começar tomando alguma medida, mesmo que pequena, na direção desejada. Qualquer movimento aumenta a probabilidade de se conseguir implementar uma solução de longo prazo.

### Processo 9. Avaliar e selecionar alternativas incluindo emoções, preferências e expectativas

Entre as alternativas de solução de problemas igualmente eficazes, é importante que se opte por aquela que trará mais satisfação, orgulho e motivação para as pessoas envolvidas, não somente para a própria pessoa, mas também para os outros que serão impactados pela solução encontrada.

### Processo 10. Implementar a solução

Embora essa etapa pareça lógica, isto é, pensar que após se decidir sobre que solução tomar, ela seja implementada, nem sempre isso ocorre. Segundo Skinner (1978), resolver um problema é mais do que emitir a resposta que será a solução. Implica ainda em dar os passos necessários para tornar a resposta-solução mais provável de ocorrer, geralmente promovendo mudanças no ambiente ou no próprio comportamento. A resolução de problema implica, portanto, na produção de variação de respostas para que seja aumentada a probabilidade de uma delas ser reforçada pela consequência; ou seja, pela solução do problema. A variação de respostas ocorre pela mudança do comportamento do solucionador ou em função das modificações do ambiente, que podem ser produzidas, operando-se diretamente sobre as contingências desse ambiente ou, então, indiretamente por meio de mudanças nas descrições verbais dessas contingências.

Muitas vezes, horas são perdidas na busca de solução encontrada, mas não utilizada. E a incoerência dessa atitude cria uma série de problemas não só para quem não a põe em prática, mas também para outros da família ou amigos. Se o caminho certo foi descoberto, pensado, analisado e escolhido, por que o ser humano muitas vezes não o trilha? Aspectos emocionais estão sempre na base dessa aparente incongruência. Nesses casos, deve-se voltar ao item 9 e verificar se a solução escolhida, de fato, corresponde ao que emocionalmente se deseja. Há outros fatores que podem estar atuando como o medo. O medo nos paralisa e leva a comportamentos contraproducentes. Adiamos a tomada de medidas, porque temos medo de piorar as coisas. Pode também existir o medo de ser rejeitado ou de desagradar a alguém ou dificuldade de ser assertivo, falta de autoconfiança ou *stress* emocional que será discutido mais adiante.

### Processo 11. Monitorar o processo e (12) avaliar os resultados

É fundamental que sempre se avalie os resultados das decisões tomadas de modo a se decidir se o problema foi de fato resolvido ou se devemos nos apropriar do conhecimento gerado pela própria tentativa de solução para a melhorar. Nenhuma situação conflituosa deve ser deixada sem análise da eficácia de solução dada. Para tanto, é necessário ter parâmetros de medição e levar em consideração que há uma multiplicidade de aspectos a serem considerados. Muitas vezes, não se atinge a solução completamente, mas a parte resolvida compensa a energia investida na sua busca.

Com muita frequência, temos visto pessoas que parecem paralisadas na busca da solução de algum problema ou mesmo que não conseguem colocar em prática a solução selecionada. Nesses casos, torna-se relevante analisar o papel do *stress* e como a tensão excessiva interfere no processo de busca de soluções.

## Efeito negativo do *stress* emocional como variável de interferência no processo de tomada de decisão

*Stress* é uma reação que temos diante de algo que demande um esforço significativo para nos adaptarmos ao que está acontecendo (Lipp et al., 2007). Pode também ser definido como um estado de tensão mental e físico que produz um desequilíbrio no funcionamento global do ser humano e enfraquece seu sistema imunológico. O *stress* resulta de uma interação entre a pessoa e o mundo em que ela vive, pois o modo como ela percebe e interpreta o seu ambiente é, muitas vezes, o fator preponderante para determinar que reação ela terá, por isso é possível que uma pessoa reaja diferente aos mesmos eventos.

A habilidade de todos os seres vivos se adaptarem às mudanças e aos estressores é de inegável importância para garantir a sobrevivência, portanto, doses pequenas ou moderadas de desafios podem ser positivas e motivam para a ação. Quando existe uma hipossuficiência de recursos ou porque a pessoa é muito vulnerável geneticamente ou devido à ausência de estratégia de enfrentamento ou ainda pela gravidade ou intensidade do estressor presente, o organismo pode ser afetado em sua plenitude com consequências graves para sua saúde física ou mental. Em doses excessivas, o *stress* tem a capacidade de destruir e de desequilibrar o funcionamento físico e mental (Lipp et al., 2011).

### *O Modelo Quadrifásico*

O *stress* se desenvolve em etapas de gravidade conforme o Modelo Quadrifásico que é importante ser analisado, pois, dependendo da fase do processo de *stress*, seu impacto é diferenciado no processo de busca de solução conforme a pesquisa desenvolvida por Thompson et al. (2022) indica. Nessa pesquisa, foi verificado que quando o *stress* é muito intenso, o ser humano tem a tendência de não usar as estratégias competentes para lidar com os desafios.

*Fase de Alerta:* nesse estágio do desenvolvimento do *stress*, a pessoa necessita produzir mais força e energia a fim de poder fazer face ao que está exigindo dela um esforço maior. O processo autorregulatório se inicia com um desafio ou ameaça percebida. O mecanismo de luta ou fuga, Cannon (1939), ocorre, havendo produção de noradrenalina pelo sistema nervoso simpático e adrenalina pela medula da suprarrenal. As células do córtex das suprarrenais descarregam seus grânulos de secreção hormonal na corrente sanguínea, com isso, ocorrendo o gasto das reservas de hormônio das glândulas. Nessa fase, ocorre dilatação do córtex da suprarrenal, e o sangue se torna mais concentrado. As mudanças hormonais que resultam na fase de alerta contribuem para que haja aumento de motivação, entusiasmo e energia, o que pode, desde que não excessivo, gerar maior produtividade no ser humano, conforme mencionado por Lipp e Malagris (2011). Há, no entanto, sempre uma quebra na homeostase nessa fase, pois o esforço maior despendido não visa à manutenção da harmonia interior, mas sim ao enfrentamento da situação desafiadora.

*Fase de Resistência:* nesse estágio, ocorre um aumento na capacidade de resistência acima do normal, o córtex das suprarrenais acumula grande quantidade de grânulos de secreção hormonal segregados e, com isso, o sangue se apresenta diluído. Lipp e Malagris (2011) enfatizam que, nessa fase, há sempre uma busca pelo reequilíbrio, ocorrendo uma utilização grande de energia, o que pode gerar a sensação de desgaste generalizado sem causa aparente e dificuldades com a memória, dentre outras consequências. A falta de memória é sinal de que a demanda ultrapassou a capacidade da pessoa lidar com a situação presente. A homeostase, quebrada na fase de alerta, volta a ocorrer pelo menos temporariamente. Quanto maior é o esforço que a pessoa faz para se adaptar e restabelecer a harmonia interior, maior é o desgaste do organismo. Quando o organismo consegue proceder a uma adaptação completa e resistir ao estressor adequadamente, o processo do *stress* se interrompe sem sequelas.

*Fase de Quase Exaustão:* nesse ponto do processo, o *stress* evolui para a fase de quase exaustão, quando as defesas do organismo começam a ceder e ele já não consegue resistir às tensões e restabelecer a homeostase interior. Há momentos em que ele consegue resistir e se sente razoavelmente bem e outros em que não consegue mais. É comum nessa fase a pessoa sentir que oscila entre momentos de bem-estar e tranquilidade e momentos de desconforto, cansaço e ansiedade. Algumas doenças começam a surgir, demonstrando que a resistência já não está tão eficaz.

*Fase de Exaustão:* nesse estágio, há uma quebra total da resistência e alguns sintomas que aparecem são semelhantes aos da fase de alarme, embora sua magnitude seja muito maior. Há um aumento das estruturas linfáticas, exaustão psicológica em forma de depressão e exaustão física na forma de doenças que começam a aparecer, podendo ocorrer a morte como resultado final.

O Modelo Quadrifásico é bastante preciso, pois, permite identificar e separar momentos distintos de um processo que pode culminar com exaustão. Na fase de resistência, a pessoa mobiliza suas energias de reserva e, por isso, frequentemente, chega ao pico de sua produtividade, a um estágio de desempenho que é o máximo do que é capaz. Assim sendo, curiosamente, o ponto de maior resistência do organismo coincide com aquele de maior produtividade. Ironicamente, esse pico de produtividade é também o ponto imediatamente anterior à quebra do organismo. No momento em que o ser humano utiliza todas as suas reservas e energia para fazer face ao estressor ou a estressores que o ameaçam em um momento específico. Chegar à fase de resistência muitos chegam, porém, permanecer nela por tempo prolongado é impossível sem consequências graves ao organismo. Inevitavelmente, o processo de *stress* se agravará.

Os sintomas que surgem dependem do nível de gravidade do estado em que o indivíduo se encontre, que pode ser diagnosticado com o uso de um teste psicológico chamado Inventário de Sintomas de *Stress* de Lipp (2022). Esse teste permite identificar se a pessoa tem *stress*, qual a gravidade do problema e se a vulnerabilidade presente se manifesta mais na área física ou psicológica.

Um dos sintomas do *stress* excessivo é o pensamento circular. Esse é um dos efeitos do *stress* emocional que mais afeta a resolução de problemas. Quando o indivíduo está muito estressado, o pensamento sobre determinado problema a ser resolvido passa a girar repetidamente sem parar na mente humana, sem levar à resolução ou à decisão sobre o que está gerando a preocupação. A ansiedade surge e o problema passa a ser visto com muita dificuldade. Os processos mentais mencionados nos itens 6 e 7 do Quadro "Processos mentais envolvidos na resolução de problemas emocionais" tornam-se significativamente prejudicados. Surge a dificuldade de integrar e organizar as informações disponíveis e ocorre um déficit relacionado a gerar alternativas, pois a criatividade fica tão reduzida que a pessoa não consegue conceber ideias ou conceitos novos, passando a funcionar em nível somente da rotina ou do corriqueiro. Desse modo, decisões quando o nível de *stress* está alto, em geral, são difíceis de serem tomadas devido ao pensamento circular que ocorre em função da ansiedade que é desencadeada. Além disso, a pesquisa desenvolvida por Thompson et al. (2022) revelou que à medida que o nível de *stress* aumenta significativamente, as pessoas tendem a usar menos as estratégias de *coping* ativas e passam a utilizar mais mecanismos como autorrecriminação, culpa, negação e uso de substâncias tóxicas. Esses dados confirmam os achados em um artigo de revisão de literatura cientifica realizado por Starcke e Brand (2012), que mostrou que, de fato, a habilidade de se encontrar solução para os problemas fica significativamente prejudicada quando o nível de *stress* está elevado.

Quando se considera que o *stress* (definido como uma reaçao a uma situação presente) e a ansiedade (definido como um estado de alerta, um aviso) são biologicamente programados para nos ajudar a superar predadores e ameaças, poderia se pensar que essas condições facilitariam a busca de soluções para que pudéssemos sobreviver. O que, então, explica a ligação negativa entre ansiedade, *stress* e tomada de decisão? De acordo com a neurocientista inglesa Carolyn Leaf (2022), quando o *stress* ocorre (fase do alerta) há um aumento do fluxo sanguíneo e dos níveis de oxigênio que dão suporte a função cerebral ideal. Isso possibilita uma tomada de decisão excelente, pois a pessoa consegue usar memórias prévias e informações armazenadas no cérebro para avaliar as opções existentes e escolher a solução adequada. Porém, quando o *stress* se torna intenso ou excessivo, os vasos sanguíneos se contraem em vez de se expandir, diminuindo o oxigênio e o fluxo sanguíneo para o cérebro, entre outras alterações neurofisiológicas debilitantes. Quando o *stress* é gerenciável, as ondas cerebrais funcionam em harmonia, mas, no *stress* excessivo, essa sintonia é quebrada e o córtex pré-frontal – a área do cérebro responsável por influenciar a atenção, a impulsividade, a memória e o raciocínio -- sai de seu funcionamento normal. Essa quebra na atividade cerebral produz a reação de busca da sobrevivência, a reação de *luta ou fuga*, que leva a pessoa a focar no problema do momento, não conseguindo acessar adequadamente experiências passadas e informações críticas para a tomada de decisão.

Essa dificuldade de vislumbrar possíveis soluções até para problemas menos complicados, sem dúvidas, precisa ser considerada quando a pessoa se encontra em estado de *stress* elevado. Nessa condição, decisões importantes são desaconselhadas antes que a pessoa volte a um relativo estado de controle de ansiedade e *stress*. Recomenda-se, para quem estiver contemplando tomada de decisões importantes e que notem que seu nivel de *stress* está excessivo, um programa *antisstress* que envolva uma rotina de exercícios de relaxamento, respiração profunda e que passe pelo treino de controle do *stress* de base cognitivo comportamental antes da tomada de decisao final. Enfim, reduzir o *stress* do momento ou adiar a tomada de decisões.

## Conclusão

Muitas são as variáveis envolvidas na solução de problemas, o ser humano toma decisões o dia todo por toda sua vida. Os professores, em sua sala de aula, são levados a tomar decisões minuto a minuto. Decisões estas de grande impacto para seus alunos. Para que isso possa ser feito com clareza e sem a interferência do *stress* e da ansiedade, é necessário que eles aprendam a gerenciar suas emoções e usar uma metodologia já comprovada na busca da solução, se não ideal, mas daquela que sirva de base para que a solução mais apropriada surja a qualquer hora em sua mente e colabore para que seus alunos consigam aprender e progredir na árdua tarefa de se tornarem bons cidadãos.

## Resolução de problemas e controle do *stress*: benefícios para o ambiente acadêmico e para a qualidade de vida

Saber resolver problemas envolve o uso de estratégias efetivas para que o indivíduo possa lidar de modo produtivo com estressores do cotidiano. Considerando o contexto escolar, com a variedade de problemas e estressores que podem estar presentes, é fundamental o treino de resolução de problemas para que todos os segmentos estejam protegidos de sofrimentos que poderiam ser evitados.

A pessoa que aprende a resolver problemas passa a contar com um modo de lidar com adversidades e estressores que pode ser aplicado nos diversos contextos em que vive e não só naquele no qual foi treinado. Isso, porque a técnica se trata de um novo modo de se organizar cognitivamente, regular as emoções e ter comportamentos voltados à solução independentemente do tipo de problema. Segundo Nezu et al. (2020), a visão atualizada dessa técnica é que se baseia em um modelo biopsicossocial, pois contribui para melhorar a saúde física e mental, assim como para que o indivíduo lide de modo eficaz com estressores do cotidiano, ou seja, torne-se mais resiliente.

Segundo Nezu e Perri (1989), o treino de solução de problemas influencia a forma como o indivíduo avalia os eventos possivelmente estressantes e tem o potencial de motivá-lo para o uso da própria técnica, assim como gera aumento no senso de autoeficácia. Desse modo, ocorre um aumento no senso pessoal de competência.

Estudo realizado por Piovesan e Batistoni (2012) com cuidadores de idosos dependentes encontrou que quanto mais se usava o estilo evitativo diante dos problemas, maior era o nível de sobrecarga/*stress*. Observaram, em suas análises, que esse estilo se mostrou um preditor significativo de sobrecarga/*stress* nos participantes. Apesar de o estudo ter sido realizado com cuidadores de idosos, pode-se refletir sobre o fato de que não enfrentar o problema pode, de um modo geral, trazer prejuízos ainda maiores para aquele que já está lidando com uma situação que lhe parece difícil. Considerando o nível de *stress* que evitar ou procrastinar diante de um problema proporcionam, aprender formas de solucionar problemas pode representar um grande benefício para o indivíduo em todos os contextos, incluindo o ambiente escolar.

Estudo realizado por Cabral (2009), com professores na cidade de Itajaí, SC, Brasil, revelou que as estratégias de fuga e esquiva estavam diretamente relacionadas a mais eventos estressores e a mais sintomas de *stress*. Tal resultado indica, assim como no estudo acima, que enfrentar o problema, ao invés de evitá-lo, pode ser mais benéfico, mas, para isso, os professores precisam ter ou adquirir estratégia de resolução de problemas. Importante lembrar que, além dos professores, os gestores também necessitam ter formas produtivas de enfrentar os problemas, assim como oferecerem estratégias positivas para os alunos.

Convém ressaltar que a escola é um local que envolve uma grande responsabilidade com a formação de crianças e deixar de resolver problemas, quando surgem, pode significar um grande desserviço para contexto específico e para a sociedade. É necessário que se tome consciência dos problemas (por exemplo, condições físicas ambientais inapropriadas, clima organizacional deficitário, problemas emocionais e comportamentais de alunos e professores, presença de *bullying*, relações interpessoais conflituosas, problemas disciplinares e de desempenho) para que sejam bem definidos e que soluções sejam implementadas.

Não só as crianças serão beneficiadas, mas todos os envolvidos no contexto, incluindo professores, gestores e demais profissionais. Muitas consequências podem ser evitadas como doenças físicas, depressão, ansiedade, dentre outras possibilidades de prejuízos. A resolução de problemas pode ser uma importante ferramenta para que crianças e adultos se sintam fortalecidos e mais resilientes diante de dificuldades. Problemas insolúveis podem levar à desesperança, ao desinteresse pela escola, pelo estudo e pelas relações sociais, gerar isolamento e um senso de impotência. Quando se acredita que as situações adversas podem melhorar, havendo, portanto, uma expectativa positiva, o investimento emocional e comportamental do ser humano é maior e, assim, emoções positivas se tornam prevalentes.

Conforme afirmam Vieira e Bussolotti (2018, p.49), "os problemas educacionais são complexos e demandam uma ação articulada e conjunta na superação das dificuldades do cotidiano escolar". Logo, as dificuldades devem ser enfrentadas de um modo que cada segmento contribua dentro das suas possibilidades e nível de envolvimento na situação.

O *stress* pode envolver sintomas, como irritabilidade, hipersensibilidade, mal humor, ansiedade, apatia, dentre outros, a depender da fase em que a pessoa se encontra (Lipp & Malagris, 2011). Sendo assim, a pessoa estressada pode ter mais dificuldade de resolução de problemas do que quando não está sob *stress* e, inclusive, pode ser um agente promotor de problemas, especialmente, na esfera interpessoal. Portanto, o controle do *stress* pode ajudar nos dois sentidos, e técnicas de resolução de problemas podem ser ferramentas para administração do *stress*.

No caso específico dos alunos, é importante lembrar, como afirmam Lipp et al. (2002), que a resistência que a criança desenvolve na vida diante de adversidades é determinada pela maneira como ela aprendeu a lidar com o *stress* na infância. Logo, se o ambiente escolar oferecer a possibilidade de a criança aprender estratégias de controle do *stress* que incluam estratégias de resolução de problemas, haverá um grande ganho não só para a criança, mas também para os demais contextos em que estiver inserida. Os professores e gestores, assim como os demais funcionários do ambiente escolar, podem também ter muitas vantagens com o desenvolvimento de estratégias de manejo do *stress*, já que o a qualidade de vida do indivíduo está diretamente relacionada à capacidade que a pessoa tem de lidar com adversidades (Lipp & Malagris, 2011).

Enfim, todo o contexto sairá ganhando com a implementação de estratégias de controle do *stress* que incluam técnicas de resolução de problemas. Relações mais saudáveis, ambientes mais confortáveis e agradáveis, podem contribuir para um dia a dia mais feliz, promovendo a satisfação no trabalho para os profissionais e uma melhor aprendizagem para os alunos.

## Conclusão

O tema resolução de problemas no contexto escolar é de suma importância, considerando a variedade de problemas que podem estar presentes nesse ambiente e as consequências, muitas vezes, nefastas, que sobrevêm. Observam-se desde problemas relacionados ao ambiente físico, ao clima organizacional, assim como questões de relacionamento interpessoal, dificuldades emocionais, presença de *bullying*, fatores referentes ao desempenho e disciplina dos alunos, além daqueles ligados às habilidades pessoais e acadêmicas de docentes e gestores. Convém ressaltar novos problemas que surgiram com a pandemia do coronavírus no início de 2020 e que ainda hoje têm seus reflexos negativos na comunidade acadêmica, exigindo muita habilidade e criatividade para os enfrentar.

Conhecer e aplicar estratégias adaptativas e efetivas para solucionar problemas é de grande relevância para todos os segmentos envolvidos no ambiente acadêmico. Antes de mais nada, é importante que a comunidade identifique os problemas presentes no contexto e conheça o que é resolução de problemas. A partir de então, técnicas específicas podem ser aprendidas e implementadas. Existem várias estratégias e, neste capítulo, algumas delas, já testadas e de comprovada eficácia, são apresentadas. Existem passos básicos que precisam ser seguidos para que o objetivo seja alcançado, o que, em geral, exige treinamento por parte de cada indivíduo. Além do conhecimento e de um bom treinamento em técnicas de resolução de problemas, temos que lembrar que o *stress* excessivo, quando presente, interfere na habilidade de se identificar problemas e buscar soluções apropriadas. Portanto, mostra-se importante, além do conhecimento específico de estratégias efetivas de solução de problemas, o conhecimento sobre o processo do *stress* no contexto escolar por parte de gestores e professores. Desse modo, podem se tornar aptos a perceber quando o *stress* excessivo está presente em si próprios, nos alunos e no ambiente como um todo. No entanto, somente o conhecimento sobre o *stress* e aprender a identificar sua presença não é suficiente.

É importante que se aprenda e implemente estratégias de prevenção e controle do *stress*, o que se constitui em um passo fundamental para que os problemas sejam enfrentados de modo apropriado. O indivíduo com *stress* excessivo pode perder sua capacidade e habilidade de lidar de modo adequado com os problemas e, ainda, pode ser um promotor do *stress* em outras pessoas ao seu redor, contribuindo para um clima organizacional estressado. São muitos os benefícios para estudantes, professores, gestores e para o ambiente acadêmico em geral. O desenvolvimento de estratégias de resolução de problemas e do controle do *stress* contribui para que os problemas não sejam obstáculos para um ambiente de qualidade que propicie bem-estar para todos e atinja seus objetivos.

## Referências

Azevedo, G. A. N., Rheingantz, P. A., & Bastos, L. E. G. (2004). *O Espaço Da Escola Como O "Lugar" Do Conhecimento: Um Estudo De Avaliação*

*De Desempenho Com Abordagem Interacionista.* Publicado nos Anais do NUTAU'2004. São Paulo:FAUUSP, 2000. CD-ROM. Recuperado em 2 de novembro de 2022 de http://www.prolugar.fau.ufrj.br/wp-content/uploads/2017/10/escola-lugar_nutau_2004_gae.pdf.

Bastos, C.S.L.S. (2020). Indisciplina: grande obstáculo ao ensino e à aprendizagem. *Brazilian Journal of Development*, *6*(6), 41241-41253. https://doi.org/10.34117/bjdv6n6-603.

Bayart, D. (2001) Walter Andrew Shewhart, .Em. C. C. Heyde & E. Seneta (Eds) *Statisticians of the Centuries* New York: Springer, 398–401.

Beck, J.S. (2022). *Terapia Cognitivo-comportamental: teoria e prática*. 3ª. Ed. Porto Alegre: Artmed.

Bedani, M. (2006). Clima organizacional: investigação e diagnóstico: estudo de caso em agência de viagens e turismo. *Psicologia para América Latina*, (7) Recuperado em 14 de julho de 2020 de http://pepsic.bvsalud.org/scielo.php?script=sci_arttext&pid=S1870-350X2006000300011&lng=pt&tlng=pt.

Borba, B. M. R., & Marin, A. H. (2018). Problemas emocionais e de comportamento e rendimento escolar em adolescentes. *Psico*, *49*(4), 348–357. https://doi.org/10.15448/1980-8623.2018.4.2694.

Bordin, I. A., Rocha, M. M., S. Paula, C.S., Teixeira, M.C.T.V., Achenbach, T.N. Rescorla. L.A., & F. M. Silvares, E.F.M. (2013). Child Behavior Checklist (CBCL), Youth SelfReport (YSR) and Teacher's Report Form (TRF): na overview of the development of the original and Brazilian versions. *Cadernos de Saúde Pública*, *29*(1), 13-28. https://doi.org/10.1590/S0102-311X2013000100004.

Borges, A.K.S., & Dellazzana-Zanon, L.L. (2019). *Revista Educação Especial Santa Maria*, *32*. Disponível em: https://periodicos.ufsm.br/educacaoespecial Bullying e inclusão no Ensino Fundamental I: ações de professores1 Bullying and inclusion in elementary education I: teacher actions Bullying e inclusión en la escuela primaria: acciones de daestros. https://doi.org/10.5902/1984644431773.

Boundless Psychology (2023). *Cognition. Problem solving.* Recuperado em 6 de janeiro de 2023 de https://www.coursehero.com/study-guides/boundless-psychology/problem-solving/.

Bruner, Jerome (2009). *Realidade Mental Mundos Possíveis.* Porto Alegre: Artmed.

Cabral, V. (2009). *Estresse e estratégias de enfrentamento em professores de escolas públicas* (Trabalho de Conclusão de Curso).

Universidade do Vale do Itajaí, Vale do Itajaí, Santa Catarina, Brasil.
Cannon, W.B. (1939). *The wisdom of the body* (2nd ed.). Norton & Co.

Carneiro, L.S. (2019). *Arquitetura escolar inclusiva: moldando o espaço físico para a educação* (Trabalho de Conclusão de Curso). Instituto Ensinar Brasil Faculdades Unificadas de Teófilo Otoni, Teófilo Otoni, Minas Gerais, Brasil.

Costa, L. C. (2018). *O bullying na escola: análise de uma instituição pública de ensin o médio da cidade de Caicó-RN* (Trabalho de Conclusão de Curso), Universidade Federal do Rio Grande do Norte, Caicó, Rio Grande do Norte, Brasil.

de Sá Xavier, J. F. (2022). A relevância da inteligência emocional na gestão de conflitos no ambiente escolar. *Revista Gestão e Conhecimento, 16*(1), 206-219. https://doi.org/10.55908/RGCV16N1-014.

Del Prette, Z. A. P., & Del Prette, A. (2005). *Psicologia das habilidades sociais na infância: teoria e prática.* Petrópolis: Vozes.

*Dredze*, J. (2023). The elegance of na elegant solution. Recuperado *em 10 de janeiro de 2023* de *https://albertellis.org/2017/11/the-elegance-of-an-elegant-solution/.*

Elali, G.A. (2003). O ambiente da escola – o ambiente na escola: uma discussão sobre a relação escola–natureza em educação infantil. *Estudos de Psicologia 8*(2), 309-319. http://dx.doi.org/10.1590/S1413-294X2003000200013.

Elias, S., L. C., Marturano, E. M., & Almeida Motta-Oliveira, A. M. (2012). Eu posso resolver problemas: Um programa para o desenvolvimento de habilidades de solução de problemas interpessoais. *Temas em Psicologia, 20*(2), 521-535. http://dx.doi.org/10.9788/TP2012.2-18.

Ellis, A. (1962). *Reason and Emotion in Psychotherapy.* NY: Lyle Stuart.

Ellis, A. (1974). *Humanistic Psychotherapy*, NY McGraw, 1974 Sagarin ed.

Ellis, A. (1992). *Questionnaire: The elegant solution to emotional and behavioral problems. Al*bert Ellis Institute, New York.

Freitas Vieira, M., & da Silva, C. M. S. (2020). A Educação no contexto da pandemia de OVID-19: uma revisão sistemática de literatura. *Revista Brasileira de Informática naEducação, 28*, 1013-1031. https://doi.org/10.5753/rbie.2020.28.0.1013.

Gauy, F. V. (2016). Crianças e adolescentes com problemas emocionais e comportamentais têm necessidade de políticas de inclusão escolar? *Educa em Revista, 59*, 79-95. https://doi.org/10.1590/0104-4060.44687.

Hofmann, S. (2022). *Lidando com a ansiedade*. Porto Alegre: Artmed.

Kunkel, J. H. (1987). The future of JABA: A comment. *Journal of Applied Behavior Analysis, 20*, 329–333.

Leaf, C. (2022). *Cleaning up your Mental Mess*. Ryefield books: London. 9dots1.png. Public Domain: No Known Copyright.

Leme, M. I. S. (2004). Resolução de conflitos interpessoais: interações entre cognição e afetividade na cultura. *Psicologia: Reflexão e Crítica, 17*(3), 367-380. https://doi.org/10.1590/S0102-79722004000300010 .

Lipp, M. E. N. (2022) *Manual do Inventário de Sintomas de Stress Revisto*. SP: Nila Editora.

Lipp, M. E. N., Arantes, J. P., Buriti, M. D. S., & Witzig, T. (2002). O estresse em escolares. *Psicologia escolar e educacional, 6*, 51-56. https://doi.org/10.1590/S1413-85572002000100006.

Lipp, M.E.N., Malagris, L.E.N., & Novais, L.E. (2007) *Stress ao longo da vida*. São Paulo: Icone Editora.

Lipp, M. E. N., & Malagris, L. E. N. (2011). Estresse: Aspectos históricos, teóricos e Clínicos. In Bernard Rangé (Org.). *Psicoterapias cognitivo-comportamentais um diálogo com a psiquiatria* (617-632). 2a edição. Porto Alegre: Artmed.

Melo, W.V., Oliveira, I. R., Fava, D.C., & Bakos, D.S. (2014). Automonitoramento e Resolução de Problemas. In Wilson Melo (Org.). *Estratégias Psicoterápicas e Terceira Onda em Terapia Cognitiva* (83-114). Novo Hamburgo: Sinopsys.

Moreira, J. A., Henriques, S., & Barros, D. M. V. (2020). Transitando de um Ensino remoto emergencial para uma educação digital em rede, em tempos De pandemia. *Dialogia, 34*, 351-364. https://doi.org/10.5585/Dialogia.N34.17123.

Moro, R. A. (2005). Ergonomia da sala de aula: constrangimentos posturais impostos pelo mobiliário escolar. *Revista Digital, 10*(85), 1 Recuperado em 8 de setembro de 2022 de https://www.efdeportes.com/efd85/ergon.htm.

Nezu, A. M., & Perri, M. G. (1989). *Social problem-solving therapy for unipolar depression: An initial dismantling investigation. Journal of Consulting and Clinical Psychology, 57*(3), 408–413. https://doi:10.1037/0022-006x.57.3.408.

Nezu, A.N., Nezu, C.M., & Greenfield, A. (2020). Solução de problemas. In: Steven Hayes & Stepan Hofman. *Terapia Cognitivo-comportamental baseada em processos: ciência e competências clínicas* (215-224). Porto Alegre: Artmed.

OECD (2012). Development Co-operation Report on *Lessons in linking sustainability and development* Recuperado em 6 de janeiro de 2023 de https://www.oecd.org/development/dcr2012.htm.

Piovesan, M., & Batistoni, S.S.T. (2012). Habilidades de resolução de problemas e estresse entre cuidadores de idosos dependentes. *Revista Kairós Gerontologia, 15*(5), 95-116. https://doi.org/10.23925/2176-901X.2012v15i3p95-115.

Ramos, E.A. (2019). Bullying no Ambiente Escolar: Como surge e quais são as características de um agressor? *Educação, Psicologia e Interfaces, 3*(1), 7-17 https://doi.org/10.37444/issn-2594-5343.v3i1.121.

Rodrigues, M. C., Dias, J. P., & Freitas, M. D. F. R. L. D. (2010). Resolução de problemas interpessoais: Promovendo o desenvolvimento sociocognitivo na escola. *Psicologia em Estudo, 15*, 831-839. Recuperado em 02 de novembro de 2022 https://www.scielo.br/j/pe/a/cwjJhxrhB9xJHjjzL4xbrDk/?format=pdf&lang=pt.

Santos, C. S. (2020). Educação escolar no contexto de pandemia: algumas reflexões. *Revista Gestão & Tecnologia, 1*(30), 44-47. Recuperado em 25 de janeiro de 2023. https://www.faculdadedelta.edu.br/revistas3/index.php/gt/article/view/52/41.

Santos, L. J., & Paranhos, M. S. (2017). Os trabalhadores das Equipes de Saúde da Família no Rio de Janeiro: aspectos da liderança em pesquisa de clima organizacional. *Ciência & Saúde Coletiva, 22*(3), 759–770. https://doi.org/10.1590/1413-81232017223.33112016.

Skinner, B. F. (1978). *O Comportamento Verbal*. SP: Universidade de São Paulo.

Skinner, B. F. (1999). The Behavior of Organisms aos Cinqüenta Anos. In *Questões Recentes na Análise Comportamental.* Campinas, SP: Papirus..m

Soares, J.F. (2004). O efeito da escola no desempenho cognitivo de seus alunos. *Revista Electrónica Iberoamericana sobre Calidade. Eficacia y Cambio em Educación, 2*(2), 83-104. Recuperado em 2 de novembro de 2022 de file:///C:/Users/lucia/Downloads/Dialnet- OEfeitoDaEscolaNoDesempenhoCognitivoDeSeusAlunos-1065065%20(1).pdf.

Spadari. G.F., Lopes, T., & Lipp, M.E.N. (2023) *Baralho da Terapia Racional Emotiva Comportamental.* Porto Alegre: Sinopsys.

Souza, L.N. (2018). *Arquitetura Escolar, Parâmetros de Projeto e Modalidades De Aprendizagem* (Dissertação de Mestrado). Faculdade de Engenharia Civil, Arquitetura e Urbanismo da Unicamp, Campinas, Brasil.

Starcke K, Brand M. (2012). Decision making under stress: a selective review. *Neurosci Biobehav Rev. 36*(4):1228-48. doi: 10.1016/j.neubiorev.2012.02.003.

Thompson,M. D, Draper, B.S, ,& Kreitler, C.M. (2022). The relationship between stress, coping strategies, and problem solving skills among college studentes. *Inquiries, 14* (3),1-2.

Vieira, A. E. R., & Bussolotti, J. M. (2018). Gestão escolar. *Interação-Revista de Ensino, Pesquisa e Extensão, 20*(1), 45-70. https://doi.org/10.33836/interacao.v20i1.167.

Yoshida, C. (2019). *Indisciplina na escola: o que fazer?* (Dissertação de Mestrado). Universidade Federal de Lavras, Lavras, Minas Gerais, Brasil.

CAPÍTULO 9

# Autoeficácia e Resiliência ao *Stress*

Tátila Martins Lopes

*Thomas Edison fez 1000 tentativas sem sucesso para invenção da lâmpada. Um repórter lhe perguntou: "Como você se sente por ter falhado 1000 vezes?" Edison respondeu: "Eu não falhei 1000 vezes. A lâmpada foi uma invenção de 1000 passos."*

*"A cada tentativa. A cada falha. Não importa. Tente novamente. Falhe novamente. Falhe melhor!"*

Samuel Beckett

## Introdução

### *Conceitos gerais*

De acordo com a teoria cognitiva postulada por Bandura (1997), o conceito de autoeficácia se refere às crenças de cada pessoa sobre suas percepções de capacidade para planejar, organizar e executar ações que sejam necessárias para que se consiga atingir uma meta. Dessa forma, crenças de autoeficácia afetam virtualmente cada contexto da vida de todas as pessoas, tendo o poder de fazer a diferença em como elas pensam, sentem e agem. Logo, afeta as escolhas da vida, o nível de motivação, a qualidade de funcionamento, a resiliência às adversidades e a vulnerabilidade ao *stress* e depressão.

Para Bandura, a autoeficácia tem origem a partir de cinco fontes: experiência de desempenho, aprendizagem vicária, persuasão social e estados afetivo e físico. A seguir, cada uma delas será brevemente explanada.

a) *experiência de desempenho* é apontada como a fonte de maior relevância, pois ela oferece a mais autêntica evidência de que a pessoa é capaz de dominar aquilo que for preciso para se ter sucesso. Ela tem origem na teoria comportamental a partir do condicionamento operante, já que assume que eventos de sucessos anteriores promovem crenças de autoeficácia, pois representam resultados desejados, aumentando a probabilidade de ocorrência de um determinado comportamento, assim como experiências associadas a falhas podem enfraquecer as crenças de autoeficácia. Quando uma pessoa experiencia dificuldades e reveses, ela também tem a oportunidade de aprender a superar os obstáculos e se tornar mais resiliente, adquirindo a experiência necessária para lidar com tarefas difíceis (Bandura, 1994).

b) *a experiência vicária* que se refere a observar o comportamento desempenhado por outros e perceber as consequências dessas ações, também é considerado como fator de desenvolvimento de crenças de autoeficácia na pessoa que está observando, pois gera, no observador, a percepção de que ele também pode ser capaz de executar tarefas similares com resultados comparáveis. Portanto, aprendizagem vicária é uma fonte muito eficaz de crenças de autoeficácia, pois possibilita ao observador estratégias e técnicas necessárias para atingir os objetivos e lidar com estressores (Wise & Trunnell, 2001).

c) *a persuasão verbal* é vista como a expressão de confiança de uma pessoa sobre as capacidades de alguém. Ou seja, o quanto essa pessoa é incentivada por alguém que seja significativa, como professores, por exemplo.

d) *a percepção de estados afetivo e físico* refere-se a como as pessoas percebem seus sinais fisiológicos, como excitação ou tensão, bem como sinais que revelem que a pessoa esteja despreparada para uma tarefa ou referente a um desempenho pouco produtivo em um trabalho realizado (Wood & Bandura, 1989). Isso significa que é mais provável que as pessoas se avaliem como competentes se não experimentarem tensão que seja julgada como aversiva (Conger & Kanungo, 1988), visto que, segundo Bandura (1997), níveis moderados de excitação são adequados quando as pessoas enfrentam tarefas difíceis, pois a excitação muito alta, bem como muito baixa pode trapalhar o desempenho.

Ainda, Bandura aborda um subcomponente da autoeficácia chamado de controle percebido ou lócus de controle interno postulado por Julian Rotter. Este conceito explica, porque algumas pessoas acreditam que recompensas são as consequências de seus próprios comportamentos, ou seja, essas pessoas entendem que não importa o que aconteça a elas, isto não será resultado de determinação do destino, sorte ou acaso. Logo, apresentam um controle de lócus interno e uma motivação intrínseca que também é uma característica presente em pessoas com alta autoeficácia.

Por essa razão, pessoas com alto nível de autoeficácia percebida confiam em suas próprias habilidades de enfrentar situações adversas, tendendo a conceituar problemas mais como desafios do que como situações ameaçadoras ou incontroláveis. Dessa forma, sentem emoções excitatórias menos negativas ou mais saudáveis, criam estratégias de aperfeiçoamento para lidar com a situação, motivam a si mesmos e mostram perseverança em confrontar as situações difíceis (Bandura, 1997; Luszczynska et al., 2005).

Em contraste, pessoas com baixo nível de autoeficácia percebida estão mais propensas a experenciar dúvidas sobre si mesmas e ansiedade quando encontram um ambiente demandante, pois as tarefas mais exigentes são percebidas como ameaçadoras, levando a evitação das situações difíceis, entre outras formas menos funcionais de se lidar com os estressores. Também, tendem a fazer pensamentos desmoralizantes sobre si mesmos, razão pela qual são mais vulneráveis a *stress* e a depressão (Bandura, 1997).

Dessa forma, o *stress* correlaciona-se com autoeficácia e resiliência, na medida em que alguém considera o ambiente/ situação como ameaçador, ocorre um esgotamento de suas fontes, colocando seu bem-estar em risco (Lazarus & Folkman, 1986). Nesse sentido, uma pessoa resiliente teria a habilidade de se adaptar e fazer ajustes construtivos diante de situações adversas e de crise.

Porém, para isso, ela precisa acreditar que é capaz de fazer o enfrentamento mesmo diante de um fator estressor. Por isso que os conceitos de autoeficácia, *stress* e resiliência se encontram em suas definições. Ou seja, ao avistar um dissabor:

*De que forma a pessoa o encara? (stress).*
*Como se ajusta a ele? (resiliência).*
*Como avalia seus próprios recursos? (autoeficácia)?*

Dessa forma, alguns questionamentos são feitos:

*Aquele que tem adequada autoeficácia percebe o estressor de modo mais funcional e recruta fontes para lidar com ele? ou,*
*Aquele que tem resiliência também tem adequada percepção do estressor e engaja-se de forma mais saudável na busca de soluções? ou ainda,*
*A habilidade de não observar um estressor como ameaçador, leva ao melhor ajustamento à situação e a melhor percepção de capacidade de lidar com ele?*

Ou seja, parecem questionamentos difíceis de se responder, justamente porque se tratam de conceitos tão entrelaçados que parecem funcionar e ter efeito quando trabalham de forma orquestrada.

No entanto, é descrito que crenças de autoeficácia contribuem para melhor resiliência, dado que pessoas com alta confiança em suas habilidades tendem a enfrentar dificuldades e vê-las como desafios a serem ultrapassados ao invés de evitá-las (Bandura, 1995). Além disso, a autoeficácia como um fator relacionado à resiliência encoraja a adoção de comportamentos saudáveis e sustenta mudanças de comportamentos diante das dificuldades (Masten, 2014) que apenas sob condições de *stress* é possível determinar se uma pessoa carece de fontes de resiliência ou se essas fontes existem, mas não foram implementadas com sucesso (Reich et al., 2010).

Portanto, resiliência se constitui em retornar a linha de base de funcionamento após a exposição a um estressor/ trauma. Por isso, ninguém pode ser considerado resiliente se nunca houve um estressor (Schwarzer & Warner, 2013).

Ong et al. (2006) referem que experiências desagradáveis sobre um evento estressante comum tende a ser rapidamente seguido por outro evento estressor em pessoas menos resilientes. Isto aumenta o nível de *stress* posterior e gera um ciclo de *stress* constante, já que, quando falham, têm menos certeza de suas eficácias e diminuem seus objetivos. Então, pessoas mais resilientes se recuperam mais rapidamente de reações psicológicas provocadas pelo *stress*, visto que parecem demonstrar maiores comprometimento, persistência e capacidade de resposta adaptativa diante de suas falhas e demonstram conseguir desfrutar de eventos positivos diários (Tugade & Fredrickson, 2004).

Portanto, a teoria social cognitiva também fornece uma perspectiva teórica do construto resiliência. Assim, as suposições sobre resiliência que pertencem a teoria da aprendizagem social incluem:

1. O comportamento humano é uma interação entre cognição, comportamento e ambiente, e este comportamento tem natureza autorregulatória;
2. Cada um é capaz de selecionar, organizar e transformar estressores que o afeta e obter, a partir deles, domínio e competência;
3. Autoeficácia percebida impacta esforços de enfrentamento e quanto mais forte a autoeficácia, mais ativos serão os esforços.

Ainda, de acordo com o construto de resiliência, há fatores protetivos com os quais o indivíduo lida com as adversidades. Os fatores incluídos são biológicos e psicológicos, abrangendo a saúde, as habilidades cognitivas, a autorregulação, as fontes de apoio emocional e a autoeficácia (Masten & Powel, 2003). Também são protetivos a responsabilidade social, a autoestima, o otimismo, a esperança e a autoconfiança (Edward et al., 2009).

Para a compreensão dos construtos de autoeficácia e resiliência no contexto acadêmico, Li e Yang (2009) os estudaram como mediadores da relação entre *stress* e enfrentamento. Foi testado um modelo teórico, conectando *stress*, autoeficácia, traços de resiliência, afeto seguro e motivação para o enfrentamento ou evitação na resolução de problemas e na busca de apoio social em uma amostra de 326 estudantes universitários da Tailândia.

Os resultados mostraram que a resiliência teve uma forte contribuição para a resolução de problemas, seguida da motivação e depois a autoeficácia. O *stress* apresentou forte contribuição para busca por apoio social, seguida de motivação e afeto seguro. Relativo ao enfrentamento evitativo, este teve a contribuição do *stress*, autoeficácia e resiliência. Assim, os pesquisadores concluíram que a autoeficácia combinada com a resiliência trabalham para o enfrentamento de resolução de problemas.

Portanto, não é real querer preparar crianças, adolescentes ou, até mesmo, adultos para vários eventos adversos que possam ocorrer em suas vidas. Porém, uma opção viável seria a de tornar as pessoas mais resilientes por meio da promoção do senso de autoeficácia que as ajudariam a se preparar para situações novas e/ ou altamente estressoras. A partir disso, também aprenderiam a adaptar o uso de estratégias de enfrentamento e suportariam, de forma saudável, as situações. Logo, desenvolver o senso geral de autoeficácia é de especial importância para tornar os indivíduos resilientes diante de estressores graves da vida (Schwarzer & Warner, 2013).

## Autoeficácia, resiliência e *stress* no contexto acadêmico

Pajares e Schunk (2001) relataram que um forte senso de autoeficácia melhora o bem-estar pessoal, exemplificando que crenças de autoeficácia influenciam o nível de *stress* e ansiedade que estudantes experimentam quando se envolvem em uma atividade, incluindo, então o engajamento e satisfação em seus cursos, sendo a satisfação um importante requisito para o sucesso na aprendizagem de acordo com Sinclaire (2014).

O desempenho acadêmico é considerado o resultado da aprendizagem do aluno, sendo as notas escolares usadas com mais frequência como indicador de aprendizagem. No entanto, alguns pesquisadores concordam que os resultados quantitativos obtidos durante o ano letivo não refletem o desempenho do aluno, uma vez que este depende de fatores socioeconômicos, demográficos, variáveis cognitivas e afetivo-emocionais (Arnett, 2013; Caso-Niebla & Hernández-Guzmán, 2007). Entre os fatores que demonstraram desempenhar um papel crítico no desempenho acadêmico dos estudantes universitários, por exemplo, estão o gerenciamento adequado do *stress* (Conley et al.,2013), autoeficácia (Caballero et al., 2007; Zimmerman, 2000) e resiliência (Wilks & Spivey, 2010).

É descrito que altos níveis de *stress* acadêmico estão associados à baixa resiliência e que maior crença de autoeficácia acadêmica está associada ao maior desempenho acadêmico e à maior resiliência. Além disso, grupos classificados como não resilientes tiveram altos escores em *stress*, baixa autoeficácia e desempenho ligeiramente mais baixo comparado ao grupo dos resilientes (Hernández et al., 2019). Então, aqueles que respondem positivamente ao *stress* acadêmico têm melhor saúde física e emocional, regulam suas próprias emoções e se percebem capazes de lidar com os estressores (Watson & Watson, 2016).

Quando estudantes têm a convicção de que são capazes de desempenhar as atividades escolares, isto é nomeado como autoeficácia acadêmica (Bandura, 1995; Zajacova et al., 2005). Esses estudantes interpretam que o trabalho acadêmico é um desafio possível de ser gerenciado por suas habilidades e conhecimentos adquiridos. (Bandura, 1995). Dessa forma, normalmente, apresentam altos desempenhos e têm maiores probabilidades de atingirem seus objetivos acadêmicos (Denovan & Macaskill, 2013; Khan, 2013).

Contudo, baixa crença de autoeficácia está geralmente associada a altas taxas de ansiedade e sintomatologia relacionada ao *stress* (Cabanach et al., 2010). Destaca-se, então, que autoeficácia é apresentada como um moderador do efeito dos fatores estressores e preditor de alto desenvolvimento acadêmico (Dwyer & Cummings, 2001; Zajacova et al., 2005).

Algumas vezes, a inteligência é reconhecida como um significativo preditor de alcance a metas. Porém, parece não ser tão relevante, pois quando foi testada a contribuição de autoeficácia e de inteligência em estudantes, os dados mostraram que a autoeficácia foi um poderoso e independente preditor de desempenho acadêmico, além de ser um determinante significativo de capacidade de fazer escolhas, pois, normalmente, as pessoas se envolvem em atividades nas quais se sentem competentes e isto pode ser crítico nos níveis do ensino médio e universitário, em que há progressivamente mais escolhas acadêmicas disponíveis a serem feitas.

Sendo assim, estudantes com adequadas crenças de autoeficácia seriam descritos como aqueles que trabalham com afinco, persistem por mais tempo, são determinados mesmo diante de adversidades, são otimistas e têm menor ansiedade. Além disso, esses estudantes que acreditam ser mais capazes de desempenhar tarefas acadêmicas também usam mais estratégias cognitivas e metacognitivas comparados aos estudantes com baixas crenças de autoeficácia.

Logo, a autoeficácia tem sido descrita como tão relevante no contexto acadêmico que influencia o uso da técnica cognitiva e autorregulatória por meio do uso de estratégias metacognitivas, contibuindo para o desempenho em sala de aula, tarefas de casa, provas e escritas de relatórios.

Ademais, alunos com altos níveis de autoeficácia relatam melhor regulação atencional, capacidade de trabalhar por mais horas seguidas, conseguem monitorar seus esforços e terem melhores notas na escola (Luszczynska et al., 2005; Usher e Pajares, 2008). Também, apresentam níveis mais baixos de procrastinação (Tuckman, 1991).

As vantagens não somente parecem ser alcançadas por estudantes, mas também por professores, já que altos níveis de autoeficácia também podem protegê-los contra o *stress*, tornando-os menos propensos a relatar sintomas de esgotamento profissional e maior satisfação com o trabalho (Schwarzer & Hallum, 2008). Como consequência, o bem-estar dos professores também impacta as crenças de autoeficácia de alunos, já que a aprendizagem vicária é um dos fatores para o desenvolvimento de adequada percepção sobre as próprias habilidades.

Outra importante característica da autoeficácia deve-se ao fato de ela estar presente mesmo se o estressor ainda não tiver ocorrido ou se nunca ocorrer, já que a pessoa pode pensar sobre seus planos e futuro sem ter nenhum desafio específico que tema (Berry & West, 1993). Por isso, alta crença de autoeficácia produz impacto positivo no processo motivacional, mesmo na ausência de um estressor, bem como a autopercepção de eficácia também contribui para resiliência diante da adversidade, já que quando as crenças de autoeficácia ativam mecanismos afetivos, motivacionais e comportamentais, podem promover a resiliência. Por essa razão que autoeficácia, algumas vezes, tem sido conceitualizada como um componente de resiliência.

Então, no contexto escolar, a autoeficácia é um dos fortes preditores para o desempenho acadêmico de estudantes, visto que eles têm a crença de que conseguem realizar o que pretendem, sendo, então, um processo que se inicia com o próprio estudante sobre como se comportar para uma meta.

Como consequência, estudantes com adequada crença de autoeficácia têm muitos benefícios como as descritas a seguir (Hermita & Thamrin, 2015):

a) Conseguem fazer escolhas e esforçar-se para ter um bom desempenho;
b) Desenvolvem maior comprometimento dentro da sala de aula;
c) Tendem, diante de necessidades, a manifestar comportamentos por busca de ajuda;
d) Apresentam maior envolvimento na sala de aula no que se refere ao comportamento, à cognição e à motivação;
e) Apresentam mais alta consciência metacognitiva quanto mais alta forem suas crenças de autoeficácia;
f) Apresentam maior desempenho acadêmico, pois regulam e monitoram seus impulsos efetivamente diante de desafios.

Portanto, estudantes que são capazes de iniciar suas atividades com boas crenças de autoeficácia desenvolvem estratégias de aprendizagem, tornando-os mais propensos a progredir academicamente. Do contrário, estudantes com baixa regulação parecem não estar envolvidos no processo de aprendizagem e, consequentemente, podem estar sujeitos a qualquer tipo de conhecimento superficial, levando-os ao baixo desempenho acadêmico.

Complementando, em contexto escolar, aborda-se os conceitos de persistência ou perseverança como estratégias e parte da autoeficácia para a manutenção de comportamentos dirigidos a metas, apesar dos obstáculos e experiências negativas (Schunk & Pajares, 2002). O que se entende é que pessoas com alta persistência têm pouco medo do desconhecido e, devido a suas adequadas crenças de autoeficácia, também têm adequadas habilidades de monitorar os próprios desempenhos, gerando maior persistência dos seus comportamentos acadêmicos positivos.

Apesar de haver evidências consideráveis para apoiar os efeitos diretos das crenças de autoeficácia, resiliência e *stress* no desempenho acadêmico, ainda há a carência de estudos que explorem os mecanismos que medeiam essa relação. Assim, será possível entender como e por que a autoeficácia, principalmente, afeta o desempenho acadêmico, permitindo o desenvolvimento de ações, bem como programas para melhorar o desempenho acadêmico.

## Contribuições para o desenvolvimento acadêmico

Quando estudantes estão diante de novas tarefas escolares eles se perguntam:

*Eu consigo fazer isso?*

*Por que eu deveria fazer essa tarefa?*

A primeira pergunta claramente refere-se a crenças de autoeficácia, enquanto a segunda diz respeito ao valor da tarefa. Porém, somente se eles responderem sim para a primeira pergunta (sobre suas próprias capacidades) é que vão, em seguida, prosseguir para a importância da tarefa (Keskin, 2014).

Então, para que os alunos possam ser capazes de ter sucessos em atividades desafiadoras, os professores poderiam oferecer outros cenários, incluindo a aprendizagem vicária como forma de desenvolvimento de autoeficácia. Assim, os alunos poderiam ser solicitados a refletir sobre as capacidades de outro aluno que tenha tido bom desempenho, ou seja, avaliando seus recursos em relação ao desempenho de outros alunos.

Outra fonte de autoeficácia são as persuasões sociais que os alunos recebem de outros. Consequentemente, uma mensagem de apoio de pais e professores é importante para fortalecer a autoconfiança dos alunos. Finalmente, a autoeficácia dos alunos é criada por seus estados emocionais e psicológicos, pois tendem a interpretar estados psicológicos negativos (*stress*, ansiedade, depressão etc.) como evidências de falta de habilidades ou falta de estados psicológicos positivos que seriam avaliados como indicadores de competência pessoal. Assim, promover o bem-estar dos alunos e reduzir estados emocionais negativos fortalecem sua autoeficácia.

Dentre as estratégias consideradas eficazes, Deci e Ryan (1985, 2000) definem as que se seguem no quadro 1 a seguir:

Quadro 1. Estratégias para professores com objetivo de desenvolvimento de percepção de capacidade em alunos.

| | |
|---|---|
| a | É necessário que os professores se esforcem para transmitir a ideia de que todos os alunos em sala de aula são capazes de aprender a matéria em algum nível. Essa ideia está relacionada à necessidade psicológica de desenvolvimento da percepção de competência dos alunos. |
| b | Aproveitar para, desde o primeiro dia de aula, oferecer recursos que possibilitem aos alunos melhorar suas percepções sobre suas próprias capacidades, pois isso será necessário para o alcance das metas e progressos obtidos na escola. Por exemplo, o professor pode criar recursos para descobrir lacunas de aprendizagens de alguns alunos e tomar ações para as preencher. O professor também precisa, além de avaliar, reconhecer o progresso feito pelo aluno, pois o *feedback* avaliativo recebido contribui para o desenvolvimento de sua percepção de competência, já que está relacionado à necessidade psicológica de competência dos alunos. |
| c | Explicar aos alunos a importância e utilidade do assunto que será estudado e como eles são significativos como pré-requisitos para outras aprendizagens a curto e longo prazo em contextos não somente acadêmico, mas também pessoal e profissional. |
| d | Desde o início do curso, ficar atento ao relacionamento interpessoal professor-aluno. Cuidar para não estabelecer o distanciamento, mas sim uma proximidade envolta em respeito e empatia, pois isso está relacionado à necessidade psicológica de relacionamento dos alunos. |

A partir das estratégias referidas no quadro, todos os alunos poderiam ter as mesmas possibilidades de desenvolvimento de autoeficácia, bem como resiliência para lidar funcionalmente com estressores que possam surgir, já que a proximidade com a figura do professor gerará recursos de busca por ajuda por parte dos alunos.

Além disso, esse método poderia ser utilizado em contexto de escola pública ou particular com salas com grande ou pequeno número de alunos, já que tais estratégias se referem a uma mudança no modo de abordar o ensino-aprendizagem e não no cuidado individual de cada aluno. Ainda, a proximidade entre professor e aluno e entre aluno-aluno auxiliariam na observação uns dos outros para que comportamentos significativos, como isolamento em sala por dificuldade em aprender, por exemplo, sejam mais facilmente identificados e lidados dentro da escola ou encaminhados para especialidades que não compitam a escola.

Outro recurso para desenvolver autoeficácia, resiliência e tolerância ao *stress* em contexto escolar foi abordado por um grupo da Nova Zelândia, que mostrou como a instrução estratégica pode melhorar a autoeficácia do aluno. Os estudos desse grupo são baseados no contexto de estudos sociais, ensinando as crianças estratégias de resolução criativa de problemas com o objetivo de motivar e apoiar a aprendizagem, já que têm mostrado efeitos positivos na autoeficácia para aprendizagem (Sewel & St George, 2000).

A resolução criativa de problema foi desenvolvida por Osborn (1963) e, posteriormente, refinado por Parnes (1981) e Feldhusen e Treffinger (1985) e se baseia em seis passos estratégicos, sendo que cada passo tem um propósito distinto com o objetivo de apoiar pensamentos de alto nível para desvendar algum problema do mundo real.

Então, o modelo de resolução de problemas começa detectando preocupações apoiadas por um processo de apuração de fatos para se chegar a uma definição do problema. As ideias criativas são discutidas e julgadas e as melhores soluções são adotadas. A etapa final da resolução de problemas é implementar e refletir sobre sua solução. Dessa forma, os alunos tem a possibilidade de desenvolver a autoeficácia por meio da construção social do conhecimento, usando a criatividade, a investigação, a exploração de valores e a tomada de decisão social. O modelo está esboçado na figura 1.

Figura 1. Etapas para o Modelo de Resolução Criativa de Problemas (adaptado de Sewell & George, 2000. Tradução livre por Tálita Martins Lopes

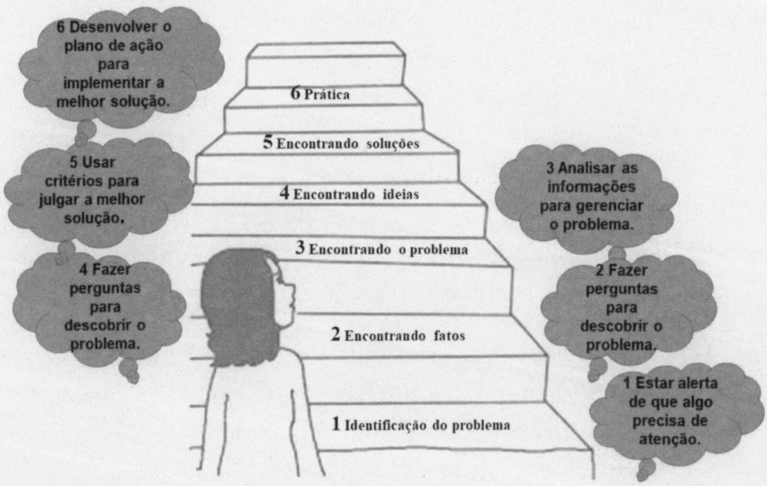


Esse modelo utiliza vários recursos que se relacionam diretamente a fontes de desenvolvimento de autoeficácia, pois oferece oportunidades para experiências por meio de direcionamento por instruções diretas das estratégias necessárias em cada etapa do processo de resolução de problemas.

Outra fonte de influência, utilizando o modelo de resolução criativa de problemas, refere-se à observação de modelos como os professores e, depois, a observação dos modelos dos pares, pois a turma se envolve para detectar, explorar e resolver um problema real em seu ambiente escolar. Dessa forma, treina-se modelagem e suporte e cria-se oportunidades para os alunos praticarem as estratégias. Logo, os alunos têm maiores chances de sucesso, culminando com o que Bandura (1995) salienta sobre as experiências prévias de desempenho.

Nesse modelo, o professor também usa a persuasão verbal com os alunos durante todo o processo, utilizando reforçadores como: "Vamos lá, você consegue fazer", pois os objetivos específicos foram segmentados, gerando maiores chances de sucesso.

A última fonte de desenvolvimento de autoeficácia, o estado fisiológico, não é enfatizado, porém é ensinado aos alunos que se foquem no envolvimento com a tarefa em vez da avaliação de seus desempenhos com o objetivo de reduzir a ansiedade em alunos menos confiantes. Além disso, a comparação interpessoal é reduzida à medida que os alunos trabalham em colaboração, mantendo um foco coletivo.

Dessa forma, o estudo da Nova Zelândia mostra que é possível desenvolver a autoeficácia, oferecendo a alunos problemas ou situações sociais reais. Comparando com as estratégias propostas por Deci & Ryan (1985; 2000) e descritas anteriormente, observa-se que ambas apontam a necessidade de os alunos compreenderem a importância do que estão fazendo como pré-requisitos de aprendizagem, bem como a importância de entenderem, de forma prática, o objetivo da tarefa.

Outras formas práticas do cotidiano escolar poderiam ser:

1. Oferecer aos alunos atividades de aprendizado que sejam desafiadoras, porém flexíveis, para que cada indivíduo encontre uma maneira de participar de maneira significativa e experimente um nível de desafio ideal para si.
2. Atribuir tarefas para que o aluno contribua com a sala de aula.
   - Organizar atividades em sala de aula;
   - Escrever o boletim/noticiário semanal ou mensal para pais;
   - Decorar a sala de aula de acordo com os temas de estudo.

O contexto de ensino também oferece oportunidades para aprimorar as qualidades pessoais de um aluno, como motivação intrínseca, estratégias de aprendizado e habilidades de resolução de problemas, por meio de:

- Recompensar esforços e cooperação;
- Não recompensar esforços, usando sistema de pontuação ou punição;
- Enfatizar áreas de interesse natural do aluno e
- Desenvolver um relacionamento solidário entre os alunos.

Os professores podem incorporar a educação social e emocional nas atividades da sala de aula.

- Incentivar a autoconsciência, nos alunos, sobre seus sentimentos e pensamentos;

- Incentivar a consciência social, ajudando os alunos a entender o que os outros estão pensando e sentindo;
- Fornece instruções explícitas para autogestão das emoções;
- Estabelecer estratégias para aprenderem a lidar com frustrações ou contratempos.

Criar atividades e instruções em sala de aula para ajudar os alunos a desenvolver habilidades de relacionamento, por meio da aprendizagem da cooperação, resistência à pressão negativa dos colegas e para negociar conflitos.

Dessa forma, tais estratégias auxiliariam os alunos a desenvolverem crenças de autoeficácia, pois aprenderiam que possuem recursos para lidar com situações diversas e que seus recursos podem ser complementados com os de outros, a fim de unir diferentes formas de lidar de acordo com as habilidades e disposições de cada um. A partir disso, a resiliência se fortaleceria, gerando menores níveis de *stress* ou *stress* saudável e adequado para o enfrentamento da condição exposta. Ademais, os afetos negativos seriam saudáveis e impulsionadores ao invés de imobilizantes e limitantes.

## Autoeficácia e aprendizagem on-line na pandemia

Alunos que tiveram que fazer a transição abrupta e involuntária para o aprendizado on-line podem não ter sido bem equipados emocionalmente para funcionar com sucesso em seu novo ambiente de aprendizagem. A necessidade de adaptar-se a uma forma inesperada – e talvez indesejada – de aprendizagem poderia, então, afetar os resultados de desempenho devido à falta de confiança, de certeza ou de aceitação (Bower, 2019).

Dessa forma, o contexto de aprendizagem dos alunos pode influenciar suas crenças de aprendizagem e resultados de desempenho acadêmico; como tal, os alunos que estudaram durante a pandemia de Covid-19 podem estar em risco de impactos negativos em sua autoeficácia acadêmica e sobre suas notas nas disciplinas.

Os alunos também podem ter crenças específicas sobre o impacto das mudanças relacionadas à Covid-19 em sua capacidade de desempenho com possíveis consequências para a autoeficácia e o desempenho acadêmico, acometendo também a resiliência, por causa do *stress* como causa da aprendizagem on-line, bem como consequência.

O estudo de Talsma et al. (2021) comparou medidas de autoeficácia e as notas de alunos de graduação pré-pandemia com as mesmas medidas no período pós-pandemia e não encontraram diferenças significativas entre elas diferentemente de suas hipóteses.

Portanto, ainda que os alunos tenham relatado acreditar que as mudanças relacionadas à Covid-19 afetariam negativamente sua capacidade de desempenho, há poucas evidências de que essas crenças influenciaram sua autoeficácia acadêmica ou desempenho acadêmico ou que estudar de forma on-line durante a pandemia de Covid-19 desfavoreceu os alunos em comparação aos anos anteriores. Porém, a análise de *follow-up* indicou que a autoeficácia foi um preditor mais forte de notas na avaliação de 2020 comparado à de 2019.

Embora possa haver várias razões não medidas para as diferenças entre 2019 e 2020, uma interpretação potencial é que, no contexto de incerteza associada à Covid-19, as crenças de autoeficácia assumiram uma importância relativamente maior em termos de mobilização dos recursos necessários para um bom desempenho, não havendo a interpretação negativa dos estudantes sobre seus recursos para lidar com o desafio da aprendizagem on-line.

Porém, o estudo de Talsma foi realizado com estudantes de graduação que podem ter mais recursos cognitivos para lidar com a mudança abrupta e indesejada e não ter suas crenças de autoeficácia impactadas.

É certo que o *lockdown* resultou em uma perda repentina e imprevisível de muitas atividades que são particularmente importantes para cotidiano e para o desenvolvimento de adolescentes e crianças que interromperam as atividades escolares e de lazer, levando ao isolamento social, a falta de autonomia, muitas vezes acompanhada de mudança dramática nas atividades de trabalho dos pais, além das mudanças na forma de aprendizagem. Tudo isso foi e ainda tem sido uma fonte de *stress* e sofrimento emocional e psicológico (Morelli et al., 2021).

Ademais, alguns pesquisadores sugerem que as crenças de autoeficácia são resistentes à influência de fatores externos (Foster et al., 2016). No entanto, são necessárias medidas comparativas para avaliar se adolescentes e crianças não tiveram suas crenças de autoeficácia impactados, apesar do *stress* gerado pela pandemia.

## Conclusão

A autoeficácia parece estar envolvida ao mesmo tempo em que faz a mediação do relacionamento entre *stress* e resiliência em vários contextos de vida, incluindo o acadêmico, pois não importa, simplesmente o quão capaz uma pessoa seja, mas, mais importante do que isso, importa o quanto a pessoa acredita que seja capaz, já que autoeficácia não tem tanta relação com a aprendizagem sobre como ter sucesso, mas sim sobre a aprendizagem de como perseverar quando não se tem sucesso.

## Referências


Arnett, J. J. (2013). *Adolescence and Emerging Adulthood: A Cultural Approach* (5th ed.). Boston: Pearson.

Bandura, A. (1994). "Self-efficacy," in *Encyclopedia of Human Behavior.* New York: Academic Press.

Bandura, A. (1995). Exercise of personal and collective efficacy in changing societies. In: A. Bandura (Ed.), *Self-efficacy in changing societies.* New York: Cambridge University Press.

A. Bandura (Ed.), *Self-efficacy in changing societies.* New York: Cambridge University Press.

Bandura, A. (1997). *Self-efficacy: The exercise of control.* New York: Freeman. Caballero, C. C., Abello, R., & Palacio, J. (2007). Relación del burnout y el rendimiento académico con la satisfacción frente a los estudios en estudiantes universitarios [How burnout and achievement relate to university students' satisfaction with studies]. *Avances En Psocología Latinoamericana,* 25, 98–111. https://doi.org/10.1590/S1020-49892009000200007.

Berry, J. M., & West, R. L. (1993). Cognitive self-efficacy in relation to personal mastery and goal setting across the life span. *International Journal of Behavioral Development,* 16 (2), 351-379.

Bower, M. (2019). Technology-mediated learning theory. *British Journal of Educational Technology*, 50, 1035–1048. doi: 10.1111/bjet.12771.

Cabanach, R. G., Valle, A., Rodríguez, S., Piñeiro, I., & González, P. (2010). Las creencias motivacionales como factor protector del estrés en estudiantes universitarios [Motivational beliefs as a protective factor against stress in university students]. *European Journal of Education and Psychology*, 3 (1), 75–87. Retrieved from http://www.redalyc.org/articulo.oa?id=129313736006.

Caso-Niebla, J., & Hernández-Guzmán, L. (2007). Variables que inciden en el rendimiento académico de adolescentes mexicanos [Variables that influence academic achievement in Mexican adolescents]. *Revista Latinoamericana de Psicologia*, 39 (3), 487–501. https//doi.org/10.4090/juee.

Conger, J. A., & Kanungo, R. N. (1988). The empowerment process: Integrating theory and practice. *Academy of Management Review*, 13 (3), 471-482.

Conley, C. S., Travers, L. V, & Bryant, F. B. (2013). Promoting psychosocial adjustment and stress management in first-year college students: The benefits of engagement in a psychosocial wellness seminar. *Journal of American College Health*, 61 (2), 75–86. https://doi.org/10.1080/07448481.2012.754757.

Deci, E. L., & Ryan, R. M. (2000). The "what" and "why" of goal pursuit: human needs and the self-determination of behavior. *Psychological Inquiry*, 11, 227–268. doi: 10.1207/S15327965PLI1104_01.

Deci, E., & Ryan, R. (1985). *Intrinsic Motivation and Self-Determination in Human Behavior*. New York: Plenum.

Denovan, A., & Macaskill, A. (2013). An interpretative phenomenological analysis of stress and coping in first year undergraduates. *British Educational Research Journal*, 39 (6), 1002–1024. https://doi.org/10.1002/berj.3019.

Dwyer, A. L., & Cummings, A. L. (2001). Stress, Self-Efficacy, Social Support, and Coping Strategies in University Students. *Canadian Journal of Counselling*, 35 (3), 208–220.

Edward, K., Welch, A., & Charter, K. (2009). The phenomenon of resiliency as described by adults who have experienced mental illness. *Journal of Advanced Nursing*, 65 (3), 587-595.

Feldhusen, J. & Treffinger, D. (1985). *Creativity and Thinking in Problem Solving for Gifted Education*. Dubuque: Kendall-Hunt.

Foster, N. L., et al. (2016). Even after thirteen class exams, students are still overconfident: the role of memory for past exam performance in student predictions. *Metacognitive Learning*, 12, 1–19. doi: 10.1007/s11409-016-9158-6

Hermita, M., & Thamrin, W. P. (2015). Metacognition toward academic self-efficacy among Indonesian private university scholarship students. *Procedia Social and Behavioral Science*, 171, 1075–1080. doi:10.1016/j.sbspro.2015.01.268

Hernández, A. L., Escobar, S. G. Fuentes, N. I. G. S. A. L., & Eguiarte, B. E. B. (2019). Stress, self-efficacy, academic achievement and resilience in emerging adults. *Electronic Journal of Research in Educational Psychology*, 17 (1), 129-148. ISSN:1696-2095.

Khan, M. (2013). Academic Self-Efficacy, Coping, and Academic Performance in College. *International Journal of Undergraduate Research and Creative Activities*, 5 (1), 1–11.

Keskin, H. K. (2014). A path analysis of metacognitive strategies in reading, self-efficacy and task value. *International Journal Social Science and Education*, 4, 798–808.

Lazarus, R. S., & Folkman, S. (1986). Cognitive theories of stress and the issue of circularity. In M. H. Appley & R. Trumbull (Eds.), *DynaDlics of Stress Physiological, Psychological, and Social Perspectives*. New York: Plenum.

Li, M., & Yang, Y. (2009). Determinants of problem solving, social support seeking, and avoidance: a path analytic model. *International Journal of Stress Management*, 16 (3), 155-176.

Luszczynska, A., Gutiérrez-Doña, B., & Schwarzer, R. (2005). General self-efficacy in various domains of human functioning: Evidence from five countries. *International Journal of Psychology*, 40 (2), 80-89.

Masten, A. S., & Powel, J. L. (2003). A resilience framework for research, policy, and practice. In S. Luthar. *Resilience and Vulnerability*. New York: Cambridge University Press.

Masten, A. S. (2014). The short list and implicated protective systems. In Ordinary magic. *Resilience in Development*. New Yor: Guilford.

Morelli, M., et al. (2021). Parents' psychological factors promoting children's mental health and emotional regulation during the COVID-19 lockdown. *Maltrattamento e Abuso all'Infanzia*, 23(1), 47–63. https://doi.org/10.3280/ MAL2021-001004.

Ong, A. D., Bergeman, C. S., Bisconti, T. L., & Wallace, K. A. (2006). Psychological resilience, positive emotions, and successful adaptation to stress in later life. *Journal of Personality and Social Psychology*, 91 (4), 730–749. doi.org/10.1037/0022-3514.91.4.730.

Osborn, A. (1963). *Applied Imagination*. New York: Scribner.

Parnes, S. (1981). *The Magic of the Mind*. Buffalo, New York: Creative Education Foundation.

Pajares, F., & Schunk, D.H. (2001). *"Self-beliefs and school success: self-efficacy, selfconcept, and school achievement,"*. In: Riding, R. & Rayner, S. Perception. London: Ablex Publishing.

Reich, J. W., Zautra, A. J., & Hall, J. S. (Eds.). (2010). *Handbook of adult resilience*. New York: Guilford.

Schwarzer, R., & Hallum, S. (2008). Perceived teacher self-efficacy as a predictor of job stress and burnout. *Applied Psychology: An International Review*, 57 (Suppl 1), 152-171.

Schwarzer, R. & Warner, L. M. (2013). Perceived Self-Efficacy and its Relationship to Resilience. In S. Prince-Embury & D. H. Saklofske (Eds.), *The Springer series on human exceptionality: Resilience in children, adolescents, and adults: Translating research into practice* (pp. 139-150). doi: 10.1007/978-1-4614-4939-3_10.

Sinclaire, J. K. (2014). An empirical investigation of student satisfaction with college courses. *Research in High Educational Journal*, 22, 1–21.

Schunk, D. H., & Pajares, F. (2002). The development of academic self-efficacy. In: Wigfield, A & Eccles, J. *Development of Achievement Motivation*. San Diego: Academic Press.

Sewell, A., & St George, A. (2000). Developing efficacy beliefs in the classroom. *Journal of Educational Enquiry*, 1 (2), 58-71.

Tugade, M. M., & Fredrickson, B. L. (2004). Resilient individuals use positive emotions to bounce back from negative emotional experiences. *Journal of Personality and Social Psychology*, 86 (2), 320–333. doi.org/10.1037/0022-3514.86.2.320.

Talsma, K., Robertson, K., Thomas, C., & Norris, K. (2021). COVID-19 Beliefs, Self-Efficacy and Academic Performance. In First-year University Students: Cohort Comparison and Mediation Analysis. *Frontiers in Psychology*, 12, https://doi.org/10.3389/fpsyg.2021.643408.

Tuckman, B. W. (1991). The development and concurrent validity of the Procrastination Scale. *Educational and Psychological Measurement*, 51 (2), 473-480.

Usher, E. L., & Pajares, F. (2008). Sources of self-efficacy in school: Critical review of the literature and future directions. *Review of Educational Research*, 78 (4), 751-796.

Watson, J. C., & Watson, A. A. (2016). Coping Self-Efficacy and Academic Stress Among Hispanic First-Year College Students: The Moderating Role of Emotional Intelligence. *Journal of College Counseling*, 19 (3), 218–230. doi.org/10.1002/jocc.12045.

Wilks, S. E., & Spivey, C. A. (2010). Resilience in undergraduate social work students: Social support and adjustment to academic stress. *Social Work Education*, 29 (3), 276–288. doi.org/10.1080/02615470902912243.

Wise, J. B., & Trunnell, E. P. (2001). The influence of sources of self-efficacy upon Efficacy Strength. *Journal Sport Exercise Psychology*, 23 (4), 268-280.

Wood, R., & Bandura, A. (1989). *Social cognitive theory of organizational management*. Academy of Management Review, 14 (3), 361-384.

Zajacova, A., Lynch, S. M., & Espenshade, T. J. (2005). Self-efficacy, stress, and academic success in college. *Research in Higher Education*, 46 (6), 677–706. doi.org/10.1007/s11162-004-4139-z.

Zimmerman, B. J. (2000). Self-Efficacy: An Essential Motive to Learn. *Contemporary*

*Educational Psychology*, 25 (1), 82–91. doi.org/10.1006/ceps.1999.1016.

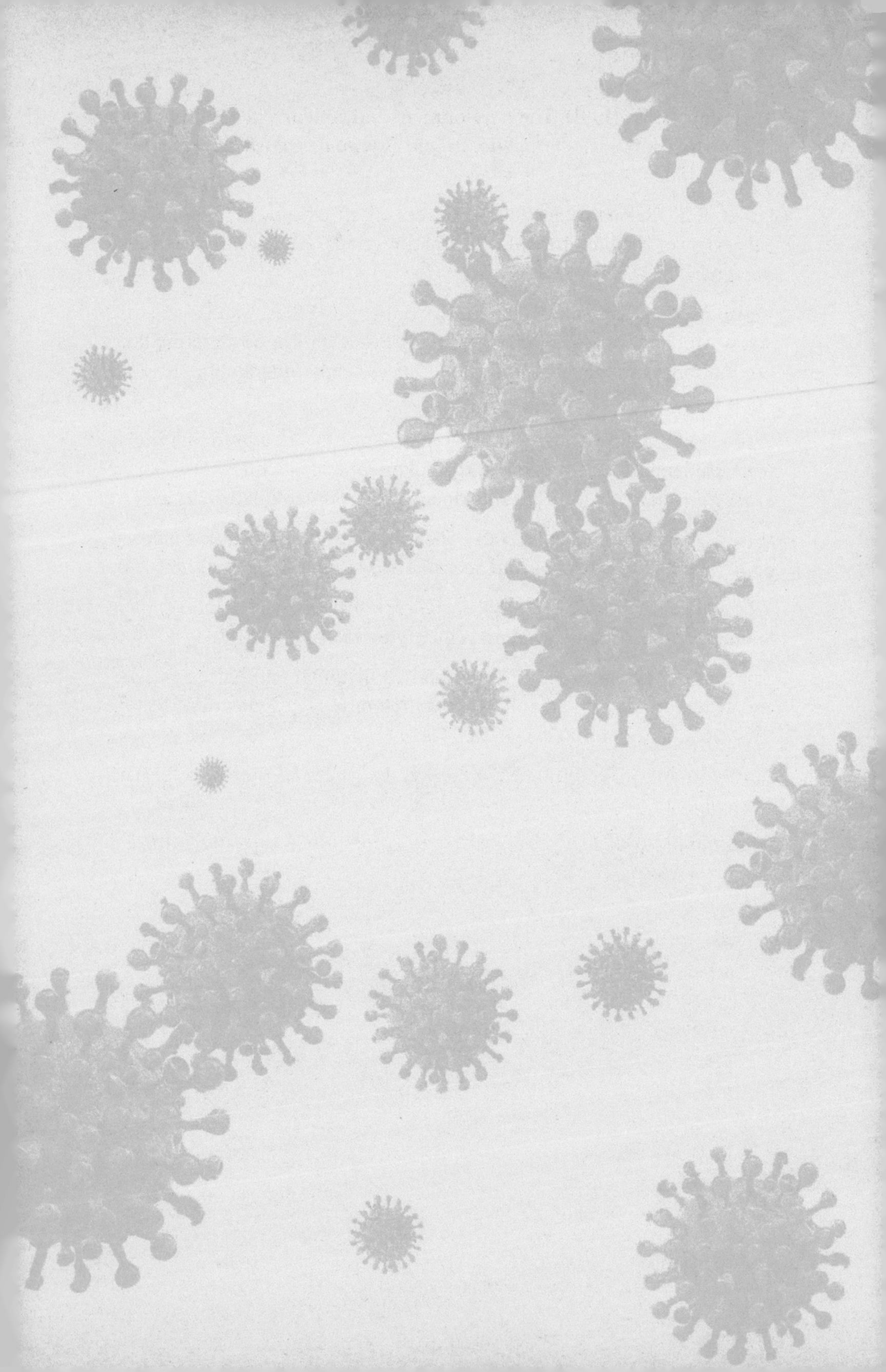

CAPÍTULO 10

# A Importância do Cultivo de Emoções Positivas na Escola para Regulação do *Stress*

Miriam Rodrigues

*"Eu quero desaprender para aprender de novo.*
*Raspar as tintas com que me pintaram.*
*Desencaixotar emoções, recuperar sentidos".*
Rubem Alves

## Introdução

O senso comum conhece muito bem as emoções negativas, até mesmo, pelas consequências contraproducentes que as acompanham. Elas podem ser observadas nas discussões no trânsito, na correria do dia-dia, nas noites perdidas de sono, na amargura das palavras que minam os relacionamentos e em muitos outros exemplos. É notório constatar que emoções negativas, como a raiva, por exemplo, vão sendo retroalimentadas por pensamentos que visam buscar falhas e culpas no outro e por comportamentos de ataques físicos ou verbais visíveis a todos que se aproximam. Porém, além das manifestações externas perceptíveis, há aquilo que os olhos não conseguem enxergar, ou seja, quem vivencia a raiva e o *stress* tem sua pressão sanguínea aumentada, liberação de adrenalina que provoca uma redução dos vasos coronários, liberação de cortisol, músculos tensionados, punhos cerrados e estreitamento mental. Quanto mais raiva a pessoa sente, mais tensionado seu corpo fica e mais seus pensamentos de ataque e confronto lhe tomam a mente.

Se não houver uma intenção de utilizar estratégias cognitivas e comportamentais para cessar esse ciclo, o indivíduo pode despender horas em um estado que tanto lhe traz prejuízos, que vão além do mental.

A predominância das emoções negativas é observada em todos os ambientes, e o ambiente escolar não foge a essa "regra". Pelo corpo docente, pode-se afirmar que este se sente sobrecarregado com as salas de aulas lotadas em ambiente muitas vezes inóspito, jornadas longas de trabalho, que incluem tarefas que se estendem além do horário de aulas com raras pausas para descanso, adaptação a novas tecnologias sem o devido preparo, a presença de alunos sob efeito de drogas nas aulas, somado a diversas cobranças vindas por parte de pais e direção. Nesse cenário, é possível verificar a presença de emoções negativas de modo crônico. A raiva e a frustração são sentimentos que interferem desfavoravelmente na saúde física e mental. A sensação de ameaça e de perda de controle funciona como agente estressor para esses professores (Meleiro, 2002, p.18).

Uma pesquisa realizada com 175 professores de ensino fundamental revelou que 56,6% deles vinham experimentando *stress* e os principais sintomas presentes eram: sensação de desgaste físico constante, cansaço constante, tensão muscular, problemas com a memória, irritabilidade excessiva, cansaço excessivo, angústia/ansiedade diária, pensar constantemente em um só assunto e irritabilidade sem causa aparente. (Goulart et al., 2008).

Para prevenir o *stress* e evitar que ele atinja níveis comprometedores, é importante reconhecer seus sinais tanto no corpo quanto na mente (Lipp, 2002, p.109).

E sobre as emoções positivas? Seria possível reconhecê-las com tanta facilidade como ocorrem com as negativas? Em um primeiro impulso, as pessoas respondem que sim, porém, é possível observar que há pouca familiaridade, até mesmo, para se nomear emoções positivas que não sejam alegria.

Uma visão equivocada do senso comum a respeito das emoções positivas é de acreditarem que elas só podem ser sentidas, caso o indivíduo desenvolva uma visão de "Poliana", negando a realidade. Esse viés fez, inclusive, que muitos profissionais se apegassem a essa ideia e não a estudassem de modo aprofundado.

Esse viés para entender somente o lado negativo pode ter sido alimentado pela ausência de pesquisas sobre emoções positivas até os últimos 20 anos. E foi com o advento da Psicologia Positiva que essa lacuna foi e está sendo preenchida.

A missão da psicologia positiva é entender e promover os fatores que permitem que indivíduos, comunidades e sociedades floresçam (Seligman & Csikszentmihalyi, 2000). E a promoção de emoções positivas desempenha uma grande parte dessa missão. Desse modo, devido ao movimento da Psicologia Positiva, as emoções positivas foram e são pesquisadas por meio de rigorosos critérios científicos.

Pesquisadores inovadores, incluindo, primeiro, Alice Isen e, posteriormente, Barbara Fredrickson, começaram a dar atenção sistemática às emoções positivas a partir da década de 1980 e agora há um crescente corpo de evidências para apoiar sua ocorrência e implicações. (Rowe et al., 2015)

A compreensão das emoções positivas e como promovê-las no momento presente em relação ao passado e ao futuro é um dos objetivos centrais da Psicologia Positiva.

## Emoções positivas

Emoções positivas englobam uma gama de emoções que vão desde o apreço até o amor, da diversão até a alegria, da esperança até a gratidão. Apesar de sutil, a positividade permeia sua mente, seu ritmo cardíaco, sua química corporal, sua tensão muscular, suas expressões faciais, seus dotes e relacionamentos com os outros. (Fredrickson, 2009 p.14).

Podem ser consideradas como breves experiências agradáveis que são sentidas no momento presente e que seus efeitos benéficos aumentam as chances de se sentir bem no futuro, são como ingredientes ativos na receita de viver a vida boa. Porém, cabe ressaltar que as pesquisas realizadas com emoções positivas demonstraram que elas têm a capacidade de desfazer e diminuir as respostas fisiológicas desencadeadas por emoções negativas, por exemplo, aumento da frequência cardíaca. (Fredrickson, 2009).

As emoções positivas são o botão de "*reset*" no corpo (Fredrickson, 2009). Em um estudo conduzido por Fredrickson & Mancuso (2000), voluntários foram submetidos a um experimento sobre emoções e reatividade cardiovascular, no qual a negatividade e a pressão foram induzidas com a solicitação para que os participantes fizessem uma palestra sobre "Por que você é um bom amigo" e ela seria filmada. O ritmo cardíaco disparou, a pressão arterial subiu, as veias e artérias se constringiram. Tudo foi monitorado o tempo todo. Após induzir esse estado emocional negativo, os participantes foram distraídos por um pequeno vídeo curto, sendo que eles tinham sido avisados anteriormente que se caso "o computador os escolhesse" para assistir a um filme era sinal de que o discurso havia sido cancelado. O que os participantes não sabiam era que todos iriam assistir a um filme, porém de conteúdos diferentes. Foram escolhidos quatro clipes: dois eram positivos, um mostrava o movimento das ondas do mar (emoção positiva serenidade), o outro mostrava cachorrinhos brincando com uma flor (emoção positiva diversão). Os outros dois clipes foram escolhidos um com tema de tristeza, o qual mostrava um menino chorando a morte de um ente querido e o outro era totalmente neutro, o qual mostrava um protetor de tela de computador com imagens abstratas.

Os participantes selecionados aleatoriamente para assistir aos vídeos das ondas do mar e dos cachorrinhos brincando tiveram uma recuperação cardiovascular mais rápida comparada aos outros grupos.

As emoções positivas podem acalmar ou desfazer os efeitos cardiovasculares secundários da negatividade.

Tendo essas informações pautadas na ciência, é possível estimular ações intencionais em todos os ambientes, em especial, na escola, a fim de se promover emoções positivas como um investimento psicológico frutífero a curto, médio e longo prazo. Ações que beneficiarão tanto o corpo docente quanto discente.

A lista de emoções positivas não é exaustiva. Fredrickson (2009) escolheu focar em 10 emoções, não apenas porque elas são alvos de pesquisas crescentes, mas também porque as evidências constatadas em seu laboratório de pesquisa sugerem que essas 10 emoções são experimentadas com relativa frequência na vida diária das pessoas.

São elas:

Alegria, diversão, esperança, interesse, gratidão, esperança, orgulho, serenidade, admiração e amor.

## Teoria do construir e ampliar

Os prejuízos do *stress* alto, especialmente os níveis crônicos, do modo que ele contribui intensamente para o desenvolvimento de ansiedade e sintomas depressivos nas pessoas já são de conhecimento graças a inúmeros estudos. A teoria do construir e ampliar de Barbara Fredrickson sugere que as emoções positivas podem ampliar o leque de possíveis estratégias de enfrentamento que vêm à mente e, posteriormente, aumentar a resiliência do indivíduo contra o *stress*. Embora emoções positivas possam ocorrer em circunstâncias adversas, como no caso da esperança, o contexto típico de emoções positivas não é uma situação com risco de vida. (Fredrickson, 1998).

As emoções positivas ampliam os repertórios cognitivos, físicos e sociais, ao contrário das emoções negativas que causam estreitamento cognitivo e comportamental, fazendo com que os pensamentos e ações sejam voltados para estratégias de luta, de fuga, de eliminação e de repulsa. Por exemplo, em uma sala de aula, se um aluno ofende o outro, este sente raiva, todos os pensamentos são de como ele pode atacar aquele que o ofendeu, seja por palavras, seja por agressões físicas. Caso nessa mesma sala de aula entre um jacaré, todos os alunos e professores pensarão em estratégias de fuga, pois é a tendência especifica à ação da emoção medo. Caso uma pessoa vomite, todos os pensamentos e comportamentos dos que estão ao redor serão de querer ficar longe e expelir qualquer objeto que possa estar próximo ao vomito. Isso não ocorre quando se vivencia emoções positivas, nas quais os pensamentos e ações são ampliados. Especificamente, essa mentalidade em perspectiva traz benefícios adaptativos indiretos e de longo prazo, porque a ampliação cria recursos pessoais duradouros, que funcionam como reservas a serem usadas posteriormente para gerenciar ameaças futuras. (Fredrickson, 2009). Um exemplo, estratégias de resolução de problemas, como revezamento aprendido durante uma brincadeira recheada de diversão, podem ser utilizadas mais tarde em outra situação na vida adulta. Aquela criança que aprendeu a revezar o brinquedo será o adulto capaz de revezar o uso da quadra de futebol de seu prédio, evitando brigas desnecessárias.

Aquele adolescente que aprendeu a ver e/ou ouvir sons do mar para desfazer os efeitos cardiovasculares secundários da negatividade gerado antes de uma prova se torna um adulto que tem uma estratégia eficaz toda vez que sentir os primeiros sinais do *stress* em seu corpo e, por isso, já deixará em seu celular um aplicativo no qual pode assistir a tais vídeos curtos.

Outro ponto importante é que, com o cultivo de emoções positivas, o indivíduo para de classificar as pessoas como eu- outro de forma separada e passa a enxergar um "a gente", "nós", há nitidamente um aumento da interação e diminuição do combate, e isso pode ser observado em várias culturas. As emoções positivas permitem que se enxergue a unidade das relações. (Fredrickson, 2009).

Cada emoção prepara o corpo com respostas fisiológicas distintas para uma ação específica. Por exemplo: o medo prepara para fugir, a raiva está ligada à necessidade de ataque/defesa, o nojo, à necessidade de expelir etc. É como se essas ações personificassem as emoções. "Assim, vale pontuar que nosso corpo é inundado com respostas fisiológicas todas as vezes que sentimos uma emoção". (Rodrigues, 2015).

Assim, também ocorre com as emoções positivas.

Barbara Fredrickson apontou as tendências especificas à ação das 10 emoções positivas mais estudadas em seu laboratório.

**Tabela 1.** Tendências específicas de ação e repertórios ampliados por emoções positivas:

| Emoção positiva | Tendência específica de ação | Repertório(s) |
|---|---|---|
| Alegria | Necessidade de fazer algo quando o ambiente é seguro; o resultado é a aquisição de mais habilidades. | Brincar. |
| Gratidão | Apreciação de algo que aconteceu ou foi feito como um presente, algo que precisa ser cuidado e leva à vontade genuína de retribuir de alguma maneira; desperta a habilidade de ser mais carinhoso. | Retribuir, ser criativo para a retribuição. |
| Serenidade | Necessidade de integrar os momentos de tranquilidade da vida, modificando a própria visão do mundo. | Saborear, integrar. |
| Interesse | Tendência a explorar, saber mais; a consequência disso é mais energia, pois o indivíduo se sente mais aberto e ganha mais conhecimento. | Explorar. |

| Emoção positiva | Tendência específica de ação | Repertório(s) |
|---|---|---|
| Esperança | Tendência a ser criativo; surge quando as coisas naõ vão bem e promove resiliência. | Ansiar por uma mudança positiva. |
| Orgulho | Tendência a ser expansivo, ter sonhos maiores e realizações nos domínios similares; algumas pesquisas indicam que pessoas que sentem orgulho tendem a perseverar diante de tarefas difíceis. | Sonhar grande. |
| Diversão | Tendência a partilhar o riso e as percepções, construindo amizade e criatividade; a diversão é social. | Compartilhar o riso, as percepções. |
| Inspiração | Aspiração à excelência; o resultado é a aquisição de habilidades e moralidade. | Aspirar à excelência. |
| Admiração | Tendência à acomodação daquilo que é novo; ela força o indivíduo a ver a si mesmo como parte de algo maior do que ele. O indivíduo sente-se deslumbrado com a grandeza de algo ou alguém. | Acomodar o novo. |
| Amor | O grande contexto em que as emoções positivas se manifestam; desperta em nós a conexão, a vontade de brincar, explorar, saborear, sonhar, e o resultado é a melhora na saúde física e mental. | Sentir todas as emoções precedentes. |

*Nota.* Fonte: Rodrigues, M. 2015, p. 99

É objetivo deste capítulo deixar claro ao leitor os benefícios do cultivo das emoções positivas para a promoção de resiliência e proteção contra os efeitos negativos do *stress* em vários ambientes acadêmicos. Por exemplo, os resultados de uma pesquisa conduzida por Gloria & Steinhardt (2014) em uma amostra de 200 bolsistas de pós-doutorado que amparam a teoria de construir e ampliar de Barbara Fredrickson, já explicada anteriormente, em que as emoções positivas podem melhorar a resiliência, direta e indiretamente, por meio de estratégias de enfrentamento adaptativo. Esse estudo também demonstrou que a resiliência moderou a associação do *stress* com a ansiedade e os sintomas depressivos. Embora o *stress* seja inevitável e suas influências na ansiedade e nos sintomas depressivos sejam inegáveis, a probabilidade de os pós-doutorados desenvolverem sintomas de ansiedade ou depressão pode ser reduzida com a implementação de programas projetados para aumentar emoções positivas, estratégias de enfrentamento adaptativas e resiliência. (Gloria & Steinhardt, 2014).

## O papel das emoções positivas na educação

As emoções positivas receberam menos atenção do que as emoções negativas na pesquisa educacional, dificultando o acesso à verificação das funções específicas desse grupo de emoções. As poucas pesquisas realizadas se concentraram no como o humor positivo (ou o afeto) influenciam uma ampla gama de processos cognitivos, como atenção, memória, resolução de problemas, processamento de informações, aprimorando o aprendizado e a realização acadêmica, particularmente, nas áreas de metacognição, esforço na tarefa, autoconhecimento. (Rowe et al., 2013).

Prazer, esperança, orgulho e alívio são quatro emoções positivas de "conquista" que são importantes no contexto da aprendizagem. (Rowe et al., 2013).

A emoção do interesse também desempenha um papel essencial na aprendizagem, pois faz com que alunos persistam mais tempo nas tarefas de aprendizado e passem mais tempo estudando, leiam mais profundamente e se lembrem com mais facilidade do que leram e, consequentemente, obtenham notas melhores. (Ainley, 2008).

Outra emoção positiva que auxilia no processo de aprendizagem é o orgulho, em especial, nas experiências de sucesso e acredita-se, inclusive, que aumenta a autoestima, promova a motivação para persistir nas atividades e tenha envolvimento em comportamentos pró-sociais. (Tracy & Robins, 2007).

O quadro abaixo retrata as descobertas de um estudo exploratório qualitativo das percepções de estudantes e docentes de emoções positivas na aprendizagem realizado por Rowe et al. (2013), em que os mesmos autores sugerem que a formação de professores se beneficiaria da compreensão das funções especificas desempenhadas por cada emoção positiva. Desse modo, os docentes teriam recursos para desenvolver estratégias para aumentar sentimentos positivos, como alegria, felicidade, interesse, amor, orgulho e alívio.

Tabela 2. Emoções positivas no aprendizado e seus recursos e funções em potencial.

| Emoções | Recursos | Principais funções |
|---|---|---|
| Alegria | Realização de objetivos, suporte nos relacionamentos, engajamento nas tarefas. | Iniciativa e manutenção dos objetivos, realização, relações de cooperação, boa comunicação, autoeficácia, antídoto para as emoções negativas, aumento da atenção, aumento do pensamento flexível e absorção da informação. |
| Interesse | Interesse na aula, envolvimento nas tarefas e no processo de aprendizagem. | Inicia a exploração, aprendizado, engajamento com o currículo; professores e alunos envolvem-se ativamente em discussões em grupo; sustenta o esforço relacionado à tarefa, melhora a memória e os processos cognitivos de ordem superior, por exemplo, a síntese da aplicação de informações. |
| Amor | Envolvimento no conteúdo curricular, relacionamento solidário, engajamento nas tarefas. | Promove reciprocidade, entendimento, engajamento com os outros, sustenta o esforço relacionado à tarefa. |
| Orgulho | Realização do objetivo. | Autoeficácia, o enfrentamento e a resiliência, sustenta o esforço em tempos de dificuldade. |
| Alívio | Cessação de eventos/ períodos negativos. | Regulação da ansiedade, auxílio no enfrentamento. |

(Rowe et al 2013, p. 14.)

Trazer a brincadeira para dentro do ambiente escolar é uma forma eficaz de promover emoções positivas. Em uma revisão de literatura, conduzida por Dansky (1999), demonstrou que aulas de recreação podem aumentar a riqueza e a imaginação das crianças. Em sua revisão, ele concluiu que havia resultados positivos consistentes em estudos com grupos de controle adequados. Chegando à conclusão de que aulas de recreação resultam em aumento da imaginação na brincadeira e aumento da criatividade em outras situações.

A brincadeira permite não somente à criança, mas também aos adolescentes e aos adultos que eles possam entrar em contato com pensamentos e comportamentos divergentes do seu, porque, no espaço atemporal em que a brincadeira acontece, muitos aprendizados ocorrem simultaneamente, há envolvimento da capacidade de armazenar e recombinar situações, habilidades de transformação e organização de narrativas, emoções e sentimentos. E quando uma solução funcional é encontrada dentro do jogo, essa capacidade de manejar ideias conflitantes é aprendida, sobrevém ampliação de repertórios e habilidades. Nesse ponto, pode-se dizer que há crescimento do *self*, proporcionado pela brincadeira.

Ao se saber da riqueza de aprendizados que a brincadeira produz, ela pode ser uma estratégia efetiva para permear todas as disciplinas escolares. Também, ser, por meio dela, que se pode desenvolver intervenções que visam ao aumento da criatividade, do bem-estar, da esperança, do otimismo, da compaixão e da adaptação escolar.

Existem lições práticas a serem aprendidas com os dados sobre como promover emoções positivas que maximizarão o aprendizado dos alunos e, potencialmente, reduzirão as emoções negativas que interferem no aprendizado. (Rowe et al.,2013).

Isso significa que o professor, ao planejar atividades de aprendizagem, considere atividades como jogos de responde ou passa, forca, quiz, bingos etc. para promover emoções como alegria, felicidade e interesse, que além de sedimentar os conteúdos pedagógicos abordados, ampliam o funcionamento cognitivo, como apresentado anteriormente neste capítulo, quando explicado a teoria do construir e ampliar.

Emoções positivas de alunos e professores devem ser consideradas centrais para se criar um clima saudável para todos.

Atividades positivas podem atenuar dois fatores de risco como a ruminação e a solidão, além de neutralizar os gatilhos ambientais que podem amplificá-los. Desse modo, atividades positivas podem ser ensinadas aos jovens para instilar padrões positivos de emoções, pensamentos e comportamentos que podem servir como fatores de proteção ao longo de suas vidas. (Layous et al., 2014).

> Por que não olharmos com mais atenção e positividade para essa instituição que é tão importante na constituição do indivíduo? Por que não aprender a ser feliz na escola?
>
> Por que não aprender habilidades para o bem-estar na escola? Aprender a ser feliz é uma relação ganha-ganha: os professores estarão aprendendo, as crianças também, e, assim, os relacionamentos interpessoais serão fortalecidos. E é a partir de transformações de posturas diante da vida que conseguiremos modificar a sociedade. (Rodrigues, 2015, p.15)

Ong et al. (2006) investigaram o papel funcional da resiliência psicológica e emoções positivas no processo de *stress*, os resultados revelaram que a ocorrência de emoções positivas diárias serve para moderar a reatividade ao *stress* e mediar a recuperação do *stress*, inclusive, com o tempo, a experiência de emoções positivas funciona para ajudar indivíduos com alta resiliência na capacidade de se recuperar efetivamente do *stress* diário.

Para o funcionamento escolar adaptativo dos adolescentes, satisfação escolar, enfrentamento adaptativo e envolvimento dos alunos nas atividades diárias, Lewis et al. (2009) validam a importância de se fomentar emoções positivas.

Uma das emoções positivas mais estudadas em Psicologia Positiva é a gratidão, atualmente, há evidências suficientes para sugerir que a gratidão é um dos componentes mais importantes da boa vida, pois aumenta o bem-estar. (Watikns, 2014)

Intervenções em gratidão apresenta importante característica afetiva para o bem-estar subjetivo e demonstra que efetivamente o pensamento agradecido melhora o humor (Watkins et al., 2003).

O cultivo da gratidão é um caminho para florescer e ser feliz (Watkins, 2004).

Figura 1. Espiral positiva – amplificando o bom

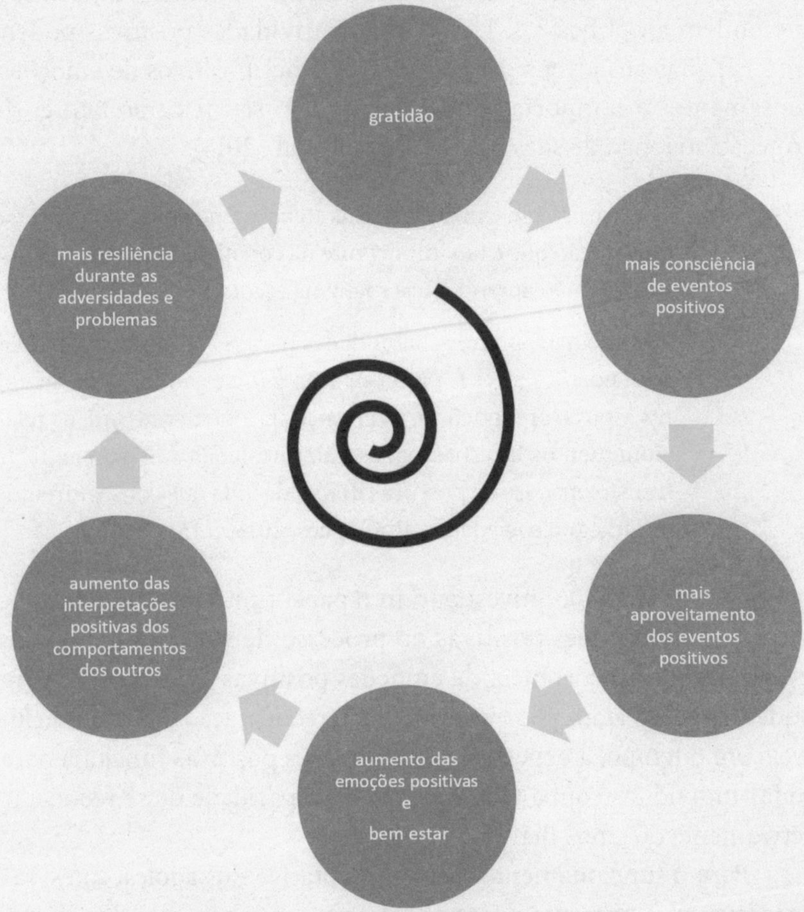


*Nota*. Fonte: Watkins, 2014.

## Sugestões práticas

Algumas posturas podem ser incorporadas na rotina escolar sem que haja muito esforço, gerando emoções positivas que auxiliam na atenuação e manejo do *stress* crônico.

A implementação de vídeos e/ou sons relaxantes com cerca de 3 a 5 minutos no início e final da aula, pedindo para que os participantes dediquem atenção especial à respiração enquanto ouve os sons da natureza, por exemplo.

Antes de iniciar a aula, cumprimentar todos os alunos e incentivar atos de cortesia entre eles. Outra forma de iniciar a aula é compartilhando uma notícia boa recente e, ao encerrar a aula, pedir para que os alunos selecionem notícias boas para trazer no dia seguinte.

Ter imagens de natureza na sala de aula, se possível criar um mural de fotografias ampliadas de alunos e professores em contato com a natureza é benéfico, uma vez que se lembrar de fatos, por meio de fotos, em contato com a natureza promove satisfação. Sempre que possível, criar atividades recreativas em ambientes naturais, pois estas diminuem o *stress*. (Zelenzki, 2019).

O coordenador pedagógico pode iniciar as reuniões com o corpo docente perguntando:

- Digam-me: o que esse grupo de trabalho tem de melhor?

As repostas podem ser desenhadas ou escritas em *post-it* e ficar visíveis a todos durante toda reunião.

Em dias de provas, antes de começar a avaliação, o professor pode dedicar poucos minutos para realizar com alunos exercícios de respiração de 4 tempos. Instruindo-os a inspirar em 4 segundos, prender o ar 4 segundos e expirar em 4 segundos.

### Pote da gratidão

Ter na sala de aula um pote transparente e ao lado pedaços de papel para que todos os dias, ao final da aula, os alunos escrevam uma coisa que aconteceu na escola pela qual eles sejam gratos.

A gratidão deve ser entendida como uma emoção positiva que conecta o indivíduo com a consciência de que algo bom lhe foi dado, esse algo pode ser um presente físico, o tempo de alguém, um momento de paz, o compartilhamento de brincadeiras etc.

Quando o pote estiver cheio, dedique um tempo da aula para a leitura dos papeis.

### Diário da gratidão

Outra forma de incentivar a gratidão é pedir para que os alunos tenham um caderninho para anotar as coisas boas do dia-dia.

Incentive-os por meio de perguntas:

- O que deu certo no dia de hoje?
- Por que essa coisa boa aconteceu?
- Como posso obter mais dela no futuro?

Essas atividades podem ser feitas por todos os agentes da escola. Ter na sala dos professores um pote de gratidão, iniciar as reuniões pedagógicas perguntando o que deu certo durante a semana que seja passível de agradecer já é uma forma de se criar emoções positivas no momento presente.

Associado a essa pergunta, dedicar alguns minutos do início da reunião para que todos possam ouvir sons da natureza enquanto pensam nas coisas boas que lhe aconteceram.

## *Árvore da gratidão*

Pedir para que os alunos desenhem suas mãos em um papel. Feito isso, eles devem escrever coisas e fatos pelos quais sejam gratos dentro dessa mão desenhada no papel. Logo em seguida, devem colorir e recortar a folha.

Em um local da sala ou da escola, o professor junto aos alunos devem criar um tronco de árvore para que possam colar as folhas feitas anteriormente.

Os alunos devem ser incentivados a fazerem quantas mãos/ folhas quiserem. Quanto mais conexão com a emoção positiva gratidão, melhor.

## *Amigo secreto de emoções positivas*

Em pequenos pedaços de papel, pedir para os participantes escreverem as respostas das seguintes perguntas:

- Onde eu estava quando senti gratidão pela última vez?
- Qual foi a última vez que senti orgulho de mim?
- Tenho esperança de que...
- Divirto-me muito com...

- Não consigo segurar minha risada quando...
- Uma pessoa que admiro...
- Pessoas que me inspiram...
- Onde eu estava quando disse pela primeira vez aos meus amigos que eles são importantes...
- Onde eu estava quando escutei minha música ou cantor(a) favorito pela primeira vez?

Depois de preencherem, o professor deve sortear as respostas e pedir que os alunos tentem adivinhar quem foi que escreveu.

Deve ser feito uma pergunta de cada vez.

Além de emoções positivas, essa atividade promove maior aproximação dos alunos.

## *Todos merecem segunda chance*

Lembre-se de uma discussão com seu melhor amigo e responda:

Onde vocês estavam?

Sobre o que brigaram?

Quem disse o quê?

Pinte a representação de como você se sentiu na discussão

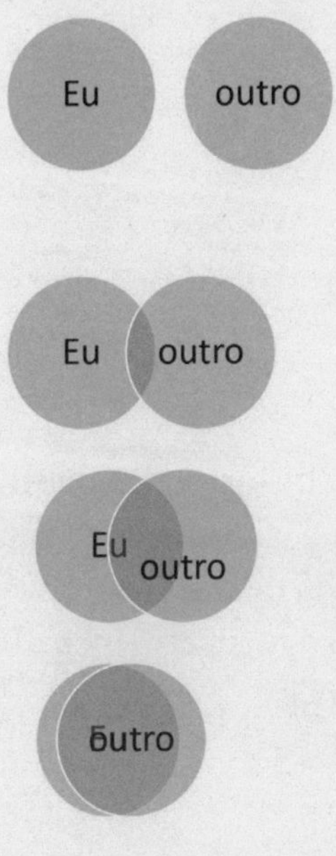

Agora deixe de lado essa discussão não resolvida e se lembre do momento mais carinhoso, gentil e acolhedor que você teve com seu melhor amigo e responda:

- Onde vocês estavam?
- Sobre o que conversavam?
- Quem disse o quê?

Pinte a representação de como você se sentiu na discussão

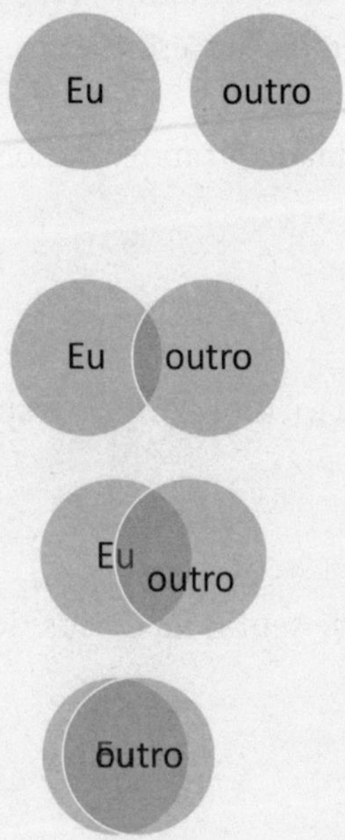


## Momento cinema

Dica de filme: Os *Croods*

O filme retrata uma família da era pré-histórica, em que o pai, líder de um clã, consegue proteger sua família devido ao medo que sente. Sua posição de líder é ameaçada pela chegada de um rapaz jovem que surge com invenções revolucionárias, como o fogo, e, principalmente, cheio de soluções criativas e emoções positivas.

Assistir ao filme junto aos alunos, essa experiência por si só já é promovedora de emoções positivas.

Após o filme, o professor pode iniciar a discussão com as seguintes perguntas:

- Será que os personagens conheciam outras emoções diferentes do medo?
- Quais emoções positivas vocês conhecem?
- Quais momentos do filme vocês perceberam que boas ideias foram geradas para solucionar um problema?
- Quais emoções positivas vocês perceberam no filme?
- Quais foram os obstáculos e/ou conflitos que Os *Croods* enfrentaram?
- Você já se sentiu como um deles? Como qual? Em que situação?
- O que você aprendeu com Os *Croods*?
- Há algo de diferente que você pode fazer depois de ter assistido ao filme?
- Como você pode incluir, na sua vida, mais emoções positivas?

## *Promovendo emoções positivas por meio da apreciação de poesia.*

Inicialmente, propiciar um ambiente acolhedor que permita a todos os participantes demonstrarem admiração e apreciação. O professor deve inibir comportamentos de cinismo e difamação.

Ler a poesia com a mente aberta, permitindo-se ser inspirado pela mensagem, considerando o contexto em que o poeta escreveu, suas qualidades, sua sensibilidade e a beleza das palavras escolhidas.

Abaixo segue algumas sugestões de poesias:

"Tenho pensamentos que, se pudesse revelá-los e fazê-los viver, acrescentariam nova luminosidade às estrelas, nova beleza ao mundo e maior amor ao coração dos homens".

(Fernando Pessoa)

Sê
Se não puderes ser um pinheiro, no topo de uma colina,
sê um arbusto no vale, mas sê o melhor arbusto à margem do regato.
Sê um ramo, se não puderes ser uma árvore.
Se não puderes ser um ramo, sê um pouco de relva e dá alegria a algum caminho.
Se não puderes ser uma estrada, sê apenas uma senda, se não puderes ser o Sol, sê uma estrela.
Não é pelo tamanho que terás êxito ou fracasso...
Mas sê o melhor no que quer que sejas.
(Douglas Malloch)

"O que vale na vida não é o ponto de partida e sim a caminhada.
Caminhando e semeando, no fim terás o que colher".
(Cora Coralina)

Era prazer? Era. Mas era mais que prazer. Era alegria. A diferença? O prazer só existe no momento. A alegria é aquilo que existe só pela lembrança. O prazer é único, não se repete. Aquele que foi já foi. Outro será outro. Mas a alegria se repete sempre. Basta lembrar.
(Rubem Alves)

## Conclusão

O objetivo deste capítulo foi trazer informações ao leitor sobre a importância de se cultivar emoções positivas sistematicamente como meio de se desfazer os efeitos negativos do *stress* crônico. Desse modo, nortear profissionais para que possam criar situações que auxiliam todos os agentes escolares a construírem um ambiente mais saudável e nutritivo.

Manejo de estresse é o melhor presente que podemos dar a todos os envolvidos.

## Referências

Ainley, M. (2008). Interest and learning: From attraction to absorbing interest. Em J. A.Athanasou (Ed.). *Adult educational psychology* (p. 155–180). Rotterdam: Sense.

Coralina, C. (1983). Vintém de cobre: meias confissões de Aninha. UFG Editora.

Dansky, J. (1999). Play. In: M. Runco & S. Pritzker (Eds.). *Encyclopedia of creativity* (p.p 393 – 408). Academic Press. San Diego.

Fredrickson, B. L., Mancuso, R. A., Branigan, C., & Tugade, M.M. (2000). *The undoing effect of positive emotions. Motivation and emotions* 24: 237-58.

Fredrickson, B. (2009). *Positividade – descubra a força das emoções positivas, supere a negatividade e viva plenamente.* Ed. Rocco. Rio de Janeiro.

Gloria, C. T., & Steinhardt, M. A. (2014). *Relationships Among Positive Emotions, Coping, Resilience and Mental Health. Stress and health.* 32 (2), 145-156. https://doi.org/10.1002/smi.2589.

Goulat Junior, E., & Lipp, M.E.N. (2008). Estresse entre professoras do ensino fundamental de escolas públicas estaduais. *Psicol.estud.* 13(4). https://doi.org/10.1590/S1413-73722008000400023.

Layous, K., Chancellor, J., & Lyubomirsky, S. (2014). Positive activities as protective factors against mental health conditions. *Journal of Abnormal Psychology, 123*(1), 3–12. https://doi.org/10.1037/a0034709.

Lewis, A. D., Huebner, E. S., Reschly, A. L., & Valois, R. F. (2009). The Incremental Validity of Positive Emotions in Predicting School Functioning. *Journal of Psychoeducational Assessment, 27*(5), 397–408. https://doi.org/10.1177/0734282908330571.

Lipp, M. E.N. (2002). Soluções criativas para o stress. In: M.E.N., Lipp. (Org). *O stress do professor.* Papirus editora. Campinas.

Meleiro, A. M. A. S. (2002). O stress do professor. In: M.E.N., Lipp. (Org). *O stress do professor.* Papirus editora. Campinas.

- Ong, A. D., Bergeman, C. S., Bisconti, T. L., & Wallace, K. A. (2006). Psychological resilience, positive emotions, and successful adaptation to stress in later life. *Journal of Personality and Social Psychology, 91*(4), 730–749. https://doi.org/10.1037/0022-3514.91.4.730.

Pessoa, F. (1976). *Alguma prosa.* Editora Nova Aguilar

Rowe, A. D., Fitness, J., & Wood, L. N. (2013). University student and lecturer perceptions of positive emotions in learning. *International Journal of Qualitative Studies in Education.*, 28:1, 1-20, DOI: 10.1080/09518398.2013.847506

Rodrigues, M. (2015*). Educação Emocional Positiva- saber lidar com as emoções PE uma importante lição.* Sinopsys. Novo Hamburgo.

Seligman, M. E. P., & Csikszentmihalyi M. (2000). Positive psychology: An introduction. *American Psychologist.* 55:5–14.

Tracy, J. L., & Robins, R. W. (2007). Self-conscious emotions: Where self and emotion meet. In C. Sedikides & S. Spence (Eds.). The self in social psychology: Frontiers of socialpsychology series (p. 187–209). *Psychology Press.* New York, NY.

Watkins, P. (2014). *Gratitude and the good life: Toward a psychology of appreciation.* NY: Springner Books 10.1007/978-94-007-7253-3.

Watkins, P. C., Wooward, K., Stone, T., & Kolts, R. L. (2003). Gratitude and happiness: development of measure of gratitude, and realtionships with subjective well-being. *Social behavior and personalist: an international journal,* 31 (5), 431-451.

Watkins, P. (2004). Gratidute and subjetive well-being. In: Emmon, R. A & McCullough (Eds.), Series in affective science. *The psychology of gratitude.* Pp 167-192. Oxford University Press. New York. Disponível: http://www.bachlund.org/Be_the_best_of_whatever_you_are.htm. https://instituto-rubemalves.org.br/frases/.

CAPÍTULO 11

# Uso das Mídias Sociais On-line e Prevenção à Dependência em Adolescentes

Francine Náthalie Ferraresi Rodrigues Queluz
Catarina Possenti Sette
Stephanie Mendonça de Carvalho

## Introdução

A tecnologia tornou-se essencial e onipresente no cotidiano das pessoas e muito está relacionada ao uso da internet e dos *smartphones*, o que possibilita a comunicação instantânea e quase ininterrupta entre os usuários (Radovic et al., 2016; Sarwar & Soomro, 2013). Esse aumento das novas tecnologias e da comunicação virtual está gerando mudanças nos hábitos e nos comportamentos diários e nas formas de expressão dos indivíduos (Oberst et al., 2017). Na última década, o uso das mídias sociais on-line[1] (MSO: por exemplo, Facebook, Instagram, Tik Tok, entre outras) cresceu exponencialmente, demonstrando o rápido crescimento das interações humanas nos ambientes on-line (Lazer et al., 2009; Riordan et al, 2018).

As MSO podem ser definidas como um serviço no qual um grupo de pessoas interage a partir de dispositivos virtuais e que permite que seus usuários criem um perfil (página pessoal). Isso ocorre dentro de um sistema que possibilita a articulação com outros usuários, o compartilhamento de conexões, a troca de informações, a produção e a divulgação de conteúdos (Boyd & Ellison, 2007). Essa nova forma de interação oferece fácil acesso a informações em tempo real sobre

1 Neste capítulo, os termos mídias sociais on-line, redes sociais on-line e redes sociais serão utilizados como sinônimos.

conversas, notícias, atividades e eventos que acontecem na vida dos usuários nas diversas MSO. Dessa forma, percebe-se que as redes sociais tornam o uso da internet mais atraente pelas trocas que são feitas em momento real (Ryan & Xenos, 2011).

Esse desenvolvimento e crescimento exponencial no uso da internet, *smartphones* e MSO têm implicações para diversas áreas, incluindo a da saúde (Beckmann & Lew, 2016; Steinhubl et al., 2015; Kleiman & Nock, 2018) e, especificamente, no campo da saúde mental (Glenn & Monteith, 2014; Torous et al., 2015). Diante do exposto, este capítulo tem como objetivo apresentar um panorama geral sobre o uso e dependência das MSO em adolescentes, assim como apresentar possibilidades de prevenção do uso problemático das MSO, tendo como pano de fundo os pais e as escolas no apoio à prevenção do uso problemático e da dependência das MSO.

## Uso das mídias sociais no Brasil e no mundo

Mais de 4,6 bilhões de pessoas utilizam redes sociais pelo mundo - o que representa 58,4% da população do planeta. No Brasil, são mais de 150 milhões de usuários de mídias sociais - representando 70,3% da população geral, com maior porcentagem para a região Sudeste (Digital, 2022). No gráfico abaixo, é apresentado o número de usuários nas redes sociais (em milhões) nos últimos 10 anos no mundo. É possível observar o crescimento do uso das redes, considerando os últimos anos.

Figura 1

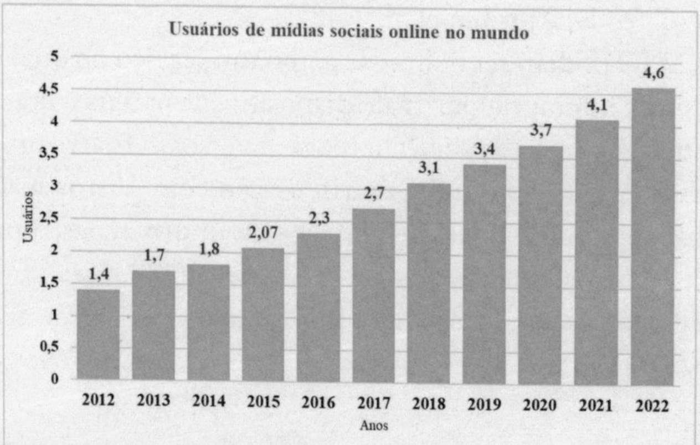


*Nota.* Fonte: Digital (2022).

Em relação ao tempo de uso nas redes sociais, o Brasil fica em 2º lugar no ranking mundial, atrás apenas da Filipinas. Os brasileiros passam, em média, 3 horas e 40 minutos por dia conectados, enquanto Filipinas tem como média 3 horas e 52 minutos (Digital, 2022). No geral, a maior parte dos usuários acessa à rede social pelo *smartphone* e não mais pelo computador. Além disso, a faixa etária que mais usa as redes sociais, no Brasil, é de jovens entre 16 e 24 anos.

Tabela 1

| | |
|---|---|
| Youtube | 96,4% |
| WhatsApp | 91,7% |
| Facebook | 89,8% |
| Instagram | 86,3% |
| Tik Tok | 47,9% |
| Telegram | 29,4% |

*Nota.* Fonte: Digital (2022).

Ainda que o Tik Tok tenha uma menor porcentagem de uso, o Brasil foi o país que mais realizou *downloads* na nova rede social. Além disso, o país representa aproximadamente 10% do total de seus usuários. Ainda, quando questionados sobre as motivações para o uso das MSO, 36,5% dos brasileiros relataram que utilizam para se manterem atualizados com acontecimentos e notícias, 35% buscam conteúdos engraçados e entretenimento e 34,4% pretendem preencher o tempo livre de alguma maneira (Digital, 2022).

Ao se considerar o recorte de crianças e adolescentes, o uso da internet e redes sociais cresceu nos últimos anos. A pesquisa mais recente, feita pela TIC Kids Online Brasil (2022)[2], apresentou que 93% dos brasileiros com idades entre nove e 17 anos são usuários da internet, o

---

2 A 8ª edição da pesquisa TIC Kids Online Brasil entrevistou 2.651 crianças e adolescentes com idades entre 9 e 17 anos, assim como seus pais ou responsáveis, em todo o território nacional. As entrevistas aconteceram entre outubro de 2021 e março de 2022, com a finalidade de investigar oportunidades e riscos relacionados à participação on-line desse público.

que corresponde a 22,3 milhões de crianças e adolescentes conectados. O crescimento em relação ao ano de 2019 (com percentual de 89%) foi impulsionado principalmente pelo aumento na proporção de usuários na região Nordeste (de 79% para 92%) e nas áreas rurais (de 75% para 90%). A pesquisa demonstrou que o *smartphone* segue como principal meio de conexão à rede nos diferentes extratos sociais - para 53%, o smartphone foi o único dispositivo usado.

O uso das redes sociais por essa população foi a atividade on-line que mais cresceu nos últimos anos. A pesquisa apresentou que, em 2021, 78% dos usuários da internet com idades entre 9 e 17 anos acessaram as MSO, considerado um aumento de 10 pontos percentuais em relação a 2019 (68%). Em outras atividades on-line, também foram observados aumentos nas crianças e nos adolescentes que usam a internet: jogar on-line conectado com outros jogadores foi de 57% para 66%, jogar on-line e não conectado com outros jogadores de 55% para 64% e fazer compras no ambiente digital de 9% para 66% (TIC Kids, 2022).

Considerando as MSO, a proporção de usuários de 9 a 17 anos que têm perfil no Instagram passou de 45% em 2018 para 62% em 2021. Pela primeira vez, o estudo investigou o Tik Tok e apontou que 58% dos usuários na mesma faixa etária estão presentes nessa MSO, com prevalência das classes AB (79%), quando comparado às classes C (57%) e DE (53%). Considerando a comunicação, houve também aumento nas crianças e nos adolescentes que possuem perfil no WhatsApp, de 70% em 2018 para 80% em 2021, e é a mais diluída em todos os estratos sociais. Na contramão, observou-se queda nos registros de perfil no Facebook, de 66% para 51% no mesmo período, não sendo esta MSO utilizada tanto pelos mais jovens (TIC Kids, 2022). Diante do expressivo número de adolescentes brasileiros conectados à internet, aventa-se a importância de observar a dependência das MSO nessa faixa de desenvolvimento.

## Dependência das mídias sociais on-line

A dependência das mídias sociais on-line ainda não é um diagnóstico de transtorno mental inserido no Manual de Diagnóstico e Estatístico de Transtornos Mentais (DSM-5; APA, 2013) ou na Classificação

Estatística Internacional de Doenças e Problemas Relacionados com a Saúde (CID-10, Wells et al., 2011) ou em demais manuais psiquiátricos. Entretanto, diversos estudos ao redor do mundo objetivam entender, conceituar e estruturar intervenções, considerando o aumento no uso das redes, bem como os prejuízos observados em diferentes contextos e populações.

Importante ressaltar que diversos termos têm sido usados para a dependência da mídia social, por exemplo, vício e uso problemático das redes sociais. Assim como na definição, nos critérios diagnósticos, o termo referente a essa questão também não encontra um consenso na literatura. Nos estudos, o termo mais comumente utilizado é "dependência de mídias sociais" e é definido como uma dependência psicológica da mídia na medida em que ocorrem sintomas de vício comportamental e necessidade de estar conectado às MSO (Cao et al., 2020; Chen, 2019; Turel & Serenko, 2012). No entanto, alguns pesquisadores, considerando a conexão com o termo "dependência" e os transtornos por uso de substâncias, optam por não usar o termo dependência de mídia social por entenderem que seja prematuro patologizar essa questão (Carbonell & Panova, 2017). Nesse sentido, muitos pesquisadores usam e defendem o termo "uso problemático" para distinguir esses usos mal adaptativos da internet e das redes sociais de condições clínicas formais (Caplan, 2010).

Outro ponto que não encontra consenso na literatura é a forma de mensurar o uso problemático ou dependência das redes. Alguns pesquisadores mediram o uso problemático de acordo com a finalidade do uso (por exemplo, comparação social) ou o contexto (por exemplo, usar durante aulas ou eventos) (Flynn et al., 2018; Turel & Qahri-Saremi, 2016). Alguns adotaram a definição e a mensuração do modelo de uso problemático generalizado da Internet (GPIU) de Caplan (Assunção et al., 2017; Caplan, 2010; Casale & Fioravanti, 2017; Marino et al., 2016); e outros adotaram medidas baseadas no paradigma e nos sintomas de vícios comportamentais (Huang et al., 2014; Lee-Won et al., 2015; Mérelle et al., 2017). Além disso, "uso problemático de mídia social" é um termo tão amplo que pode se referir ao uso de mídia social para fins ilegais, antiéticos ou socialmente inaceitáveis (por exemplo, perseguição on-line, *cyberbullying* e divulgação de golpes e informações falsas), sendo necessário fazer essa ressalva.

Neste capítulo, vamos adotar os termos como sinônimos e, como definição da dependência de mídias sociais, o uso excessivamente preocupado com a rede social, fortemente motivado e tendo dedicado uma grande quantidade de tempo e energia para seu uso, na medida em que as atividades sociais do indivíduo, como relacionamentos interpessoais, estudos, emprego, saúde e bem-estar, são prejudicadas (Andreassen & Pallesen, 2014). Para que seja possível entender a dependência das mídias sociais, é importante se pensar na dependência da internet, considerando ser o ambiente mais amplo no qual as redes do indivíduo estão inseridas. Entretanto, a dependência da internet também ainda não é um diagnóstico reconhecido pelos manuais psiquiátricos - isto é, não tem uma proposta oficial com os critérios diagnósticos. A categoria que mais se aproxima do diagnóstico de dependência da internet é a dependência de jogos on-line.

Até o presente momento, apenas o diagnóstico de Dependência de Jogos *Online* está presente no DSM-5. É definido por características como preocupação com jogos pela internet, que se refere a:

- momentos em que o indivíduo quer antecipar os próximos jogos ou ainda quando os jogos começam a dominar as atividades diárias;
- sintomas de retraimento, que são relacionados a sentimentos como irritabilidade, ansiedade e tristeza, não envolvem sintomas físicos e farmacológicos;
- tolerância, quando o indivíduo quer passar mais tempo jogando on-line;
- tentativas malsucedidas de controlar o acesso;
- baixo interesse em outras atividades;
- mentiras relacionadas ao acesso a jogos on-line;
- utilização dos jogos on-line para escapar ou aliviar o humor negativo;
- comprometimento nos relacionamentos interpessoais; entre outras (APA, 2013).

Diante disso, percebe-se ainda que as mídias sociais on-line tenham uma funcionalidade diferente dos jogos on-line e da internet como um todo, esses diagnósticos são usados como bases para definição da dependência das redes. Nesse sentido, é importante, além de entender a dependência de jogos on-line, a dependência também da internet. Quando se fala sobre a dependência da internet, pode-se entender que essa questão se tornou um problema social global e pode ser amplamente definida como uma incapacidade de controlar o uso da internet que leva a consequências negativas na vida cotidiana e, possivelmente, em longo prazo, na saúde mental. Em outras palavras, o uso problemático (ou dependência) da internet é caracterizado pelo uso excessivo ou mal controlado, preocupações, impulsos ou comportamentos em relação à internet que levam a prejuízos nos aspectos pessoais, sociais, educacionais e/ou profissionais da vida.

A primeira definição da dependência da internet foi criada pelo médico e pesquisador Young em 1998. Ele considerou outros diagnósticos de dependência para explicar o vício na internet, como descrito nos critérios:

- Preocupação excessiva com a internet;
- Aumento do uso da internet ao longo do tempo (uso crescente);
- Esforço sem sucesso ao tentar parar ou diminuir uso, com oscilações de humor;
- Permanecer on-line por mais tempo do que o desejado;
- Prejuízos importantes nos relacionamentos interpessoais e significativos pelo uso excessivo da internet;
- Mentir sobre o uso da internet;
- Uso da internet como uma tentativa de fugir dos problemas reais e procurar alívio para o humor triste, deprimido ou mau humor.

Entretanto, Young não restringiu ou especificou o tempo de uso da internet nessa definição. Posteriormente, pesquisadores organizaram os critérios diagnósticos de uma outra forma, incluindo o tempo de uso como um critério importante (Tao et al., 2010):

a) Sintomas (ambos devem estar presentes):

- Preocupação;
- Sintomas de abstinência.

b) Um ou mais desses critérios:

- Tolerância;
- Uso continuado apesar dos problemas;
- Perda de outros interesses;
- Uso da internet como uma fuga da realidade.

c) Critérios de comprometimento clinicamente significativo:

- Prejuízos funcionais (em relações interpessoais, estudo, trabalho).

d) Tempo:

- O uso excessivo da internet deve ter durado mais do que três meses, considerando seis horas por dia.

Além dos critérios diagnósticos relatados até aqui, outro ponto importante são recortes específicos dentro de atividades possíveis na internet - uma vez que a internet é um ambiente muito amplo e pode ser usada de diversas formas. Nesse sentido, a dependência da internet foi classificada em cinco subtipos, considerando as atividades em que a pessoa se torna dependente (isto é, de acordo com a finalidade de uso) (Young, 2009):

- Vício *cybersexual*: indivíduos que se interessam por conteúdo pornográfico.
- Vício em relacionamentos on-line: pessoas que se envolvem em relacionamentos no ambiente virtual (em redes sociais e/ ou sites de relacionamento) e os colocam como mais importantes em suas vidas, comparados aos que estão fora desse ambiente.
- Compulsão por compras on-line ou jogos de azar.
- Vício em jogos: pessoas que se envolvem em jogos no ambiente virtual.
- Compulsão por navegar na internet em busca de informações (Young, 2009).

Essas propostas de definição apresentadas até o momento tinham como foco a internet de forma geral. No entanto, considerando as mídias sociais on-line, Griffiths (2005; 2013) apresentou uma definição que considera seis componentes principais da dependência:

- Saliência: isso ocorre quando a rede social se torna a atividade mais importante na vida de uma pessoa e domina seu pensamento (preocupações e distorções cognitivas), sentimentos (desejos) e comportamento. Por exemplo, mesmo que as pessoas não estejam realmente engajadas ou acessando as redes sociais, elas estão constantemente pensando no próximo momento em que isso ocorrerá (ou seja, uma preocupação total com as redes sociais).
- Modificação do humor: refere-se às experiências subjetivas que as pessoas relatam como consequência do uso das redes sociais e podem ser vistas como uma estratégia de fuga/escape ou tranquilidade em relação à tarefa que o indivíduo está desenvolvendo.
- Tolerância: este é o processo pelo qual quantidades crescentes de atividade de rede social são necessárias para alcançar os efeitos anteriores de modificação do humor. Isso basicamente significa que, para as pessoas envolvidas em redes sociais, elas aumentam gradualmente a quantidade de tempo que passam em redes sociais todos os dias.
- Sintomas de abstinência: estes são os estados de sensações desagradáveis e/ou efeitos físicos (por exemplo, tremores, mau humor, irritabilidade) que ocorrem quando as pessoas não conseguem acessar as redes sociais, independente do motivo.
- Conflito: refere-se aos conflitos entre uma pessoa e aqueles ao seu redor (conflito interpessoal), conflitos com outras atividades (vida social, *hobbies* e interesses) ou internos do próprio indivíduo (conflito intrapsíquico e/ou sentimentos subjetivos de perda de controle) que se preocupam em passar muito tempo nas redes sociais.
- Recaída: refere-se ao retorno da tarefa repetida, ou seja, quando o indivíduo deixa de realizá-la, mas quando se depara com ela volta a fazê-la de forma viciante.

Importante ressaltar que Griffiths (2010) apresentou os comportamentos típicos de uma pessoa dependente das redes sociais, mas não explicitou a quantidade de horas gastas para considerar o uso problemático das redes sociais. Isto aconteceu, pois, na visão do autor, deve-se considerar muito mais os prejuízos e consequências negativas nas vidas dos usuários dependentes do que as horas gastas, uma vez que uma pessoa pode passar muitas horas na rede social e não ter prejuízos em sua vida.

Algumas teorias mais usadas foram explicitadas até aqui, mas se observa a falta de consenso na literatura de como definir e medir a dependência das mídias sociais on-line. Em uma recente revisão de literatura (Sun & Zhang, 2020), foram encontradas 25 teorias/modelos para explicar o vício das redes sociais a partir de 55 estudos analisados. A partir dessas pesquisas, verificou-se alguns agrupamentos nas teorias acerca da dependência das redes sociais:

O primeiro agrupamento mostra teorias que atribuem o uso viciante das mídias sociais a diferenças individuais e de disposição, isto é, pessoas com certos tipos de disposição são mais propensas a desenvolver esse uso abusivo.

O segundo agrupamento considera teorias que explicam o uso problemático das redes sociais a partir das motivações e necessidades psicológicas das pessoas, considerando as recompensas que as redes proporcionam.

O terceiro agrupamento defende uma perspectiva de teorias neurobiológicas e funcionamento do cérebro para explicar o vício.

O quarto agrupamento engloba estudos que entendem o uso excessivo das mídias sociais como um processo de tomada de decisão, considerando que os indivíduos decidem se engajar continuamente no uso após avaliar benefícios e desvantagens nesse comportamento - no entanto, podem apresentar percepções tendenciosas ao fazer os julgamentos para tomar a decisão e superestimar o valor das redes sociais on-line.

O quinto agrupamento considera estudos que compreendem o uso excessivo pela perspectiva da aprendizagem, considerando que um comportamento foi aprendido a partir da apresentação repetida ao mesmo estímulo, que foi reforçado ao se experimentar afeto positivo ao usar as mídias sociais on-line.

O sexto agrupamento considera que a dependência das mídias acontece pelo uso da tecnologia e sua utilidade percebida, além da facilidade de uso (Sun & Zhang, 2020).

Do ponto de vista clínico, a dependência das mídias sociais on-line pode ser explicada a partir de três modelos (Turel & Serenko, 2012):

- Modelo de habilidades sociais: os indivíduos usam as redes sociais para interação no lugar de trocas interpessoais pessoalmente, possivelmente, pela baixa capacidade de autoapresentação e déficit no repertório de competência social para interações pessoalmente com outras pessoas.
- Modelo cognitivo-comportamental: defende que a falta de autocontrole sobre os motivos que estão ligados à busca de recompensa oferecidas ao estar conectado às redes sociais on-line, assim como crenças disfuncionais de pertencimento podem contribuir para tomadas de decisão de se engajar no uso das mídias sociais.
- Modelo social cognitivo: a mídia social é entendida como algo bom e que traz resultados positivos, resultando em uso excessivo e ausência de autorregulação.

Ainda que não haja um consenso na literatura acerca de como definir e medir a dependência das mídias sociais, estudos associam o uso excessivo das redes com baixo desempenho acadêmico e pior saúde mental e física entre adolescentes, podendo levar à dependência da internet como forma de compensar os afetos negativos ao estar fora das mídias sociais on-line (Cao et al., 2020). Na próxima seção deste capítulo, serão apresentadas evidências sobre o uso problemático das redes sociais em adolescentes.

## Dependência das mídias sociais on-line em adolescentes

Em um contexto pós-pandêmico, no qual adolescentes foram obrigados a se adaptar ao mundo digital, estudando e interagindo com outras pessoas por meio dos meios digitais, o desafio é fazer esses adolescentes encontrarem um meio termo entre o mundo digital (que não terá volta) e o contexto presencial ou ao vivo de forma saudável e no qual eles estejam presentes para interagir e/ou fazer as atividades sem o uso excessivo de dispositivos on-line. Esse tema tornou-se mais relevante com o aumento do uso dos dispositivos on-line na pandemia, no entanto, trata-se de um fenômeno que começou a ser estudado na última década (Pew Research Center, 2018). Ainda em 2014, o uso excessivo da internet, computadores, *smartphones* e dispositivos eletrônicos e similares foi declarado como problema mundial de saúde pública pela Organização Mundial de Saúde [OMS] (2014). Mais recentemente, a empresa McAfee realizou um estudo global em 10 países (2022), que teve como objetivo entender o uso de telas e relacionamento entre pais e filhos adolescentes e pré-adolescentes. Os resultados indicaram que, comparado a outros países como Estados Unidos, Canadá, Reino Unido, França, Alemanha, Austrália, Índia, Japão e México, o Brasil é o que tem a taxa mais alta de uso de celular entre pré-adolescentes e adolescentes. Os pesquisadores também relataram que há um maior monitoramento do uso das telas em meninas e que os meninos acabam mais desprotegidos, muitas vezes ficando expostos a conteúdos de jogos e pornografia. No entanto, independente do sexo, encontrou-se que o uso excessivo das mídias sociais on-line pode ter um impacto negativo na saúde física, mental e social dos adolescentes (Zou et al., 2019).

## Riscos do uso excessivo das mídias sociais on-line e dependência

Lissak (2018) realizou uma revisão da literatura sobre o tempo de tela em adolescentes e encontrou que o perfil desses usuários retrata um jovem com sono inadequado, maior presença de sintomas de *stress* e, até mesmo, maior probabilidade de apresentar comportamentos compatíveis com o Transtorno de Déficit de Atenção e Hiperatividade (TDAH). Somado a isso, esses adolescentes podem ter estilo de pensamentos não adaptativos, diminuição da percepção de satisfação com a vida, somada a isso, há relação com potencial risco à saúde física e mental na idade adulta. No geral, os artigos analisados na revisão apresentaram que a falta de comunicação face a face, ser multitarefa, uso excessivo de redes sociais e tempo de tela viciante (principalmente de videogames) desempenham papel crítico na determinação dos efeitos fisiológicos negativos nas crianças e nos adolescentes, por exemplo, na regulação do sono e memória. Há a suposição de que o tempo excessivo de tela durante a infância e a adolescência provavelmente habituará a mente a se relacionar mais facilmente com estímulos externos, isto é, contribuindo futuramente para a dificuldade em realizar tarefas que demandem atenção plena. Ademais, estímulos internos, como pensamentos não adaptativos e pior percepção de satisfação com a vida, potencialmente acompanhados de problemas de saúde esperados na vida adulta (por exemplo, doenças cardiovasculares, obesidade e insônia) podem contribuir para um processo de *stress* difícil de lidar. Por conseguinte, tais dificuldades de enfrentamento, na idade adulta, podem ocasionar maior ocorrência de depressão e ansiedade. A resiliência (construto psicofisiológico dinâmico relacionado à capacidade de enfrentamento adaptativo) tem alguns de seus componentes cruciais - saúde física, suporte social, apego, atenção plena e satisfação com a vida - comprometidos pelo uso excessivo de telas.

Nesse mesmo sentido, Sena e Bachur (2021) encontraram que as redes sociais on-line têm relação com o aparecimento de sintomas depressivos entre os adolescentes e jovens adultos, pois o excesso de tempo gasto nos ambientes virtuais pode contribuir para o uso problemático das redes sociais on-line, culminando em dependência, o que pode elevar os índices de ansiedade, *stress* e percepção de solidão. Além disso, os ambientes on-line podem ser ambientes suscetíveis a comparações entre os usuários, o que pode ter impacto negativo na autoestima desses adolescentes, contribuindo também para o aparecimento de sintomas depressivos.

Mais recentemente, no contexto pós-pandêmico, Nagata et al. (2022) encontraram que a pandemia contribuiu para o aumento no tempo gasto em tela entre os jovens. Para mantê-los seguros na época do isolamento social e facilitar a comunicação, as mídias sociais e os jogos foram aliados nos modos de distração utilizados pelos pais. No entanto, os resultados dessa exposição foram piores para a saúde mental, a maior percepção de *stress* e a menor percepção de suporte social pelos pais. Ademais, outros artigos com a mesma temática encontraram que o comportamento problemático das redes sociais pode estar associado ao uso/abuso de substâncias, maior agressividade, comportamento sexual inadequado, problemas alimentares, dificuldades acadêmicas, hiperatividade e distração (Männikkö et al., 2020; Strasburger et al., 2010; Lupton & Deborah, 2021; Zou et.al.,

2019). Isso pode ser fator de risco para automutilação, insônia, dificuldades interpessoais e baixa motivação na aprendizagem (Wang et al., 2020; Shuai et al., 2021).

Percebe-se, a partir desses dados, que a maioria dos artigos foca somente nos aspectos negativos de estar conectado às redes, e os estudos que tentaram verificar aspectos positivos encontraram de forma inversamente proporcional com medidas de piora na saúde mental. Por exemplo, Lapierre et al. (2019) realizaram um estudo longitudinal sobre a relação da dependência de *smartphones* e o bem-estar psicológico entre adolescentes tardios (17 a 20 anos) e encontraram que a dependência de *smartphones* pode predizer o aumento de sintomas depressivos. Ademais, foi encontrado que pais que restringem o uso do celular e da internet antes de dormir e a obtenção de um *smartphone* por adolescentes mais velhos foram associadas ao aumento do tempo de sono e o horário de dormir mais cedo.

Parece ser consenso entre os autores que a adolescência é um período associado a uma maior propensão a comportamentos de risco e ao abuso de substâncias. Isso pode ser um indício de que o adolescente também será mais propenso à dependência das mídias sociais on-line. Diante disso, é importante pensar em estratégias de prevenção do uso excessivo das mídias sociais on-line. Isso se torna mais preocupante, uma vez que estudos indicam que há um baixo monitoramento real das atividades dos filhos, indicando que os pais não sabem exatamente o que os filhos adolescentes estão acessando (Zou et al., 2019). Uma boa solução para isso poderia ser introduzir conversas sobre os conteúdos on-line para que os filhos possam confiar mais nos pais e não se sentirem controlados, por exemplo.

## Prevenção por meio dos pais e da escola da dependência e do uso problemático das mídias sociais on-line

Estudos recentes indicam que o estilo parental autoritativo, no qual os pais orientam e e supervisionam os comportamentos dos filhos, é o que melhor se adapta à prevenção do uso problemático das redes sociais (Lawrenz et al., 2020). Isso é importante, uma vez que, na adolescência, o córtex pré-frontal, região responsável pelos processos cognitivos superiores e que controla os impulsos, ainda está em desenvolvimento. Como o córtex pré-frontal não está totalmente desenvolvido, o adolescente pode ter dificuldade em ter autocontrole para sair das redes sociais on-line, sendo mais susceptível ao uso problemático. Quando os pais estabelecem horários, rotinas e supervisão para o uso de forma moderada, isso pode colaborar na tomada de decisão de se manter conectado, o que melhora também aspectos físicos, de sono e saúde mental desses (Miranda, 2018).

Outro ponto a se considerar é se os adolescentes estão imitando o comportamento dos pais em relação ao uso da tecnologia? Segundo uma pesquisa realizada pelo *Pew Research Center* (2018), 59% dos pais dizem que pelo menos às vezes se sentem obrigados a responder a mensagens de celular imediatamente, 39% admitem que perdem o foco regularmente no trabalho, porque estão verificando seu dispositivo móvel e 36% dizem que passam muito tempo no celular. Ou seja, se os pais também passam muito tempo conectados e não se engajam em atividades com os filhos, eles podem servir como modelo de como se comportar nas redes sociais on-line. Seria importante que os pais monitorassem seu próprio uso da internet e se engajassem em atividades sociais com os filhos, sendo promotor de saúde física e mental (Lawrenz et al., 2020). Além de orientar, é importante ser exemplo de como conduzir sua própria vida, pois isso reflete na forma como o filho adolescente percebe o que é positivo ou não a sua volta, uma vez que este tende a reproduzir o comportamento das pessoas mais próximas, que muitas vezes são os pais ou os responsáveis.

Ademais, a escola é uma instituição que também deve auxiliar junto aos responsáveis uma vida mais saudável tanto no ambiente comportamental quanto físico. Um bom exemplo do papel da escola seria o estímulo para a realização de atividades físicas ou de conversas sobre os benefícios e pontos negativos de estar on-line por muitas horas durante o dia. Além disso, propor debates e trazer discussões sobre essa questão e sobre questões de relacionamentos ao vivo, que as vezes são substituídos pelos relacionamentos on-line. Nessa temática ainda, aprender a se comunicar de forma adequada poderia ajudar nesse processo, pois o adolescente poderia se sentir mais pertencente ao ambiente escolar e não necessitar "fugir" para o ambiente virtual (Lawrenz et al., 2020).

## Conclusão

Dado ao exposto neste capítulo, é possível compreender que as novas gerações estão cada vez mais engajadas nos meios digitais e, por essa razão, tem-se a necessidade de atuação conjunta com escolas, pais, responsáveis e comunidade para que haja o desenvolvimento de ações que abordem de forma clara os riscos do mundo virtual. Com isso, tem-se também a pandemia que fez com que o estar conectado aos meios digitais se acentuassem ainda mais, o que faz com que seja relevante a realização de novos estudos na área e principalmente longitudinais para verificar esses efeitos a longo prazo e como minimizar com ações de prevenção e promoção da saúde.

## Referências


Andreassen, C., & Pallesen, S. (2014). Social network site addiction - An overview. *Current Pharmaceutical Design, 20*(25), 4053–4061. https://doi.org/10.2174/13816128113199990616

American Psychiatric Association. (2013). *Diagnostic and Statistical Manual of Mental Disorders.* Washington: American Psychiatric Association. American Psychiatry Association.

Assunção, R., Costa, P. P., Tagliabue, S., Matos, P. M., Assunção, R. S., Costa, P. P., & Mena Matos, P. (2017). Problematic Facebook use in adolescents: Associations with parental attachment and alienation to peers. *Journal of Child and Family Studies, 26*(11), 2990– 2998. https://doi.org/10.1007/s10826-017-0817-2.

Beckmann, J.S., & Lew, D. (2016). Reconciling evidence-based medicine and precision medicine in the era of big data: challenges and opportunities. *Genome medicine, 8*(1), 134. https://10.1186/s13073-016-0388-7.

Boyd, D. M., & Ellison, N. B. (2007). Social network sites: Definition, history, and scholarship. *Journal of Computer-Mediated Communication, 13*(1), 11.

Caplan, S. E. (2010). Theory and measurement of generalized problematic Internet use: A twostep approach. *Computers in Human Behavior, 26*(5), 1089–1097. https://doi.org/10.1016/j.chb.2010.03.012 .

Carbonell, X., & Panova, T. (2017). A critical consideration of social networking sites' addiction potential. *Addiction Research & Theory, 25*(1), 48–57. https://doi.org/10.1080/16066359.2016.1197915.

Cao, X., Gong, M., Yu, L., & Dai, B. (2020). Exploring the mechanism of social media addiction: an empirical study from WeChat users. *Internet Research, (ahead of print)*. https://doi.org/10.1108/INTR-08-2019-0347.

Casale, S., & Fioravanti, G. (2017). Shame experiences and problematic social networking sites use: An unexplored association. *Clinical Neuropsychiatry, 14*(1), 44–48.

Caumo, G. H., Spritzer, D., Carissimi, A., & Tonon, A. C. (2020). Exposure to electronic devices and sleep quality in adolescents: a matter of type, duration, and timing. *Sleep health, 6*(2), 172–178. https://doi.org/10.1016/j.sleh.2019.12.004.

Chen, A. (2019). From attachment to addiction: The mediating role of need satisfaction on social networking sites. *Computers in Human Behavior, 98*, 80–92. https://doi.org/10.1016/j.chb.2019.03.034.

Davis, R. A. (2001). A cognitive-behavioral model of pathological Internet use. *Computers in Human Behavior, 17*,187–195. https://10.1016/S0747-5632(00)00041-8

Digital (2022). *Global Overview Report*. Disponível em: Digital 2022: Global Overview Report — DataReportal – Global Digital Insights.

Flynn, S., Noone, C., & Sarma, K. M. (2018). An exploration of the link between adult attachment and problematic Facebook use. *BMC Psychology, 6*(1), 1–16. https://doi.org/10.1186/s40359-018-0245-0 .

Glenn, T., & Monteith, S. (2014). New measures of mental state and behavior based on data collected from sensors, smartphones, and the Internet. *Current psychiatry reports, 16*(12), 523. doi: 10.1007/s11920-014-0523-3.

Granic, I., Morita, H., & Scholten, H. (2020). Young People's Digital Interactions from a Narrative Identity Perspective: Implications for Mental Health and Wellbeing. *Psychological Inquiry, 31*(3), 258-270. https://doi.org/10.1080/1047840X.2020.1820225.

Griffiths, M. D. (2005). A 'components' model of addiction within a biopsychosocial framework. *Journal of Substance Use, 10*(4), 191-197. https://10.1080/14659890500114359.

Griffiths, M. D. (2010). The Role of Context in Online Gaming Excess and Addiction: Some Case Study Evidence. *International Journal of Mental Health Addiction, 8*, 119–125. https://doi.org/10.1007/s11469-009-9229-x.

Griffiths, M. D. (2013). Social networking addiction: Emerging themes and issues. *Journal of Addiction Research and Therapy*, 4, e118. https://10.4172/2155-6105.1000e118.

Griffiths, M. D., Kuss, D. J., & Demetrovics, Z. (2014). *Social networking addiction: An overview of preliminary findings.* In Behavioral Addictions: Criteria, Evidence, and Treatment (pp. 119–141). Cambridge, MA: Academic Press. https://doi.org/10.1016/B978-0-12-407724- 9.00006-9.

Huang, L. Y., Hsieh, Y. J., & Wu, Y. C. J. (2014). Gratifications and social network service usage: The mediating role of online experience. *Information and Management, 51*(6), 774–782. https://doi.org/10.1016/j.im.2014.05.004.

Kleiman, E. M., & Nock, M. K. (2018). Real-time assessment of suicidal thoughts and behaviors. *Current Opinion in Psychology, 22*, 33-37. https://10.1016/j.copsyc.2017.07.026.

Lawrenz, P., Zeni, L. C., Arnoud, T. C. J., Foschiera, L. N., & Habigzang, L. F. (2020). Estilos, práticas ou habilidades parentais: como diferenciá-los? *Revista Brasileira de Terapias Cognitivas, 16*(1), 02-09. https://dx.doi.org/10.5935/1808-5687.20200002.

Lazer, D., Pentland, A., Adamic, L., Aral, S., Barabasi, A. L., Brewer, D., Christakis, N., Contractor, N., Fowler, J., Gutmann, M., Jebara, T., King, G., Macy, M., Roy, D., & Alstyne, M. van. (2009). *Computational social science. Science, 323*(5915), 721–723. https://10.1126/science.1167742.

Lee, E. W. J. J., Ho, S. S., & Lwin, M. O. (2017). Explicating problematic social network sites use: A review of concepts, theoretical frameworks, and future directions for communication theorizing. *New Media & Society, 19*(2), 308–326. https://doi.org/10.1177/1461444816671891.

Lissak, G. (2018). *Adverse physiological and psychological effects of screen time on children and adolescents: Literature review and case study.* United States. https://doi.org/10.1016/J.ENVRES.2018.01.015.

Lupton, D. (2021). Young People Use of Digital Health Technologies in the Global North: Narrative Review. *Journal of Medical Internet Research, 23*(1), e18286. https://doi.org/10.2196/18286.

McAfee. (2022). *Life behind the screens of parents, tweens, and teens.* Retrieved from https://www.mcafee.com/content/dam/consumer/en-us/docs/reports/rp-connected-family-study-2022-us.pdf?a=a.

Männikkö N., Ruotsalainen H., Miettunen J., & Kääriäinen M. (2020). Associations between Childhood and Adolescent Emotional and Behavioral Characteristics and Screen Time of Adolescents. *Mental Health Nursing, 41*(8), 700-712. https://doi.org/10.1080/01612840.2020.1725195.

Marino, C., Vieno, A., Pastore, M., Albery, I. P., Frings, D., & Spada, M. M. (2016). Modeling the contribution of personality, social identity and social norms to problematic Facebook use in adolescents. *Addictive Behaviors, 63*, 51–56. https://doi.org/10.1016/j.addbeh.2016.07.001.

Mérelle, S. Y. M., Kleiboer, A. M., Schotanus, M., Cluitmans, T. L. M., Waardenburg, C. M., Merelle, S. Y. M., & Rooij, A. J. (2017). Which health-related problems are associated with problematic video-gaming or social media use in adolescents? A large-scale crosssectional study. *Clinical Neuropsychiatry, 14*(1), 11–19.

Nagata, J. M., Cortez, C. A., Cattle, C. J., Ganson, K.T., Iyer, P., Bibbins-Domingo, K., & Baker, F. C. (2022). Screen Time Use Among US Adolescents During the COVID-19 Pandemic: Findings From the Adolescent Brain Cognitive Development (ABCD) Study. *JAMA Pediatics,* 176(1), 94–96. https://10.1001/jamapediatrics.2021.4334.

Oberst, U., Wegmann, E., Stodt, B., Brand, M., & Chamarro, A. (2017). Negative consequences from heavy social networking in adolescents: The mediating role of fear of missing out. *Journal of Adolescence, 55*, 51-60. https:// 10.1016/j.adolescence.2016.12.008.

Radovic, A., Vona, P. L., Santostefano, A. M., Ciaravino, S., Miller, E., & Stein, B. D. (2016). Smartphone applications for mental health. *Cyberpsychology & Behavior, 19*(7), 465-470. https:// 10.1089/cyber.2015.0619.

Riordan, B. C., Cody, L., Flett, J. A. M., Conner, T. S., Hunter, J., & Scarf, D. (2018). The development of a single item FoMO (Fear of Missing Out) scale. *Current Psychology*, 1-6. https://10.1007/s12144-018-9824-8.

Ryan, T., & Xenos, S. (2011). Who uses Facebook? An investigation into the relationship between the Big Five, shyness, narcissism, loneliness, and Facebook usage. *Computers in Human Behavior, 27*(5), 1658–1664. https://doi.org/10.1016/j.chb.2011.02.004.

Sarwar, M., & Soomro, T. R. (2013). Impact of smartphone's on society. *European*

*Journal of Scientific Research, 98*(2), 216-226. http://s3.amazonaws.com/academia.edu.documents/37269766/tech_writ.pdf?AWSAccessKeyId=AKIAIWOWYYGZ2Y53UL3A&Expires=1495466839&Signature=zdcPV7FFOrXlxi12DOOwtsKQ7fE%3D&response-content-disposition=inline%3B%20filename%3DImpact_of_Smartphone.pdf.

Sena, A. A. da S., & Bachur, T. P. R. (2021). A influência das redes sociais on-line no surgimento de sintomas depressivos entre os jovens. *Revista*

*Brasileira De Educação E Saúde, 11*(2), 212-217. https://doi.org/10.18378/rebes.v11i2.8665.

Shuai, L., He., S., Zheng, H., Wang, Z., Qiu, M., Xia, W., Cao, X., Lu, L., & Zhang , J. (2021). Influences of the use of digital media on children and adolescents with ADHD during the COVID-19 pandemic. *Global Health, 17*, 48. https://doi.org/10.1186/s12992-021-00699-z.

Steinhubl, S. R., Muse, E. D., & Topol, E. J. (2015). *The emerging field of mobile health. Science translational medicine, 7*(283), 283rv3-283rv3. https://10.1126/scitranslmed.aaa3487.

Strasburger, V. C., Jordan, A. B., & Donnerstein, E. (2010). Health effects of media on children and adolescents. *Pediatrics, 125*(4), 756-67 https://doi.org/10.1542 / peds.2009-2563.

Sun, Y., & Zhang, Y. (2020). *A Review of Theories and Models Applied in Studies of Social Media Addiction and Implications for Future Research. Addictive Behaviors, 106699.*

https://10.1016/j.addbeh.2020.106699.

Tao, R., Huang, X., Wang, J., Zhang, H., Zhang, Y., & Li, M. (2010). Proposed diagnostic criteria for internet addiction. *Addiction, 105*(3), 556-64. https://10.1111/j.1360-0443.2009.02828.x. PMID: 20403001.

*TIC Kids Online Brasil.* (2021). Disponível em: https://cetic.br/pt/noticia/tic-kids-online-brasil-2021-78-das-criancas-e-adolescentes-conectados--usam-redes-sociais/.

Torous, J., Staples, P., Shanahan, M., Lin, C., Peck, P., Keshavan, M., & Onnela, J. P. (2015). Utilizing a personal smartphone custom app to assess the patient health questionnaire-9 PHQ-9 depressive symptoms in patients with major depressive disorder. *JMIR mental health*, 2, e8. https://10.2196/mental.3889.

Turel, O., & Serenko, A. (2012). The benefits and dangers of enjoyment with social networking websites. *European Journal of Information Systems, 21*(5), 512–528. https://doi.org/10.1057/ejis.2012.1.

Young, K. S. (1998). Internet addiction: the emergence of a new clinical disorder. *CyberPsychology & Behavior, 1*(3), 237-244. doi: 10.1089/cpb.1998.1.237

Young, K. S. (2009). Internet addiction: Diagnosis and treatment consideration. *Journal of Contemporary Psychotherapy, 39*, 241-246.

Wang L., Liu, X., Liu, Z., & Jia, C. (2020). Digital media use and subsequent self-harm during a 1-year follow-up of Chinese adolescents. *Journal of Affective Disorders, 277,* 279-286. https://doi.org/10.1016/j.jad.2020.05.066.

Wells, R. H. C., Bay-Nielsen, H., Braun, R., Israel, R. A., Laurenti, R., Maguin, P., & Taylor, E. (2011). *CID-10: classificação estatística internacional de doenças e problemas relacionados à saúde.* São Paulo: EDUSP.

World Health Organization. (2014). *Public health implications of excessive use of the internet, computers, smartphones and similar electronic devices: Meeting report, Main Meeting Hall,* Foundation for Promotion of Cancer Research, National Cancer Research Centre. World Health Organization. https://apps.who.int/iris/handle/10665/184264.

Zou, Y., Xia, N., Zou, Y., Chen, Z., & Wen, Y. (2019). Smartphone addiction may be associated with adolescent hypertension: A cross-sectional study among junior school students in China. *BMC pediatrics,* 19,310. https://pubmed.ncbi.nlm.nih.gov/31484568/.

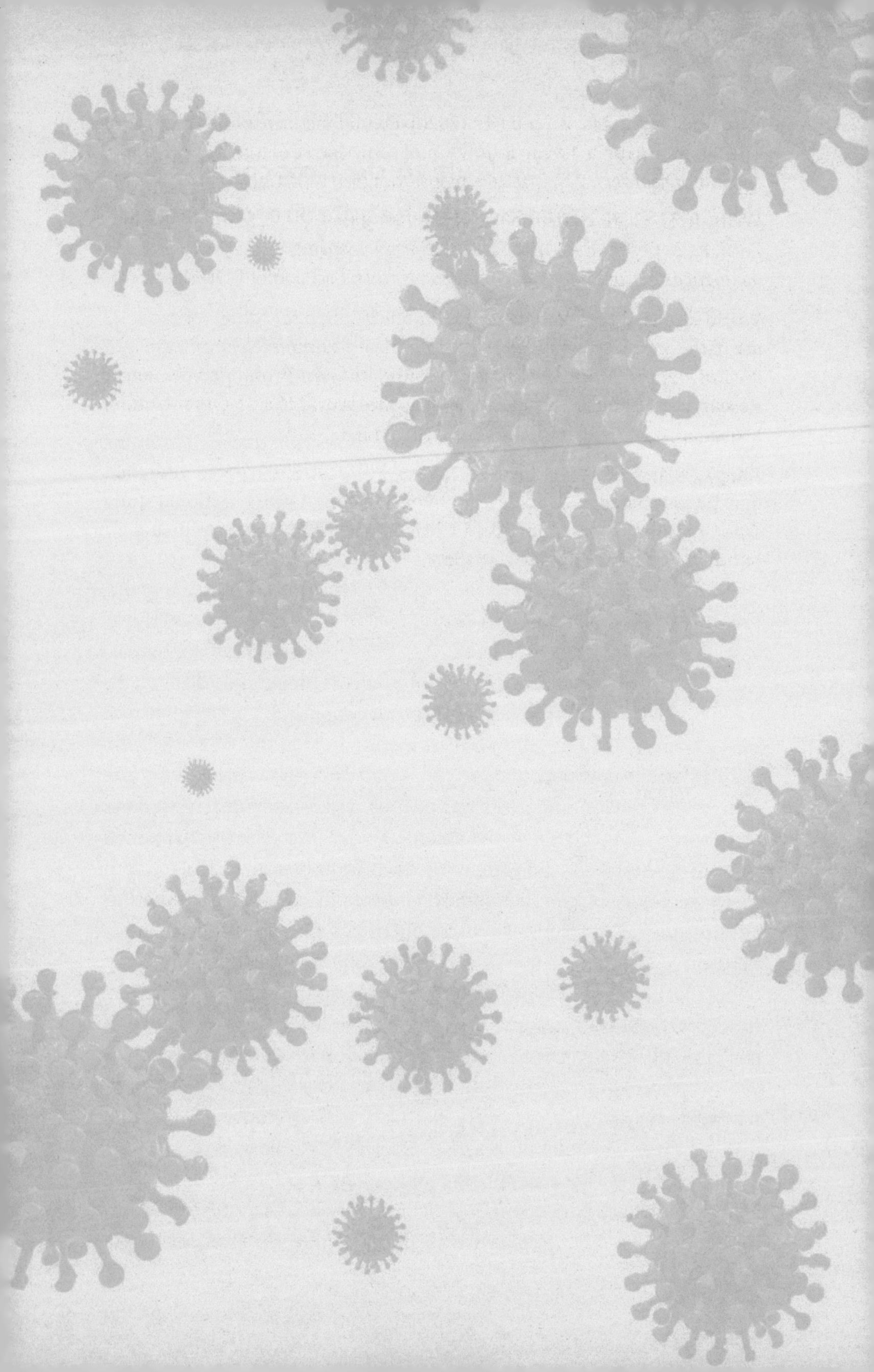

CAPÍTULO 12

# *Bullying* e *Cyberbulling* nas Escolas

Sabrina Martins Barroso
Katya Luciane Oliveira
Leandro Silva Almeida

## Introdução

A escola representa um dos mais importantes espaços para o desenvolvimento infantojuvenil. Esse espaço é o destinado ao ensino educacional formal no Brasil e tende a ser onde se formam os primeiros vínculos afetivos não familiares na vida das crianças. Há estudos indicando a importância da vida escolar para uma adequada regulação emocional posterior (Aldao et al., 2015; Yot-Domínguez & Marcelo, 2017) e, ainda, para alcançar melhores empregos e salários na vida adulta (Organização para a Cooperação e Desenvolvimento Econômico [OCDE], 2018). Caso se considere toda essa relevância e o momento do ciclo vital em que a maior parte das pessoas frequenta as escolas (infância até o início da vida adulta), fica fácil entender a importância que esse seja um ambiente saudável e seguro. Contudo, o *bullying* tem se mostrado cada vez mais presente, tornando a vivência escolar um pesadelo para milhares de pessoas. Este capítulo abordará as características do *bullying* e *cyberbullying* nas escolas brasileiras, alguns aspectos que podem ajudar em sua identificação e estratégias possíveis para impedi-lo ou minimizar suas consequências negativas.

O *bullying* é um tipo de agressão repetitiva entre pessoas de mesmo nível hierárquico (colegas de escola, por exemplo), que pode se manifestar de diversas formas e ocorre sem que a haja necessidade de provocação por parte da vítima. Os primeiros estudos sistematizados sobre violência escolar foram publicados na década de 1970, enfocando a motivação dos estudantes agressores nas escolas da Noruega (Olweus, 1993).

Em 1978, foi lançado o livro *Aggression in the Schools: Bullies and Whipping Boys* (Agressão nas escolas: valentões e alvos inocentes [tradução livre]; Olweus, 1978), que já demonstrava o papel negativo da violência escolar, mostrando piora no desempenho e maior abandono escolar em crianças vítimas de agressões por parte dos colegas. Mostrava, também, que as vítimas não haviam sido rudes ou provocado as agressões de qualquer outra forma, sendo sua mera presença na escola o suficiente para que se tornassem vítimas e que características físicas, orientação sexual, história de vida ou classe social eram frequentemente usadas como parte das agressões (Olweus, 1978).

A partir da década de 1990, o termo *bullying* passou a ser utilizado para representar esse tipo de violência, independentemente do ambiente em que ocorra, e a frequência que ocorre nas escolas começou a chamar ainda mais a atenção. E, mais recentemente, passou-se a utilizar o termo *cyberbullying* quando as agressões são mediadas pelas Tecnologias Digitais de Informação e Comunicação (TDICs). Esses nomes – *bullying* e *cyberbullying* – são adotados para todas as formas de agressão vivenciadas. Essas formas podem ser divididas em cinco categorias (Barroso, 2022; Colombier et al.,1989):

- *Violência Verbal*: ocorrem por meio de ofensas, ridicularização ou invenção de fatos caluniosos sobre os alvos. Essas agressões podem ser ditas ou enviadas por escrito, ou, ainda, feitas por meio de desenhos ou criação de caricaturas para menosprezar, humilhar ou constranger os alvos. Manifestações frequentes envolvem xingamentos, criação de apelidos sobre a pessoa ou sua família, ameaças físicas ou a invenção ou divulgação de histórias (falsas ou verdadeiras), mas que incomodam ou prejudicam o alvo de alguma forma.
- *Violência Física*: quando as agressões envolvem uso de força física com a intenção de humilhar e machucar. Exemplos dessa forma de violência incluem dar tapas ou socos nos colegas, chutá-los, empurrá-los para que caiam, mordê-los, puxar seus cabelos, jogar comida ou outros objetos contra os alvos, entre outros.
- *Violência Patrimonial:* nome dado quando a agressão envolve destruir, esconder ou prejudicar as posses, pertences e

trabalhos do alvo. Exemplos desse tipo de agressão incluem rasgar ou destruir atividades avaliativas do alvo para que ele não receba nota ou tenha problemas com professores, roubar material escolar, blusas de frio/agasalhos ou outros pertences, esconder a mochila ou outros materiais da vítima, derrubar ou pegar o lanche, entre outras.

- *Violência Psicológica ou Relacional:* nome dado quando a violência ocorre nas formas como as relações sociais são mantidas. Podem envolver comportamentos abusivos com presença de dominação e humilhação intencional, exclusão de trabalhos, brincadeiras ou comemorações pessoais, menosprezar a contribuição, desempenho, vitórias ou a presença do alvo no ambiente educacional, criação de perfis falsos na internet ou compartilhamento de momentos indesejados (e.g. fotos vexaminosas, notas ruins) vividos pelo alvo, entre outros.
- *Outras formas de Violência:* categoria menos frequente, que agrega as formas de *bullying* que não se encaixam nas demais categorias. Pode ser citada aqui a violência sexual, por exemplo.

É frequente que casos de agressão física recebam mais atenção por parte de pais e educadores, sejam mais mostrados em filmes e outras mídias, mas os tipos mais frequentes de *bullying* no contexto escolar são o verbal e o psicológico (Galuch, 2020). Enquanto a que mais cresce é o *cyberbullying* (Jenaro et al., 2018).

E, infelizmente, o que não faltam são casos de *bullying.* Biswas et al. (2020) conduziram uma pesquisa com 318 mil adolescentes, com idades entre 12 e 17 anos, residentes em 83 países diferentes e obtiveram como resultados que 30,5% de seus participantes haviam sido vítimas de algum tipo de *bullying* dentro da escola nos 30 dias anteriores à entrevista para o estudo. Isso representa um relato de 96.950 casos de *bullying* ao longo de meros 30 dias. No Brasil a realidade não se mostra menos violenta. A Pesquisa Nacional de Saúde do Escolar, realizada pelo Instituto Brasileiro de Geografia e Estatística (IBGE) em 2019, identificou relatos de vivências de *bullying* nos últimos 30 dias que antecederam a entrevista em 23% dos estudantes brasileiros entre 13 e 17 anos (IBGE, 2022). Na mesma pesquisa, 12% dos estudantes relataram ter cometido *bullying* contra colegas nesse mesmo período (30 dias) e um em cada sete indicou já ter sido alvo de *bullying* pelo menos uma vez ao longo da vida (IBGE, 2022).

Com relação ao *cyberbullying*, uma investigação conduzida com crianças e adolescentes de 42 países mostrou que 12% já haviam sido alvo desse tipo de violência e 7% dos entrevistados admitiram ter praticado *cyberbullying* contra colegas de escola (Craig et al., 2020). Aqui a posição do Brasil é ainda mais preocupante, pois o país foi considerado o segundo país com mais casos de *cyberbullying* no mundo em 2018 (Gonçalves & Oliveira, 2020).

Com um cenário desses, muitas ações têm sido realizadas para entender melhor as causas desses tipos de violência e como as combater. Em 2015, foi promulgada a lei nº 13.185, que regulamenta a criação de programas de combate ao *bullying* (Brasil, 2015). Em 2016, foi estabelecido o dia sete de abril de cada ano como "Dia Nacional de Combate ao *Bullying* e à Violência na Escola", por meio da lei nº 13.277 (Brasil, 2016) e, em 2018, promulgou-se a lei nº 13.663, determinando a promoção da conscientização, prevenção e combate a todos os tipos de violência entre os compromissos das instituições de ensino do país (Brasil, 2018).

## Os papéis ocupados no *bullying* e *cyberbullying*

O *bullying* é um fenômeno social complexo e multicausal, no qual influem causas sociais, familiares, institucionais e pessoais (Olweus, 1993). Não existe um culpado único por sua existência, contribuindo para isso características pessoais (e.g. impulsividade elevada, habilidades sociais menos desenvolvidas), sociais (e.g. crescer com modelos sociais agressivos, ser vítima de violência), institucionais (e.g. escolas que não se preocupam com a qualidade das relações sociais de seus integrantes, que fomentam a competição excessiva) e sócio-históricas.

Da mesma forma, não é possível estabelecer papéis rígidos com os alvos da violência de um lado e agressores do outro, uma vez que tais papéis podem mudar nas relações ao longo do tempo, e a vítima em uma situação pode, ainda, ser o autor de *bullying* contra outros (Stelko-Pereira, 2022). Para fins de organização e didáticos, considera-se os papéis de *autor* (ou agressor), *alvo* (ou vítima), *testemunha* (ou observador) e *autor-alvo*.

Os *autores* são as pessoas que praticam os atos violentos, presencialmente ou de forma virtual. Entre os autores é necessário fazer uma subdivisão, pois há: 1. os autores líderes, que planejam e iniciam as agressões; 2. e os *autores seguidores* ou *autores incentivadores*, que não começam as agressões, mas incentivam, auxiliam nas agressões, acobertam o *bullying*, aumentam os níveis de violência, impedem que a vítima receba ajuda e/ou protegem os autores líderes (Imuta et al., 2022; Tognetta & Bozza, 2012). Os dois tipos de autores contribuem para as agressões e precisam ser reeducados quanto ao respeito às outras pessoas. Stelko-Pereira e Barroso (prelo) destacam que práticas familiares que valorizam direta ou veladamente a resolução de problemas de forma violenta, competição exacerbada e tirar proveito em qualquer situação aumentam as chances de ter integrantes praticando *bullying* e *cyberbullying*.

Os *alvos* são as pessoas escolhidas para serem vítimas da agressão. Essas pessoas são escolhidas, porque despertam algo interno nos autores, geralmente por serem percebidos como fisicamente mais fracos ou diferentes da maioria dos colegas esteticamente (e.g. terem excesso de peso ou serem muito magros, serem muito altos ou muito baixos, serem negros, ruivos, possuírem orientação homoafetiva), como pessoas impopulares ou solitárias, por apresentarem dificuldades de aprendizado ou com o uso de alguma tecnologia específica, possuírem habilidades socioemocionais menos desenvolvidas, virem de nível socioeconômico diferente da maioria dos colegas ou possuírem qualquer outra característica que possa ser alegada para que sejam vistos como "diferentes" ou "inferiores". Segundo Schultz et al. (2012), pessoas obesas e homossexuais têm maiores chances de serem vítimas de *bullying*. Enquanto Espelage (2014) complementa que pessoas negras, pardas, migrantes e imigrantes também mostram maiores chances de serem tornadas vítimas.

As *testemunhas* são as pessoas que observam diretamente a ocorrência de atos violentos ou indiretamente, por tomarem conhecimento de que tais violências ocorreram, ao ver marcas ou alterações comportamentais em seus colegas. Algumas testemunhas parecem indiferentes, zombam das vítimas ou, até mesmo, afastam-se dos alvos (por temerem se tornarem as próximas vítimas das agressões), enquanto outras podem tentar confortar a vítima ou impedir a agressão (Stelko-Pereira & Barroso, prelo).

Existem, ainda, as pessoas que são *autores-alvos*, ou seja, tanto são vítimas do *bullying* quanto o cometem. Os casos mais comuns são os de pessoas que são vítimas em alguns contextos e assumem a postura de agressores contra pessoas mais frágeis do que ela em outro contexto (e.g. sofre agressões de colegas de escola e agride vizinhos da mesma idade; é vítima de *cyberbullying* e agride fisicamente os colegas que acredita serem os responsáveis).

Com relação à faixa etária, embora casos de violência possam ocorrer (e infelizmente ocorrem!) em todas as etapas da vida escolar, existe uma faixa etária em que o risco é maior. Estudos mostram que a idade entre os 11 e os 14 anos representam a faixa em que ocorre maior envolvimento com *bullying* (Cross et al., 2015; Galuch et al., 2020). Enquanto Beluce (2019) indicou que a faixa etária de estudantes brasileiros que mais sofrem *cyberbullying* está na faixa entre os 16 e os 27 anos.

Como já indicado, uma pessoa pode ocupar mais de um desses papéis ou mudar sua participação ao longo do tempo. Por tal motivo, Stelko-Pereira e Barroso (prelo) indicam que o mais acertado seria falar em "estar" autor, alvo ou testemunha e não "ser" uma dessas coisas. Além disso, é necessário entender que todos os envolvidos sofrem e vivenciam consequências decorrentes das situações de violência.

## Consequências do *bullying* e *cyberbullying*

O sofrimento mais facilmente reconhecido nos casos de *bullying* e *cyberbullying* é o do alvo. Além da dor, nos casos das agressões físicas, os alvos ainda vivenciam culpa e impotência por não terem conseguido se defender, ansiedade sobre quando será o próximo ataque e diversos outros sentimentos negativos. Tristeza, solidão, isolamento, baixa autoestima e desamparo são algumas das consequências observadas nos alvos de *bullying* e *cyberbullying* (Biswas et al., 2020; Rizzotto & França, 2020; Stevens et al., 2018). Dificuldades de aprendizagem, abandono escolar, dificuldades para dormir, alteração de apetite, pensamento negativo ruminante, aumento do consumo de álcool e outras substâncias, automutilação e tentativas de suicídio também têm sido muito observados em vítimas de violência escolar (Athanasiou et al., 2018; Valle et al., 2018). Garcia e Souza (2022) indicam, ainda, que tais consequências são de longo prazo e que os alvos do *bullying* durante a infância e adolescência apresentam maior chance de desenvolver transtornos mentais na vida adulta.

São igualmente frequentes os relatos de aumento da agressividade, alterações de comportamento, brigas com familiares e início de comportamento desordeiro ou delinquente em sociedade (Biswas et al., 2020). Porém, nem todas as pessoas tornam-se mais agressivas quando são vítimas de *bullying*, algumas crianças e adolescentes reagem se infantilizando (e.g. voltam a fazer xixi na cama, choram quando percebem que ficarão sozinhos ou quando precisam ir à escola). Podem, ainda, tentar comportamentos de hiper compensação, obedecendo a qualquer ordem que recebam dos colegas, fazendo as atividades para outros estudantes ou presenteando colegas com seus itens pessoais, em uma tentativa de que as agressões parem (Barroso, 2022; Galuch et al., 2020).

Embora as consequências para o alvo sejam as mais facilmente visíveis, autores e testemunhas também sofrem consequências negativas. Comportamentos agressivos e intimidantes com frequência trazem os resultados desejados para quem os mantêm (e.g. fazem as pessoas se calarem, entregarem seus pertences), o que aumenta a chance que a pessoa recorra a eles cada vez mais. Esse ciclo, entretanto, prejudica o desenvolvimento de habilidades sociais, capacidade de negociação, tolerância à frustração e variabilidade comportamental, e essa carência, por sua vez, leva à exclusão da pessoa agressiva de grupos sociais mais saudáveis e positivos, restringindo a convivência a outras pessoas com o mesmo padrão. Essa situação aumenta a chance que também se tornem vítimas, de agressores mais fortes, poderosos ou impulsivos (Mendoza-González et al., 2020).

Além disso, vários estudos sobre as consequências de longo prazo do *bullying* mostram risco aumentado dos autores desse tipo de violência durante a infância e a adolescência de mostrarem baixo rendimento escolar, desistirem da escola e, na vida adulta, consumirem e abusarem de álcool e substâncias ilícitas, envolverem-se em episódios de violência doméstica, terem comportamentos de risco (e.g. manter relações sem uso de preservativo, dirigir em alta velocidade ou pilotar sem capacete) e serem indiciados por furto ou roubo (Alves et al., 2021; Matos et al., 2020; Mendoza-González et al., 2020).

Os estudos têm mostrado que mesmo as pessoas que não são envolvidas diretamente, mas apenas assistem (*testemunhas diretas*) ou ficam sabendo (*testemunhas indiretas*) da violência sofrem com as consequências do *bullying* e *cyberbullying*. Algumas testemunhas mostram sintomas depressivos, culpa e piora na autopercepção por não ajudarem os alvos. Outras mostram sintomas de ansiedade por medo de se tornarem os próximos alvos das agressões (já que não há necessidade de provocação ou um motivo real para que comecem). Há, ainda, testemunhas que adotam padrões evitativos, faltando às aulas, parando de brincar durante os intervalos escolares, recusando interações sociais e embotando os próprios sentimentos por não saber como regulá-los (Garcia & Souza, 2022; Jenaro et al., 2018).

As consequências afetam as pessoas envolvidas no *bullying* e no *cyberbullying* (Reyes & Bañales, 2016). Oliveira (2016) relatou que 20% dos adolescentes brasileiros realizam insultos, injúrias ou publicação de conteúdos vexatórios, visando a atingir outro adolescente. Em outro estudo com adolescentes brasileiros (Mallman et al., 2018), observou-se que 58% dos adolescentes haviam praticado *cyberbullying* de forma direta, ocupando o papel de autores ou de autor-alvo contra outro adolescente. Porcentagem similar foi observada na Espanha, em que Garaigordobil et al. (2017) observou que 16% dos adolescentes já haviam praticado *cyberbullying* de forma severa contra outro adolescente.

As investigações sobre o tema parecem indicar que há ambientes mais violentos do que outros. O estudo desenvolvido por Itiyama (2023), com a participação de 112 jogadoras de jogos digitais, mostrou resultados alarmantes, uma vez que 99% das jogadoras relataram ter sofrido pelo menos uma situação de *cyberbullying* durante suas participações em jogos virtuais competitivos. As jogadoras também relataram que, em muitos casos, a violência foi praticada por jogadores homens.

## Conhecendo melhor o *cyberbullying*

As últimas décadas foram testemunhas das transformações tecnológicas em todas as áreas das nossas vidas. Essas mudanças fizeram avançar os setores associados à mecatrônica, à robótica, à cybernética e a tecnológicas da informação e comunicação, houve a promoção de uma verdadeira revolução tecnológica. Essas *Tecnologias Digitais de Informação e Comunicação – TDICs* (Rashid & Asghar, 2016) e a ampliação de conteúdos e serviços da internet são recursos que democratizaram o aceso, a sistematização, a manipulação e a transmissão da informação em âmbito mundial (Beluce & Oliveira, 2018). Com tal cenário, o uso dos celulares, *Ipads*, *tablets* e sobretudo do computador passou a representar a principal ferramenta de acesso e disseminação das informações para muitas pessoas, mudando, também, diversos aspectos da didática escolar.

Os estudantes brasileiros, especialmente a partir dos anos 2000, não sabem o que é a realidade de um processo de aprendizado sem emprego das tecnologias digitais. Beluce e Oliveira (2018) destacam que as gerações anteriores, formadas por nascidos antes da década de 1990, viveram uma realidade diferente em que as TDICs não eram frequentes no contexto educacional e nem estavam tão presentes no cotidiano social. Tais gerações não vivenciaram em sua infância e juventude um processo tão desenvolvido de conectividade/*online* com outras pessoas ou formação de redes de informação capilarizadas, nas quais pessoas do mundo inteiro são instantaneamente conectadas.

Embora caiba considerar que as TDICs oportunizaram o acesso à informação, é importante problematizar que nem todos têm condições de lidar com as tecnologias digitais. Estudantes das diferentes etapas da educação, se por um lado podem adotá-las para otimizar seu aprendizado, por outro, por imaturidade, podem empregar as mesmas tecnologias para manter comportamentos reprováveis com outras pessoas do ponto de vista da civilidade, empatia e urbanidade, dentro e fora do contexto escolar (Drain et al., 2012). Flanigan e Kiewra (2018) consideram que, apesar do acesso fácil às tecnologias digitais, nem sempre os estudantes estão aptos para fazer um bom uso dessas tecnologias em seu aprendizado.

O papel das TDICs como facilitadoras do processo de aprendizado é inegável. Contudo, apesar dos grandes avanços positivos das TDICs na vida das pessoas e no desenvolvimento da sociedade, alguns estudos têm mostrado que usuários dessas tecnologias também podem ter sua saúde mental e psíquica afetadas (Peters, Calvo & Ryan, 2018).

A adoção de um estilo de vida constantemente multitarefas (*multitask*) tem sido associado ao aumento da ansiedade, do *stress* e piora na capacidade de tolerância à frustração (Ramos & Vieira, 2020). Além disso, há um número cada vez maior de pessoas que atribui um papel excessivo ao seu desempenho de aceitação nas redes sociais, permitindo que a experiência virtual impacte de modo negativo a autopercepção e a autoestima.

Outro aspecto que precisa ser considerado é que o uso da internet e a possibilidade de criação de perfis digitais aumentam a sensação de anonimato e de ausência de consequências pelas ações tomadas, o que contribui para que muitas pessoas mantenham comportamentos agressivos por acreditarem que não serão descobertos e nem sofrerão punições (Gonçalves & Oliveira, 2020). Nessa direção, Felippe, Oliveira e Beluce (2022) indicam que os ambientes virtuais proporcionados pelas TDICs podem facilitar a disseminação ou prática de conteúdos considerados violentos ou impróprios aos valores da dignidade do sujeito. Esse ambiente ajuda a explicar o aumento do *bullying* virtual (ou *cyberbullying*) que tem sido observado nos últimos anos (Beluce et al., 2021).

O *cyberbullying* é a violência intencional direcionada a uma pessoa ou grupo (alvos ou vítimas), que ocorre por meio do emprego das TDICs. No *cyberbullying,* as TDICs são usadas como veículos facilitadores que permitem ataques virtuais às vítimas, que muitas vezes se veem incapazes de se defender (Beluce, Oliveira & Almeida, 2022; Felippe et al., 2022; Slonje & Smith, 2008). Assim, o *cyberbullying* pode ser definido como um ataque violento no ambiente virtual, ocorrendo de forma isolada ou sistemática, no qual o agressor usa o ambiente virtual para desferir a ação violenta, imprimindo o caráter persecutório sobre uma pessoa. Tal como no *bullying*, a ação violenta ou humilhante não depende de provocação, presencialidade ou acesso físico ao corpo do outro para que se pratique a violência (Mallmann et al., 2018). E, por vezes, o autor desse tipo de violência sequer conhece pessoalmente seu alvo.

Mesmo cada país tendo uma forma legal de inibir esse tipo de violência, o praticante dessa ação encontra uma sensação de conforto, pois, geralmente, o ataque ocorre em ambientes nos quais o agressor se sente fisicamente seguro e não vigiado, o que faz com que se sinta protegido para perpetuar essa violência por muito tempo. Para Gonçalves e Oliveira (2020), isso ocorre exatamente da possibilidade do *anonimado*, pois o agressor, na maior parte das vezes, mantém sua identidade protegida por meio do uso de uma identidade falsa (*fake*). Contribui, ainda, a *acessibilidade*, que é um fator prevalente nesse contexto, pois os agressores, por meio da *internet*, podem atacar a vítima por horas, dias, meses ou, até mesmo, anos, praticamente ininterruptos. Por fim, o *medo da punição por parte da vítima*, que dificilmente fala que está sofrendo *cyberbullying* e, por isso, sofre durante longo período até que decida fazer a denúncia. Essa demora se deve, por um lado, ao medo de sofrer mais ataques e, por outro, se o alvo é menor de idade, pelo receio de que seus pais excluam suas mídias, retirem sua autorização para acessar à internet ou retirem seu acesso aos aparelhos eletrônicos (e.g. celulares, *ipads, tablets*, dentre outros). Ou seja, a pessoa que já é vítima teme ser novamente penalizada por uma violência que está sofrendo.

Nesse tipo especial de *bullying* (o *cyberbullying*), a vítima se sente vulnerável e tem consciência de que, uma vez disseminada a ação violenta na rede/*web*, será quase impossível reverter a situação causada pelo agressor, pois a retirada definitiva do conteúdo do ar é muito improvável (Beluce et al., 2022). O conteúdo pode ser mantido por usuários que fazem seu *download*, salvam fotos (*prints*) do que foi postado e compartilham as fontes de acessá-lo, aumentando exponencialmente o número de pessoas que visualizam o conteúdo agressivo.

No Brasil, a Lei Geral de Proteção de Dados Pessoais – LGPD (Lei n. 13.709/2018) disciplina a proteção dos dados pessoais nos meios digital e físico, determina que o tratamento dos dados de crianças deve ser realizado em seu melhor interesse e prevê a necessidade de consentimento por pelo menos um dos pais ou responsáveis legais para que as crianças façam uso da rede e tenham seus dados processados. A checagem ou investigação do cumprimento da Lei, no entanto, é bastante desafiadora pela complexidade de saber se houve realmente tal consentimento e quem o forneceu (Centro Regional de Estudos para o Desenvolvimento da Sociedade da Informação [CETIC], 2021).

Um outro dispositivo protetivo relevante é a Lei 13.185, que institui o combate ao *bullying*. Em seu artigo 1º, parágrafo único, essa lei estabelece os parâmetros para a criminalização da prática do *cyberbullying* (Brasil, 2015). Além disso, em seu artigo 3, no item VIII, é possível observar critérios de classificação das ações de *cyberbullying* praticadas, que são: *depreciar, enviar mensagens intrusivas da intimidade, enviar ou adulterar fotos e dados pessoais que resultem em sofrimento ou com o intuito de criar meios de constrangimento psicológico e social* (Brasil, 2015).

Gonçalves e Oliveira (2020) constataram que o praticante de *cyberbullying* pode ser enquadrado no Código Penal, nos crimes de calúnia (artigo 138), difamação (artigo 139), injúria (artigo 140), constrangimento ilegal (artigo 146), ameaça (artigo 147), falsa identidade (artigo 307) e racismo (artigo 20) da Lei 7.716/1989. Porém, apesar dessa possibilidade, em 2018, o Brasil foi considerado o segundo país com mais casos de *cyberbullying* e ainda há poucas pessoas punidas por sua prática.

Há diferentes classificações oriundas da literatura científica acerca dos tipos de *cyberbullying*, dentre as quais, Beluce et al. (2022) destacam: 1. *Cyberstalking*, perseguição da vítima por meio de mensagens; 2. *Flaming*, envio de conteúdos agressivos com temas diversos, visando incitar outros usuários da internet a se engajarem na agressão; 3. *Otting*, envio de conteúdos humilhantes/constrangedores sem consentimento da vítima; 4. *Trolling*, envio de conteúdos de deboche com propósito de provocar ou irritar a vítima; 5. *Difamação*, envio de boatos ou falácias sobre o alvo; 6. *Assédio*, envio de publicações recorrentes de insultos/injurias; 7. *Trickery*, envio de conteúdos pessoais, seja de trabalho, seja de outros contextos, sem autorização da vítima; 8. *Roubo de identidade* (*impersonation*), o agressor se passa pela vítima para enviar ou produzir conteúdos vexatórios ou até ilegais e distribuir na internet; 9. *Exclusão*, bloqueio cibernético proposital da vítima; e 10. *Sexting*, envio de conteúdo sexual para o alvo. E novos tipos podem surgir, à medida que as TDICS se ampliam e alteram.

Em 2005, deu-se início aos trabalhos de um Comitê Gestor da Internet no Brasil, que é o comitê responsável por monitorar o uso e aplicação da internet e das tecnologias digitais no país. Tal monitoramento é realizado pelo CETIC, que é vinculado ao Núcleo de Informação e Coordenação do Ponto BR (NIC). Em 2021, o CETIC mapeou os riscos *online* para crianças e adolescentes, realizado por meio da pesquisa *Tics Kids online* 2020 (CETIC, 2021), com base no modelo do *projeto CO:RE – Children Online: Research and Evidence* (Livingstone & Stoilova, 2021). Os resultados dessa investigação mostraram que mais de 95% das crianças e adolescentes brasileiras, entre de 9 a 17 anos, de todas as regiões do país, tiveram acesso à internet. Quanto ao uso problemático, os maiores riscos se concentraram no acesso ao *conteúdo danoso* aos quais as crianças e adolescentes podem ser envolvidos ou expostos; ao *contato danoso* com adultos; a *condutas* danosas, das quais a criança ou adolescente podem ser vítimas, partícipes ou testemunhas; e ao *contrato*, em que a criança ou adolescente é explorada por meio de um contrato/acordo danoso. Essas modalidades de riscos podem ter conteúdos agressivos (violência, sangue, racismo, ódio ou comunicações extremistas), sexual (pornografia, sexualização, normatização que envolve opressão ao corpo ou imagem corporal); valores (informação incorreta, desinformação); divulgação midiática inapropriada para idade (CETIC, 2021).

## Estratégias para combater o *bullying* e o *cyberbullying*

Combater o *bullying* e o *cyberbullying* é uma necessidade urgente no contexto escolar e, para pensar no que pode ser feito, algumas informações podem ser úteis. Os estudos mostram a necessidade de trabalhar com todos os indivíduos envolvidos nas situações de violência e que as intervenções precisam envolver escola, família e indivíduos. Mostram, ainda, que ensinar os alvos a entenderem que não merecem a violência que vivenciam e a como se protegerem é mais simples de fazer do que intervir para que os autores parem de agredir (Cross et al., 2015; Galuch et al., 2020).

A atuação escolar precisa considerar todos os indivíduos na definição de suas medidas de combate ao *bullying* e ao *cyberbullying*. O primeiro passo para uma intervenção de sucesso é estar disposto a analisar a situação antes de distribuir culpas, pois, como salientado antes, os papéis dos envolvidos podem mudar e uma pessoa pode ocupar mais de um papel ao mesmo tempo. Assim, proteger o alvo e punir ou expulsar o agressor, que pode ser um primeiro impulso de "solução" diante de uma agressão, não costuma ser efetivo. Se o ambiente mais amplo não for analisado e os facilitadores das relações violentas identificados, rapidamente um novo agressor surgirá para substituir aquele retirado do convívio dos colegas.

Isso não significa deixar de prestar auxílio e proteção ao alvo. Acolher a pessoa que é vítima de casos de *bullying* e *cyberbullying*, deixar claro que as pessoas acreditam nela, validar seu sofrimento e ajudá-la a acreditar que a responsabilidade pela situação não é dela e que ninguém tem o direito de tratá-la violentamente são passos importantes para todas as intervenções. Validar a situação e o sofrimento do alvo implica em não o culpabilizar ou exigir provas relativas a tipos de violência que são imateriais (o *bullying* psicológico, por exemplo). Implica, ainda, em respeitar que ele esteja triste no lugar de minimizar seu sofrimento, comparar suas vivências com as de jovens de outras gerações ou exigir que ele aja como se a situação não o afetasse. Também não é o mesmo que infantilizá-lo ou tratá-lo como uma pessoa fraca ou incapaz. Na verdade, faz parte da intervenção ajudar que as vítimas de *bullying* reconheçam suas emoções, reconheçam que as emoções são transitórias, aceitem sua responsabilidade sobre suas reações (e.g. se vão ficar agressivos, se vão tentar conversar com as pessoas e aceitar ajuda) e sua não responsabilidade por terem se tornado alvos de violência escolar.

A validação emocional é uma estratégia útil para intervenções não apenas com os alvos. Ouvir e tentar entender os motivos dos autores ajuda a quebrar um ciclo de exclusão e julgamento que frequentemente é vivenciado por eles, o que aumenta a chance que falem francamente e considerem agir de forma diferente no futuro. Acolher os autores não significa deixar de os responsabilizar, ou acobertar suas ações, mas representa uma tentativa real de entendimento das situações e a aceitação de que situações complexas como a do *bullying* precisam ser consideradas com calma e cautela. Até porque, em alguns casos, passar a emitir comportamentos violentos pode representar uma tentativa disfuncional para ser "visto" em suas necessidades e dificuldades, atuando como um pedido de ajuda ou forma de tentar obter a atenção da família ou da própria escola.

Não se deve esquecer que atenção negativa (e.g. brigar, xingar), também é um tipo de atenção e pode representar a única forma de interação que algumas pessoas vivenciam, se não receberem ajuda. Ao optar por uma abordagem acolhedora, fazendo com que os jovens não se percebam imediatamente julgados como "maus" ou "irrecuperáveis", pode-se conseguir uma oportunidade para um trabalho que amplie as habilidades sociais dos autores de *bullying* e que os ajude a entender empaticamente o sofrimento que suas ações geram em suas vítimas.

As propostas relatadas na literatura que obtiveram maior sucesso no combate à violência em contexto escolar mostram alguns pontos em comum:

1. Atuam em diferentes focos com os atores sociais das escolas.
2. Com os estudantes, abordam sua conscientização sobre os tipos de violência, suas consequências e o desenvolvimento de suas habilidades sociais e empatia.
3. Com os educadores e demais profissionais, envolvem psicoeducar sobre *bullying* e *cyberbullying*, em especial, sobre as formas mais sutis, que podem ser confundidas com brincadeiras. Conscientizar sobre o papel institucional no fomento ou no combate às relações violentas e o investimento na valorização de uma postura colaborativa entre os estudantes em lugar de fomentar sua competição. Passa, também, pelo reconhecimento dos sinais de violência e a capacitação sobre a forma de abordar os jovens, suas famílias, buscar parceiros fora da escola (e. g. Conselho Tutelar, Centro de Referência de Assistência Social – CRAS, Centro de Referência Especializado de Assistência Social - CREAS), sobre as formas corretas de realizar denúncias e os limites da atuação nos casos de *bullying* e *cyberbullying*.
4. Com as famílias, também é importante psicoeducar sobre as formas da violência, comportamentos típicos em que se observa mudanças quando o jovem está sofrendo *bullying* (e.g. parar de comer, piora no rendimento escolar, chorar ou ter febre sempre que o horário de ir à escola se aproxima) e sobre sinais mais sutis (e. g. pedir para ficar sempre com os pais ou professores, "perder" materiais com frequência, não ser convidado para nenhum evento dos colegas de escola). É igualmente necessário conscientizá-los sobre como algumas práticas familiares fomentam comportamentos agressivos ou o receio de falar sobre uma violência sofrida (e. g. dizer ao filho que ele também apanhará em casa, se apanhar na escola, incitar que a criança morda de volta caso seja incomodada).

E, sempre que possível, adotar nas escolas e orientar os pais sobre como manter uma comunicação não violenta, pois crianças e adolescentes seguem mais a exemplos do que a orientações verbais.

5. Junto às instituições externas às escolas, os programas melhores sucedidos fomentam parcerias e criação de espaços de escuta reais para os envolvidos nas situações de violência, sejam eles as crianças/adolescentes, pais, professores, diretores ou quaisquer outros.

Cabe apontar um cuidado ao pensar nas propostas de intervenção. Em trabalhos com familiares e cuidadores, é frequente a manifestação da fala de que as instituições criam espaços "pró-forma" para lidar com problemas, fazendo com que se tornem transmissões unilaterais de recados ou culpabilização, o que faz com que não frequentem tais espaços ou não sigam as orientações (Barroso & Bandeira, 2012). Essa não pode ser base do trabalho com os envolvidos nas situações de *bullying/cyberbullying* ou com as famílias. Caso a escolha de estratégia de combate à violência passe pela criação de grupos ou de espaços de escuta, será imprescindível que haja possibilidade de trocas de dúvidas e de experiências, construindo conjuntamente as formas de agir.

É interessante notar que a queixa explicitada por familiares cuidadores de pessoas com diversas condições é similar à queixa apontada por docentes quanto aos treinamentos para combate à violência escolar. Por diversas vezes, os educadores relatam que recebem treinamentos formais, mas que seguem se percebendo como pouco apoiados pela equipe técnica e educacional da escola - coordenadores pedagógicos, psicólogos, direção -, e com muitas dúvidas quanto à melhor forma de agir diante dos casos de agressão (Frick et al., 2021).

Os docentes também indicam que diversas intervenções propostas pedem que se fomente as habilidades sociais e a regulação emocional dos estudantes, mas que as formas de realizar esse desenvolvimento não são abordadas nos treinamentos, nos currículos (dos cursos de graduação que fizeram para se tornarem professores e nem das escolas em que atuam) e que não contam com o apoio de um profissional para pensar juntos como concretizar esse pedido de desenvolvimento emocional (Frick et al., 2021).

Considerando essa queixa, uma iniciativa merece destaque. A Fundação Oswaldo Cruz (FIOCRUZ) lançou um curso autoinstrucional de aprimoramento chamado "Atenção à saúde mental de adolescentes e jovens: qualificação e articulação nos territórios", que aborda diversos temas relevantes para profissionais que trabalham com jovens, além de trazer algumas estratégias úteis para pensar em intervenções em escolas e comunidades (Tarcia et al., prelo). A escolha dos organizadores foi construir um curso que gere "reconhecimento" em quem o realizar, por isso, todos os módulos apresentam um caso fictício relatado, que mostra um recorte de realidades próximas às vivenciadas nas escolas e serviços de saúde brasileiros que atendem adolescentes. E, por se tratar de um curso autoinstrucional, gratuito e de execução via educação à distância, esse projeto representa uma importante iniciativa para a capacitação de profissionais das áreas de educação e saúde.

Stelko-Pereira e Barroso (prelo) são as responsáveis pelo módulo sobre o papel da escola, da tecnologia e da violência escolar no curso "Atenção à saúde mental de adolescentes e jovens: qualificação e articulação nos territórios" da FIOCRUZ. O módulo destinado a essa temática discute o potencial positivo e transformador da escola, como a tecnologia passou a ser presente na vida dos jovens e as benesses e riscos vindas com tal inclusão, além de abordar diretamente o *bullying* e o *cyberbullying*. Além disso, as autoras apresentam os princípios para desenvolver ações de combate ao *bullying* e ao *cyberbullying*, de forma a envolver os estudantes, as famílias, os profissionais das escolas e a relação escola-família, e trazem sugestões de materiais com distribuição gratuita, que podem ser úteis nessas intervenções. Um exemplo desses materiais é o jogo de tabuleiro "Não Caia na rede", criado por Stelko-Pereira et al. (2022), no modelo "imprima e jogue" e disponibilizado pelos autores para *download* gratuito no endereço:https://drive.google.com/file/d/1wuMNSlri5fOpXD2_PgCU7iqhXHDdrfpj/view.

## Conclusão

Há um consenso entre profissionais de saúde e da educação de que as escolas são muito importantes para o desenvolvimento de crianças e de adolescentes e que devem ser ambientes seguros. Entretanto, tudo o que foi relatado neste capítulo mostra que a realidade nem sempre representa tal percepção e que muitos jovens lidam com o *bullying* e o *cyberbullying* nas escolas brasileiras.

Na verdade, esse é um problema global, e nem os países que mais investem em educação conseguiram eliminar completamente os casos de violência em suas escolas ou as consequências negativas que podem decorrer disso. Os desdobramentos de práticas violentas, sejam elas presenciais ou virtuais, podem provocar impactos psíquicos devastadores nos afetados com riscos para seu desempenho acadêmico, relações socioafetivas, motivação para aprender, engajamento com o estudo ou trabalho, adaptabilidade, surgimento de sintomas de ansiedade, depressão, ideação suicida e risco de autoextermínio (Hein et al., 2015; Reyes, & Bañales, 2016).

Os estudos mostram que o comportamento violento surge cedo e que a faixa etária em maior risco para o *bullying* é a faixa entre 11 e 14 anos. Isso vale para o *cyberbullying*, que surge com maior frequência no início da adolescência ou na pré-adolescência (Beluce, 2019; Watts et al., 2017). Ao pensar na ação junto aos jovens, parece promissora a ideia de atuar de forma preventiva e interventiva ainda no ensino fundamental, de modo a minimizar as práticas de *bullying* e *cyberbullying* e impedir a naturalização dessas ações. Por isso, é essencial que os adultos responsáveis, seja no núcleo familiar, na escola ou em outros espaços frequentados pelos jovens, possam ficar atentos, de modo a identificar possíveis práticas agressivas e combatê-las o mais breve possível.

É igualmente importante que os profissionais se preparem para atender pessoas que passaram pelas experiências de *bullying* e *cyberbullying* e que as escolas invistam no combate à violência. Isso não exime o poder público de cuidar da segurança das crianças e adolescentes, seja no ambiente educacional ou quando utilizam a internet. Pesquisadores como Angelini et al. (2021) e Beluce et al. (2022) lembram a todos que o Estado tem o papel essencial de assegurar a proteção das pessoas dentro e fora da *web*, por isso precisam estabelecer políticas públicas protetivas e formas de fiscalização efetivas. Deve, ainda, estender o alcance das leis para coibir a violência e para que a sensação de impunidade gerada pela crença de que "a internet é terra de ninguém" que infla os casos anuais de *cyberbullying* no país seja superada.

Falar sobre a violência escolar e discutir aberta e francamente sobre causas, manifestações e consequências do *bullying* e *cyberbullying* são formas de capilarizar informações acerca dessa prática, o que contribui para combatê-las. Investir em ambientes educacionais mais acolhedores, colaborativos e saudáveis também. Só adotando tais medidas, conscientizando as crianças e os jovens sobre o potencial nocivo das ações violentas contra colegas e, inclusive, da possiblidade de responsabilização legal, é que poderemos reduzir a prevalência da violência escolar em nosso país.

## Referências


Aldao, A., Sheppes, G., & Gross, J. J. (2015). Emotion regulation flexibility. Cognitive *Therapy and Research*, 39(3), 263–278.

Alves, D. L. G., Pinto, F. J. M., Stelko-Pereira, A. C., Nunes, B. R., Silva, S. R. da., & Cruz, T. C. (2021). O uso de álcool por adolescentes envolvidos em bullying escolar, como autores, vítimas e autores-vítimas. *Revista Gerencia Y Politica De Salud*, 20.

Angelini, A., Barbosa, A., Senne, F., & Dino, L. (2021). Privacidade e proteção aos dados pessoais de crianças e adolescentes na Internet: Marco legal e ações estratégicas para prover direitos na era digital. In P. S. Laterça; E. Fernandes, C. S. Teffé, S. Branco (Eds.). *Privacidade e proteção de dados de crianças e adolescentes* (e-book) (pp. 15-28). Rio de Janeiro: Instituto de Tecnologia e Sociedade do Rio de Janeiro – ITS e Obliq.

Athanasiou, K., Melegkovits, E., Andrie, E. K., Magoulas, C., Tzavara, C. K., Richardson, C., Greydanus, D., Tsolia, M., & Tsitsika, A. (2018). Cross-national aspects of cyberbullying victimization among 14–17-year-old adolescents across seven European countries. *BMC Public Health*, 18(1), article 800.

Barroso, S. M. (2022). *Baralho de vivências e reações à violência/bullying na escola*. Belo Horizonte: Nila Press/Artesã.

Barroso, S. M., & Bandeira, M. B. (2012). Os serviços psiquiátricos estão atendendo as necessidades dos familiares cuidadores?. In S. M. B., F. Scorsolini-Comin (Org.). *Diálogos em Psicologia: práticas profissionais e produção do conhecimento* (pp. 123 – 135). 1ª ed. Uberaba: Editora UFTM.

Beluce, A. (2019). *Estudantes e as tecnologias digitais: relações entre cyberbullying e motivação para aprender.* 210 f. [Tese de Doutorado em Educação]. Universidade Estadual de Londrina.

Beluce, A. C., & Oliveira, K. L. (2018). Learning Strategies Mediated by Technologies: Use and Observation of Teachers. *Paidéia (Ribeirão Preto),* 28, e2809.

Beluce, A. C., Ronqui, D. D., & Oliveira, K. L. (2021). Cyberbullying entre estudantes: um modelo para compreensão. *Revista de Instrumentos, Modelos e Políticas em Avaliação Educacional*, 2, e021013.

Beluce, A. C., Oliveira, K. L., & Almeida, L. S. (2022). A prática do cyberbullying nos ensinos médio e universitário: revisão de literatura. *Atos de Pesquisa em Educação* (FURB), 17, 9346-e9346.

Biswas, T. (2020). Global variation in the prevalence of bullying victimisation amongst adolescents: Role of peer and parental supports. *eClinical Medicine*, 20, 100276.

Brasil. (2015). *Lei Nº 13.185, de 6 de novembro de 2015.* Institui o Programa de Combate à Intimidação Sistemática (*Bullying*). Diário Oficial da União, Brasília, 9 nov 2015. Disponível em: http://www planalto gov br/ccivil_03/_ato2015-2018/2015/lei/l13185htm. Acesso em: 10. jan. 2023.

Brasil. (2016). *Lei Nº 13.277,* de 29 de abril de 2016. Institui o dia 7 de abril como o Dia Nacional de Combate ao Bullying e à Violência na Escola. Diário Oficial da União, Brasília, DF, 2 maio 2016. Disponível em: https://legissenadolegbr/norma/602502. Acesso em: 10. jan. 2023.

Brasil. (2018). *Lei Nº 13.663,* de 14 de maio de 2018. Altera o art. 12 da Lei nº 9.394, de 20 de dezembro de 1996, para incluir a promoção de medidas de conscientização, de prevenção e de combate a todos os tipos de violência e a promoção da cultura de paz entre as incumbências dos estabelecimentos de ensino. Diário Oficial da União, Brasília, DF, 15 maio 2018. Disponível em: https://www.planalto.gov.br/ccivil_03/_ato2015-2018/2018/lei/l13663.htm. Acesso em: 10. jan. 2023.

Brasil. (2018). *Lei Geral de Proteção de Dados Pessoais – LGPD. Lei n. 13.709,* de 14 de agosto de 2018. Dispõe sobre o tratamento de dados pessoais, inclusive nos meios digitais, por pessoa natural ou por pessoa jurídica de direito público ou privado, com o objetivo de proteger os direitos fundamentais de liberdade e de privacidade e o livre desenvolvimento da personalidade da pessoa natural. Brasília, DF. Disponível em: http://www.planalto.gov.br/ccivil_03/_ Ato2015-2018/2018/Lei/L13709.htm. Acesso: 25. jan. 2023.

Centro Regional de Estudos para o Desenvolvimento da Sociedade da Informação. (2020). *Tics Kids online.* Disponível em: https://cetic.br/sobre/. Acesso em: 30 jan 2023.

Colombier, C., Mangel, G., & Perdriault, M. (1989). *A violência na escola.* São Paulo: Ed.Summus.

Craig, W., Boniel-Nissim, M., King, N., Walsh, S. D., Boer, M., Donnelly, P. D., Harel-Fisch, Y., Malinowska-Cieslik, M., Matos, M. G. de., Cosma, A., Eijnden, R. Van. den., Vieno, A., Elgar, F. J., Molcho, M., Bjereld, Y., & Pickett, W. (2020). Social Media Use and Cyber-Bullying: A Cross-National Analysis of Young People in 42 Countries. *Journal of Adolescent Health*, 66(6), 100-108.

Cross, D., Barnes, A., Papageorgiou, A., Hadwen, K., Hearn, L., & Lester, L. (2015). A social-ecological framework for understanding and reducing cyberbullying behaviours. *Aggression and Violent Behavior,* 23, 109-117.

Drain, T. S., Grier, Lakeisha E., & Sun, W. (2012). Is the growing use of electronic devices beneficial to academic performance? Results from archival data and a survey. *Issues in Information Systems,*13(1), 225-231.

Espelage, D. L. (2014). Ecological theory: preventing youth bullying, aggression, and victimization. *Theory Into Practice*, 53(4), 257-264.

Felippe, G. M., Oliveira, K. L., & Beluce, A. C. (2022). O processo de humanização e emancipação frente ao bullying. *Revista Ibero-Americana de Estudos em Educação*, 17, 0860-0869.

Flanigan, A. E., & Kiewra, K. A. (2018). What college instructors can do about student cyber-slacking. *Educational Psychology Review*, 30(2), 585- 597.

Frick, L. T., Krubniki, V. R., Stelko-Pereira, A. C., & Almeida, R. (2021). Ações formativas para docentes em tempos de pandemia. *e-Mosaicos*, 10(25), 177-192.

Galuch, M. T. B. (2020). *Bullying e preconceito não são brincadeira: reflexões sobre a violência escolar.* São Paulo: Benjamin Editorial.

Garaigordobil, M. (2017). Conducta antisocial: conexión con bullying/ cyberbullying y estrategias de resolución de conflictos. *Psychosocial Intervention*, 26 (1), 47-54.

Garcia, M. F., & Souza, N. M. (2022). Bullying no ambiente escolar: um olhar a nossa volta. *Perspectivas em Diálogo: Revista de Educação e Sociedade*, 9(19), 140-158.

Gonçalves, J. R., & Oliveira, L. R. G. (2020). A ineficácia da punibilidade do *cyberbullying* no Brasil. *Revista Educar Mais*, 4(2), 308–319.

Hein, V., Koka, A., & Hagger, M. S. (2015). Relationships between perceived teachers' controlling behaviour, psychological need thwarting, anger and bullying behaviour in high-school students. *Journal of Adolescence*, 42,103-114.

Imuta, K., Song, S., Henry, J. D., Ruffman, T., Peterson, C., & Slaughter, V. (2022). A meta-analytic review on the social–emotional intelligence correlates of the six bullying roles: Bullies, followers, victims, bully-victims, defenders, and outsiders. *Psychological Bulletin*, 148(3-4), p 199-226.

Instituto Brasileiro de Geografia e Estatística. (2022). *Pesquisa nacional de saúde do escolar: análise de indicadores comparáveis dos escolares do 9º ano do ensino fundamental municípios das capitais: 2009/2019*. Rio de Janeiro: IBGE.

Itiyama, C. T. (2023). *Cyberbullying direcionado ao público feminino em jogos digitais*. [Dissertação de Mestrado em Psicologia], Universidade Estadual de Londrina.

Jenaro, C., Flores, N., & Frías, C. P. (2018). Systematic review of empirical studies on cyberbullying in adults: What we know and what we should investigate *Aggression and Violent Behavior*, 38, 113-122.

Livingstone, S., & Stoilova, M. (2021). *The 4Cs: Classifying Online Risk to Children*. (CO:RE Short Report Series on Key Topics). Hamburg: Leibniz-Institut für Medienforschung | Hans-Bredow-Institut (HBI); CO:RE - Children Online: Research and Evidence. https://doi.org/10.21241/ssoar.71817

Mallmann, C. L., & Macedo-Lisboa, C. S., & Zanatta, C. T. (2018). Cyberbullying e Estratégias de Coping em Adolescentes do Sul do Brasil. *Acta Colombiana de Psicología*, *21*(1), 13-43.

Matos, K. J. N., Stelko-Pereira, A. C., & Lourinho, L. (2020). A Vitimização de funcionários a alunos: violência explícita, disfarçada por práticas escolares e negligência. *Research, Society and Development*, 9.

Mendoza-González, B. Delgado Nieto, I, & Mandujano, M. A. G. (2020). Student profile Not involved in bullying: description based on gender stereotypes, parenting practices, cognitive-social strategies and food over--intake. *Anales de psicología/annals of psychology*, 36(3), 483-491.

Núcleo de Informação e Coordenação do Ponto BR. (n.d). Disponível em https://nic.br. Acesso em: 30 jan. 2023.

Oliveira, J. C. C. (2016). *Cyberbullying entre adolescentes usuários de internet: um estudo de levantamento online* (dissertação de mestrado). Universidade Federal de Juiz de Fora, Juiz de Fora. https://repositorio.ufjf.br/jspui/handle/ufjf/1395

Olweus, D. (1978). *Aggression in the schools: bullies and whipping boys.* Washington: Hemisphere Publ. Corp.

Olweus, D. (1993). *Bullying at school: What we know and what we can do.* London: Lackwell.

Organização para a Cooperação e Desenvolvimento Econômico. (2018). *Education at a Glance 2018: OECD Indicators.* Paris: OECD Publishing.

Peters, D., Calvo, R. A., & Ryan, R. M. (2018). Designing for motivation, engagement and wellbeing in digital experience. *Frontiers in Psychology,* 9, 797-822.

Ramos, D. K., & Vieira, R. M. (2020). Repercussões das tecnologias digitais sobre o desempenho de atenção: em busca de evidências científicas. *Revista Brasileira De Educação,* 25.

Rashid, T., & Asghar, H. M. (2016). Technology use, self-directed learning, student engagement and academic performance: Examining the interrelations. *Computers in Human Behavior,* 63, 604-612.

Reyes, J. I. O., & Bañales, D. L. G. (2016). El ciberacoso y su relación con el rendimiento académico. *Innovación educativa,*16, 71, 17-38.

Rizzotto, J. S., & França, M. T. (2020). A does bullying affect the school performance of Brazilian Students? An analysis using Pisa 2015. *Child Indicators Research*, 14(3), 1027-1053.

Schultz, N. C. W., Duque, D. F., Silva, C. F. da., Souza, C. D. de., Assini, L. C., & Carneiro, M. da. G. de. M. (2012). A compreensão sistêmica do *bullying. Psicologia em Estudo*, 17(2), 247-254.

Slonje, R., & Smith, P. K. (2008). Cyberbullying: Another main type of bullying? *Scandinavian Journal of Psychology, 49*(2), 147-154.

Stelko-Pereira, A. C. (2022). *Vivências socioemocionais para o enfrentamento do bullying.* Curitiba: UFPR.

Stelko-Pereira, A. C., & Barroso, S. M. (prelo). Escola e redes sociais nas adolescências

e juventudes. In R. M. L. Tarcia, S. H. M. Moraes, & D. D. G. Nascimento (Orgs.). *Curso de aperfeiçoamento em saúde mental e atenção psicossocial de adolescentes e jovens* (pp. 8 – 57). Campo Grande: Fiocruz.

Stelko-Pereira, A. C., Silva, J. A., Matsunaga, G., Pontes, L. B., Lopes, N. R. L., & Santini, P. M. (2022). *Não caia na rede*. Curitiba: UFPR.

Stevens, K. J., Guo, Z., & Li, Y. (2018). Typology and Hierarchy of Students' Motivations to Use Technology in Learning. *Australasian Journal of Information Systems*, 22, 1-30.

Tarcia, R. M. L., Moraes, S. H. M., & Nascimento, D. D. G. (Orgs). *Curso de aperfeiçoamento em saúde mental e atenção psicossocial de adolescentes e jovens*. Campo Grande: Fiocruz.

Tognetta, L. R. P., & Bozza, T. C. L. (2012). Cyberbullying: um estudo sobre a incidência do desrespeito no ciberespaço e suas relações com as representações que adolescentes têm de si. *Nuances: Estudos Sobre Educação*, 23(24), 162-178.

Valle, J. E., Stelko-Pereira, A. C., Peixoto, E. M., & Williams, L. C. de. A. (2018). Influência do "bullying" e da relação professor-aluno no engajamento escolar: análise de um modelo explicativo. *Estudos de Psicologia* (Campinas), 35(4), 411-420.

Watts, L. K., Wagner, J., Velasquez, B., & Behrens, P. I. (2017). Cyberbullying in higher education: A literature review. *Computers in Human Behavior*, 69, 268-274.

Yot-Domínguez, C., & Marcelo, C. (2017). University students' self-regulated learning using digital technologies. *International Journal of Educational Technology in Higher Education*,14(1), 1-18.

CAPÍTULO 13

# Orientação e Treinamento de Pais para a Prevenção do *Stress* Infantojuvenil

Márcia Maria Bignotto
Anna Thallita Araujo

## Introdução

A contribuição dos pais para a prevenção do *stress* infantojuvenil pode ter início no estilo de educação que será transmitido ao seu filho; pois a maneira como se educa uma criança reflete no modo como ela se comportará e nos aspectos que valorizará em sua vida (Bignotto, 2000).

As rápidas mudanças sociais e, principalmente, os novos padrões de organização familiar que estão sendo observados atualmente parecem ter alguma relação com a prevalência de alterações emocionais e com o comprometimento no desenvolvimento mental saudável da criança. Obviamente, não seriam somente esses fatores que contribuiriam para isso, porém não deve ser menosprezado o fato de que a família funciona como um "colchão amortecedor" para os eventos estressores enfrentados pela criança no decorrer de seu processo de desenvolvimento (Mombelli et al., 2011).

Neste capítulo, será discutido a contribuição dos pais para a prevenção do *stress* de seus filhos com o intuito de ajudá-los a lhes proporcionar uma adequada qualidade de vida, bem como um ambiente que possibilite adequado desenvolvimento, pois ser uma criança emocionalmente saudável é a base para se tornar um futuro adulto feliz.

O psicólogo Elkind, em seu livro "O direito de ser criança", escrito na década de 80, já relatava que o conceito de infância estava ameaçado de extinção na sociedade, pois a criança tinha se tornado vítima de um *stress* intenso, proveniente de rápida e confusa mudança social, tendo se transformado em um ser apressado, portador de distúrbios comportamentais e emocionais. Se essa era a visão do estilo de vida de algumas décadas atrás, o que pensar das crianças de nossa sociedade na era pós-covid, em que vivemos na atualidade.

Os pais desempenham um papel de grande importância na aquisição de características pessoais por seus filhos. Essas características podem servir como causas em potencial de um *stress* ou, ao contrário disso, auxiliá-los a lidar com ele. Isso pode ocorrer por meio da aprendizagem, com os pais, de crenças, de ideias e de valores que ditam as regras do pensar e do agir da criança nas diferentes situações cotidianas de sua vida.

Muitas vezes, preocupados com que seu filho tenha um bom desempenho educacional, os pais verbalizam grandes expectativas de realizações quanto à produção da criança. Ao elogiarem e reforçarem o sucesso, muitas vezes, esquecem-se de que o mais importante é a criança como um todo e não apenas pelo seu desempenho escolar. Desse modo, acabam por favorecerem o "fazer", o "ter sucesso", em vez de fortalecerem a essência do ser. Com o objetivo de que a criança tenha um bom futuro acadêmico, tentam prepará-la para o sucesso, com inúmeras atividades extracurriculares e, principalmente, uma boa escola. Alguns pais valorizam somente o desempenho, esquecendo-se de dizer para a criança que ela é especial simplesmente por existir, por ser ela mesma. Sendo tratada dessa maneira, a criança acaba por se valorizar muito mais por aquilo que faz do que pela pessoa que é. Esse acaba sendo um dos principais causadores de *stress* em crianças.

É natural que se queira a melhor escola para os filhos e que se queira oferecer-lhes todas as oportunidades possíveis. Essa atitude é benéfica e deve ser encorajada. Porém, quando a ideia de sucesso se torna o elemento mais importante na vida da criança, ela pode gerar a sensação de inadequação perante o mundo, pois essa criança deverá "desempenhar-se" bem para se sentir valorizada. A primeira precaução que os pais devem tomar é procurar não sobrecarregar seu filho de atividades extracurriculares. Também se deve ter cautela quanto às atividades esportivas que envolvem competição para que não se valorize apenas o desempenho da criança.

Outro aspecto que os pais devem observar é a atribuição de responsabilidades em excesso à criança ou, ao contrário disso, a total falta de responsabilidades. O problema do excesso é cada vez mais comum em nossos dias em decorrência do fato de que os pais necessitam de ter uma extensa jornada de trabalho diária. Por essa razão, eles passam à criança responsabilidades sobre as atividades domésticas e sobre seu próprio cuidado diário. Com tanta responsabilidade, essas crianças não sabem mais como brincar ou como apenas ser criança.

Em oposição ao excesso, encontra-se a falta total de responsabilidades. No intuito de proteger seus filhos, muitos pais acabam por impossibilitar que eles aprendam a lidar com responsabilidades. Como se sabe, ter responsabilidade é necessário para o amadurecimento do ser humano. De modo mais amplo, pode-se considerar que essa atitude dos pais cria um sério problema social, pois o amadurecimento dos jovens é cada vez mais tardio.

Outra situação que deve ser abordada por ser muito propícia ao desenvolvimento de um quadro de *stress* é a disciplina confusa por parte dos pais: as regras nunca são claras ou são estabelecidas por um dos pais, mas não cumpridas pelo outro. Assim, a criança nunca sabe o que deve ou não fazer ou ainda o que é certo ou errado. Dessa maneira, ela permanece em constante tensão, o que pode acarretar um sério desgaste emocional. Nessas situações, os pais devem ser coerentes quanto à educação das crianças e firmes nas regras que colocam.

Além dessas causas de *stress* que são consideradas externas à criança, existem as causas internas, as quais também devem ser observadas pelos pais no intuito de amenizar suas consequências. Em relação a esse aspecto, é importante observar que a família exerce uma influência direta sobre a criança, levando-a a adquirir certos comportamentos que podem desencadear um quadro de *stress* intenso. Dentre esses comportamentos, encontram-se alguns advindos da maneira como a criança pensa sobre as situações diárias e quais são suas ideias sobre si mesma. Essas ideias podem, em alguns momentos, ser inadequadas, tornando-se pensamentos estressantes para a criança. Entre elas, encontramos as seguintes:

1. A ideia de que é preciso agradar a todos, em especial aos pais e aos amigos;
2. Dúvidas quanto à própria inteligência e à capacidade;
3. A crença de que se deve ter um desempenho perfeito em todas as atividades;

4. O desenvolvimento de um elevado espírito competitivo, aliado à necessidade de sempre vencer e de sempre estar em primeiro lugar.

Todas essas crenças merecem atenção especial por parte dos pais, pela relação que sua formação apresenta com o estilo de educação familiar.

Após a apresentação de algumas situações ligadas à ocorrência do *stress* infantil, cabe lembrar que elas podem ser amenizadas ou eliminadas de acordo com a atitude dos pais na educação dos filhos.

Conjunto de medidas interessantes que os pais adotem para a prevenção e para o tratamento do *stress* em seus filhos:

## Analisar seu próprio nível de stress, crianças estressadas possuem pais estressados

O *stress* é caracterizado por um conjunto de reações físicas ou psicológicas do organismo perante situações negativas ou positivas, que ocorre em qualquer pessoa, independentemente da idade, etnia, sexo ou classe social (Lipp, 1991; Lipp, 2004, Lipp et al., 2007).

Dessa forma, antes mesmo do nascimento, o *stress* se faz presente e continua em todas as etapas da vida. Alguns pais acreditam que as crianças não desenvolvem *stress*, mas isso é um mito, pois existe uma variedade de influências internas e externas desencadeantes de *stress* na criança. E com isso, uma das principais influências, é o *stress* dos próprios pais, pois pais estressados, em geral, criam filhos estressados e, assim, acabam se tornando um exemplo negativo (Lipp, 2007).

Essas crianças um dia serão também pais estressados de outras crianças em condições semelhantes. O *stress* no adulto é preocupante, pois ele é o responsável por gerenciar sua família, cabendo, então, mantê-los em condições dignas, caso contrário, poderá gerar sofrimentos e prejuízos significativos.

Podemos apresentar alguns estressores principais da vida adulta, sendo eles: dificuldades financeiras, perdas, trabalho em excesso, problemas com o chefe, dificuldades no casamento, dificuldades com colegas de trabalho, dificuldades na educação dos filhos, preconceitos, expectativas impostas pela sociedade, responsabilidades em excesso, perfeccionismo, pessimismo, conflito sobre papéis, ciúmes, doenças, desemprego, aposentadoria, gravidez e dificuldades sexuais (Lipp et al., 2007).

É fácil reconhecer o *stress* presente no outro a partir de alguns aspectos, por exemplo, no mal humor, na impaciência, no semblante fechado, nas constantes gripes, na falta de energia e na apatia. Geralmente, pais estressados ficam muito irritados, nervosos e acabam deixando as pessoas à sua volta assim também, como os filhos ou cônjuge, por exemplo (Lipp, 2014).

Com um amplo entendimento sobre *stress*, os pais, por sua vez, podem identificar suas próprias dificuldades e os problemas presentes em sua vida. Com isso, iremos apresentar as principais causas do *stress* parental, as consequências desse *stress* na vida de uma criança e as medidas necessárias e saudáveis para que os pais possam vencê-lo.

É necessário que os pais possam reconhecer a diferença entre o *stress* ocupacional, pessoal e familiar. Quanto ao *stress* ocupacional, os pais podem estar enfrentando dificuldades no trabalho, por exemplo, prazos curtos ou problemas com o chefe. Quanto ao *stress* pessoal, pode ser autocobrança ou perfeccionismo (Lipp, 2007).

Já no *stress* familiar ou parental, de acordo com algumas pesquisas, os principais fatores desencadeantes são: insatisfação no casamento, ser pai ou mãe pela primeira vez, a falta de apoio social ou familiar, ser pais muito jovens, ser mãe solteira, sentimentos ambivalentes sobre tornar-se pai/mãe, violência conjugal, abuso de álcool e drogas, percepção sobre a demanda dos filhos, diagnóstico - autismo, TDAH ou Transtorno Opositor Desafiador -, comportamento do filho, como birras, explosões, desobediências e dúvidas sobre sua própria competência como pais (Griken et al., 2019).

Com esse alto nível de *stress*, os pais podem acabar executando alguns comportamentos, que irão gerar consequências relacionadas às práticas parentais severas, como punição em excesso, incluindo punição corporal, monitoramento inadequado das atividades da criança, abuso e negligência, os quais podem desenvolver danos físicos, cognitivos, emocionais e sociais a curto e longo prazo (Chumakova & Chumakov, 2019; Gubbels et al., 2019).

Além das punições, o *stress* parental pode gerar sentimento de desamparo na criança, fazendo com que ela se sinta desprotegida, angustiada, vulnerável e com medo intenso. Esse medo excessivo pode ser uma consequência devido à quantidade de punições que a criança recebe. Essas práticas podem desenvolver nos filhos um risco aumentado para delinquência ou abuso de substância (Grieken et al., 2019; Barlow et al., 2016).

Todos esses fatores citados acima nos trazem a importância do autocuidado que os pais devem ter para gerenciamento e controle do próprio *stress*. As crianças precisam de um modelo adequado e equilibrado para aprender a enfrentar as dificuldades da vida. Portanto, pais e professores são as pessoas mais importantes na prevenção do *stress* infantil (Lopes & Lopes, 2015).

Podemos entender que o bem-estar dos pais é fundamental para toda a família. A partir do momento em que os pais possuem maneiras mais positivas de enxergar a vida, sem muito alarmismo ou ansiedade, eles mostram aos seus filhos como atravessar as crises da infância e da adolescência de modo bem-sucedido (Lipp, 2014).

É importante que os pais saibam manter uma visão otimista, com bons pensamentos sobre si, sobre os outros e sobre o futuro. Como exemplo, a perda de um emprego, ao invés de significar uma tragédia, pode significar que encontrará algo melhor (Lopes & Lopes, 2015).

Por isso, torna-se importante controlar e reduzir o *stress* no adulto. Interpretações mais realistas e saudáveis, criação de um ambiente amoroso, seguro, equilibrado e estratégias positivas de enfrentamento servirão de exemplo para as crianças e, também, farão com que as famílias respondam aos eventos da vida de modo adequado (Lipp, 2014; Lipp et al., 2007).

Não temos dúvidas de que crianças adequadamente criadas tornam-se menos vulneráveis ao *stress*, pois conseguem se recuperar com maior facilidade devido aos recursos que aprenderam e à sua capacidade de adaptação. Os comportamentos das crianças são consequências das práticas educacionais que receberam. (Lipp, 2014; Lopes & Lopes, 2015).

Dessa forma, podemos entender que educar é uma arte. Além dos diversos fatores externos que podem influenciar na criação dos filhos, os pais também precisam lidar e ficar atentos com seu próprio funcionamento, seu nível de *stress* e as maneiras como irão lidar com os problemas cotidianos (Lipp, 2014; Lipp et al., 2007; Lipp, 2014; Lopes & Lopes, 2015).

Veja abaixo algumas estratégias que os pais podem adotar para lidar com o *stress* e para lidar melhor com os filhos:

- Identifique os sintomas e o grau de intensidade do seu *stress;*
- Reconheça as fontes externas e internas do seu *stress* e tente eliminar o que for passível de mudança;
- Mantenha calma nos momentos de birras ou desobediências do seu filho;
- Mantenha calma em momentos desafiadores e estressantes da sua vida;
- Simplifique o seu cotidiano para evitar o *stress* nos filhos;
- Tenha uma atitude realista diante das dificuldades;
- Interprete as situações de forma simples, tenha cuidado com a atribuição de muito significado e muita importância para situações pequenas ou triviais;
- Tenha uma vida equilibrada. Saiba conciliar os problemas profissionais, pessoais e familiares;
- Procure ajuda profissional para lidar com suas próprias demandas;
- Desenvolva estratégias de enfrentamento para lidar com as situações de *stress;*
- Desenvolva uma parentalidade positiva e proativa por meio de elogios, afeto e encorajamento;
- Forneça um ambiente mais estruturado para seu filho (a);
- Tenha tempo para brincar e fazer as atividades do seu filho (a) junto a ele (ela);
- Demonstre prazer, alegria genuína e interesse em estar com seu filho (a);
- Procure deixar as preocupações do trabalho no trabalho;
- Evite trabalhar, responder e-mails, ligações ou mensagens nos momentos em que estiver com a sua família;
- Procure ter hábitos de vida saudáveis, como prática de atividade física, meditação e uma boa alimentação;
- Tenha tempo de lazer e diversão para você, sozinho (a), com amigos ou com o (a) parceiro (a);

- Seja assertivo (a);
- Saiba dizer não.

## *Enfrentar de maneira adequada e tranquila situações difíceis pelas quais seus filhos podem passar*

Assim como nos adultos, as crianças passam por eventos que irão desencadear excitação, irritação, felicidade, medo, conflitos, perdas ou desafios (Lucarelli & Lipp, 1999). O fato de a criança estar maior ou menor vulnerável ao *stress* irá depender das formas que receberá apoio social dos pais e do seu repertório para lidar com eventos estressantes.

As crianças em idade escolar estarão suscetíveis a grandes mudanças e adaptações ao longo do seu desenvolvimento. Com isso, é importante que os pais saibam enfrentar essas mudanças e situações de forma assertiva para não agravar a situação de *stress* ou de sofrimento da criança (Lipp, 199; Lipp, 2014; Lipp et al., 2007).

Dessa forma, a maneira que os pais encaram os problemas afetará na maneira que a criança também irá enfrentar as dificuldades, desafios e tensões. Então, se os pais responderem de maneira pessimista, a criança aprenderá a agir dessa forma também. Porém, por outro lado, caso os pais respondam de maneira tranquila e otimista, a criança aprenderá a também responder dessa forma (Lipp et al, 2005).

A principal rede de apoio da criança são os pais, então eles precisam agir como agentes de proteção, com carinho, comunicação e afeto, ensinando as crianças a terem estabilidade diante das situações difíceis.

Portanto, mediante a situações desafiadoras, os pais devem proporcionar acolhimento, apoio emocional, entender o sofrimento da criança, mostrar as capacidades dela de enfrentar os seus obstáculos e dificuldades (Lipp, 2004; Lipp, 2014).

Cabe aos pais terem atenção aos seus filhos, desde uma mudança de comportamento, como isolamento, choro constante, falta de apetite, pesadelos, enurese noturna, alterações emocionais, e, assim, ajudá-los.

Veja abaixo medidas de prevenção perante as seguintes circunstâncias:

### Morte

A morte nada mais é do que um enigma para a criança. A criança irá reagir à morte de acordo com o seu desenvolvimento intelectual e emocional. Acredita-se que, até os 3 anos, a criança tem dificuldade de entender a morte como algo permanente, mas irá interpretá-la como uma separação temporária (Lipp, 1991; Lipp et al., 2007, Lipp, 2014).

Dos 3 aos 5 anos, a criança demonstra medo de ser abandonada e, geralmente, não reage com dor. Já entre os 5 anos aos 8 anos, a criança fará mais questionamentos sobre a morte e irá desenvolver explicações mágicas para o ocorrido. Por fim, dos 9 anos em diante, a criança irá reagir de maneira semelhante aos adultos, com dor, apatia e choro (Lipp, 1991; Lipp et al., 2007, Lipp, 2014).

A compreensão sobre como a criança irá reagir ou compreender a morte, de acordo com a sua idade, auxiliará os pais a encontrarem maneiras de lidar nessas situações. É importante que os pais não discutam situações tristes na frente dos filhos, assim como entender que o desempenho acadêmico poderá ser afetado e que não é o momento de punição ou cobranças.

Cabe aos pais terem conhecimento de que o *stress* irá passar e a criança voltará ao normal, porém é preciso ter paciência, e, aos poucos, a criança voltará com sua rotina de antes. Além disso, é imprescindível lidar com a morte da maneira mais tranquila e adequada possível por mais que seja um momento extremamente doloroso para os pais e familiares.

Além disso, os pais precisam aguardar para que a própria criança aborde o assunto e, com isso, enfatizarem que tudo irá passar. O luto é uma reação de tristeza, culpa, raiva e confusão que sentimos quando perdemos alguém. Caso os pais não tenham condições de direcionar seu filho adequadamente sobre o ocorrido, pode-se, então, pedir ajuda a alguém de sua confiança para mostrar calma para seu filho ou, então, procurar ajuda profissional (Lipp, 1991; Lipp et al., 2007; Lipp, 2014).

## Escola nova

Atualmente, as crianças estão indo, cada vez mais cedo, à escola devido à necessidade dos pais de trabalharem fora. Com isso, a escola torna-se um local em que a criança passará a maior parte do tempo e poderá ser um fator de desenvolvimento de *stress* (Lipp, 1991; Lipp et al., 2007; Lipp, 2014).

Ir pela primeira vez ou mudar para uma escola nova pode deixar a criança apreensiva, insegura, com medo ou feliz. Dessa forma, é necessário que os pais saibam lidar de maneira adequada com essa mudança na vida da criança, procurando entender quais as emoções que estão ativas e, também, procurando sempre manter um diálogo empático e acolhedor com o filho.

Ao escolher uma escola nova, os pais devem levar em consideração a opinião da criança também sobre a escola e ficar atentos às queixas que ela pode fazer. É importante que os pais possam notar o ambiente escolar, pois salas de aulas pequenas, pouca iluminação, material pedagógico inapropriado e carteiras desconfortáveis podem afetar a aprendizagem e desencadear sintomas de *stress* (Lipp et al, 2002).

### Situações de provas

Por mais que a criança seja esforçada e inteligente, ela poderá sentir muita ansiedade em semanas de provas. Com isso, o *stress* poderá atrapalhar o seu desempenho e a aprendizagem.

Sugere-se que os pais escutem atentamente os problemas e aflições da criança quando ela demonstra interesse em falar a respeito. É importante que os pais se concentrem apenas em dar apoio e ouvir, sem repreender ou doutrinar algo, exceto maneiras de lidar com a ansiedade e o *stress*, por exemplo, ensinar técnicas de respiração ou relaxamento (Lipp, 1991; Lipp et al., 2007, Lipp, 2014).

As crianças mais tolerantes ao *stress* são mais seguras de si, não enxergam situações de prova como ameaça e são mais abertas às mudanças. Cabe aos pais mostrarem sobre sua capacidade, desempenho e esforço, sempre mostrando que acreditam nelas e que o controle do *stress* é de fundamental importância nesses momentos.

### *Bullying*

À medida que a criança desenvolve, ela irá interagir com outras crianças e ampliar o seu grupo social. Por volta dos 7 anos, a criança se desprende mais dos pais, e os colegas passam a ter uma maior importância, momento em que poderá ser aceita ou rejeitada (Lipp, 2004; Lipp, 2014).

As crianças que são vítimas de *bullying* vivenciam sentimentos muito altos de *stress*, pois, geralmente, são alvos de preconceitos devido à etnia, à língua, ao status econômico, à aparência ou a desordens intelectuais (Lipp, 2004; Lipp, 2014).

Isso resultará em falta de ânimo para se relacionar, isolamento, falta de energia, choros, falta de apetite ao voltar da escola, dificuldades para dormir, depressão e resistência para ir à escola. Pode ser que a criança fique mais sensível e emotiva, irritada e desobediente. Nesses momentos, é importante que os pais tenham muita paciência para lidar de maneira eficaz, sem acarretar mais sofrimento na criança (Lipp, 2004; Lipp, 2014).

Dessa forma, pode ser comum que a criança desenvolva emoções negativas, como no caso da raiva. Geralmente, elas acabam executando o comportamento agressivo que sofreu. Portanto, cabe aos pais ensinar a criança que sentir raiva é normal, entretanto, ela não pode agredir com atos ou palavras.

O medo também pode fazer-se presente, então os pais precisarão dialogar com a criança a respeito, caso não consiga descrever com palavras, sugere-se que os pais peçam para que ela faça um desenho.

Caso os pais verifiquem que o *stress* está muito alto na criança, será necessário adotar medidas que irão diminuir esse desconforto, seja por meio do choro, do riso, do relaxamento, do diálogo, da respiração diafragmática ou do exercício físico.

Em situações de *bullying*, os pais são o principal suporte que as crianças precisam saber que possuem. Além disso, a criança geralmente apresenta queda no desempenho acadêmico e, com isso, dá-se a importância de uma atitude proativa dos pais para ajudá-la a enfrentar esse momento.

Por fim, nessas situações, é imprescindível que os pais mantenham controle emocional, tenham diálogo e demonstrem muito acolhimento, além de procurarem a escola e conversarem com professores e orientadores sobre a violência que seu filho está sofrendo.

## Avaliar seu estilo de disciplina, sendo coerente na educação dos filhos

Como vimos anteriormente, educar é uma arte. Muitos pais apresentam dificuldade na hora de impor disciplina aos filhos, adotando medidas incoerentes, e, por consequência, tornam seu método de educação ineficaz. A disciplina confusa é quando os pais são, em determinados momentos, punitivos ou opressores, enquanto, em outros momentos, agem com indiferença (Lipp, 2004; Lipp, 2014; Lopes & Lopes, 2015).

Dessa forma, a criança não saberá as consequências de seus comportamentos, sentindo-se confusa, agitada e estressada. Portanto, os pais precisam determinar quais comportamentos são aceitáveis ou inaceitáveis e, também, precisam ter cuidado na hora de estabelecer regras (Lipp, 2004; Lipp, 2014; Lopes & Lopes, 2015).

Um fato muito importante é o alinhamento da educação dos filhos, mesmo que os pais sejam separados, pois ambos precisam ter comum acordo no estabelecimento das regras e punições.

A disciplina coerente envolve o estabelecimento de regras claras e justas. É importante que as regras não sejam quebradas, pois, assim, perderão sua validade. Ao estabelecer as regras, os pais precisam saber se elas são viáveis, se serão facilmente cumpridas, e, caso sejam quebradas, se haverá punição e se essa punição será justa (Lipp, 2004; Lipp, 2014; Lopes & Lopes, 2015).

Sobretudo, os pais não podem ser autoritários demais e nem permissivos demais. Além disso, é necessário que tenham cuidado ao esperar desempenho perfeito por parte da criança, pois, assim, poderão desenvolver a crença de que ela não pode errar nunca, além do medo de não atender às expectativas das pessoas que a amam, bem como o medo de fracassar (Lipp, 2004).

É importante que os pais mostrem para a criança as vantagens das regras, como comer na hora certa, dormir e acordar nos horários certos, realizar as tarefas escolares e, também, guardar os brinquedos. Reconheça quando a criança executar o comportamento desejável e diga: "Parabéns, você se saiu muito bem". Existem pais que destacam mais o que o filho não fez do que o que o filho fez. Isso pode ser muito prejudicial no futuro (Lopes & Lopes, 2015).

O uso do diálogo é de extrema importância, pois a criança passa a ter mais confiança nos pais. Além disso, torna-se mais abertas à negociação e, quando adolescente, será capaz de pedir conselhos e trocar informações (Lopes, & Lopes, 2015).

Outras práticas importantes envolvem ensinar o filho a se colocar no lugar do outro, a ensinar valores, a não agir de forma impulsiva, e esses aspectos, serão ensinados a partir de exemplos próprios da família.

Os pais podem ensinar a importância de habilidades básicas, como escovar os dentes, comer sozinho e estudar. Além disso, podem ensinar a falar sobre sentimentos, sobre como lidar com críticas, excesso de expectativas e controle da raiva. Em situações de raiva, evite discipliná-lo em momentos de descontrole emocional, aguarde que ele se acalme (Lipp, 2004; Lopes & Lopes, 2015).

Reconheça verbalmente as ações dos filhos, acrescente elogios, pois, assim, influenciará na autoeficácia e na autoestima. No final do elogio, os pais podem acrescentar um beijo, um abraço, cócegas e demonstrar felicidade em ser seu pai/mãe. Uma boa dica é que os pais demonstrem carinho e amor aos filhos, independente do que eles estão fazendo em determinado momento (Lopes & Lopes, 2015).

Utilize um tom de voz agradável e amistoso, compartilhe as suas vitórias, dos filhos e da família, comemore as conquistas dele e as suas conquistas com ele, incentive a leitura, estimule a autoconfiança e autoestima. Por meio de seus próprios exemplos, demonstre comportamentos desejados para os filhos (Lopes & Lopes, 2015).

Além da relação positiva com os filhos, os pais precisam aprender sobre o desenvolvimento infantil, sobre cuidar do seu próprio bem-estar emocional, a prestar atenção nos filhos, a elogiar o bom comportamento (pelo menos cinco vezes mais do que o mau comportamento), a definir regras claras, a estabelecer uma rotina consistente, a estabelecer limites e a desenvolver um monitoramento positivo (Gubbels et al., 2019; Carr et al., 2016).

Os pais podem usar a criatividade para trabalhar melhor nos comportamentos adequados, como gráficos diários e sistema de pontos, reforço positivo quanto às boas notas da escola, adesivos, elogios, sorrisos, abraços e brincadeiras (Lopes & Lopes, 2015).

Alguns elementos são necessários na educação, por exemplo, o uso das punições que consistem na privação ou proibição de algo, como não ver os amigos por um tempo ou não jogar vídeo game. Além das punições, a criança precisa aprender que determinados comportamentos são inapropriados, e, com isso, os pais precisam estimular o pedido de desculpas (Lopes & Lopes, 2015).

Sabe-se que a má parentalidade consiste nas habilidades parentais ineficazes, como pouca supervisão, excesso de punições ou disciplina inconsistente, podendo levar ao desenvolvimento de transtorno de conduta (Lopes & Lopes, 2015).

Há uma grande diferença entre autoridade e autoritarismo e são entre esses dois termos que os pais se confundem. O autoritarismo destrói a autoestima da criança, gerando insegurança e frustração. Já a autoridade pode ser aplicada por falas firmes e construtivas (Lopes & Lopes, 2015).

É fundamental que os pais não comparem os filhos, pois o filho que está sendo comparado pode sentir-se menos habilidoso ou inapto. O ideal é comparar ele com ele mesmo, por exemplo, na evolução nos estudos, de uma prova para outra ou no seguimento das regras (Lopes & Lopes, 2015).

Existem práticas educativas positivas e negativas. Na prática positiva, os pais desempenham monitoria positiva, como atenção às atividades, estabelecimento de regras, momentos de lazer e afeto. Já as práticas negativas são compostas por abuso físico e psicológico, supervisão estressante, punição e negligência. Com isso, cabe ao pai avaliar seu estilo de disciplina e procurar aplicar as práticas positivas (Lipp, 2014).

Por fim, estimule a prática de exercício físico, que influenciará no desenvolvimento, e, além disso, quanto antes a criança tiver interesse por esportes, ela manterá esse comportamento ativo ao longo da vida. Além disso, uma alimentação rica em nutrientes, frutas e diminuição do uso de alimentos industrializados e refinados fazem parte de pontos positivos a serem inseridos em boas práticas educacionais (Lipp, 2004; Lipp, 2014).

Atentar para que as regras verbalizadas sejam adequadas a sua idade e ao seu desenvolvimento. Os pais sofrem o risco de não levar em consideração a idade da criança quando encarregam responsabilidades muito cedo, acreditando que estarão a ajudando em seu amadurecimento (Lipp, 1991; Lipp, 2004; Lipp, 2014).

Quando os pais trabalham fora, geralmente os filhos mais velhos assumem atividades domésticas, além das tarefas escolares e cuidados com irmãos menores. Porém, essas responsabilidades podem ser incompatíveis com a idade da criança, desenvolvendo, então, sintomas de *stress* e responsabilidades muito altas (Lipp, 1991).

Quando as crianças são expostas a situações precoces, elas podem sofrer cobranças excessivas não compatíveis com sua idade. Dessa forma, quando a criança está ocupada com obrigações acima de sua idade, ela não possui tempo para brincar, aproveitar a infância em um ritmo pertinente à sua idade (Lipp, 2004).

É importante, então, que os pais envolvam a criança em atividades abaixo de sua idade, ou seja, com níveis de dificuldades um pouco abaixo, em momentos de *stress* enfrentados pela criança (Lipp, 2014).

Veja abaixo as medidas que podem auxiliar os pais a encontrar atividades compatíveis com a idade da criança:

- Verificar se os eventos estressores são proporcionais à idade e à maturidade da criança;
- Tomar cuidado para não envolver a criança em atividades competitivas;
- Em momentos de *stress,* faz-se necessário não fazer cobranças e aguardar o ritmo lento da criança;
- Espaçar as mudanças necessárias na vida da criança;
- Diminuir a pressão que a criança poderá estar sofrendo;
- Compreender as dificuldades de concentração devido ao *stress.*

## *Verificar se a criança não está sobrecarregada de atividades extracurriculares e, como consequência, não tem tempo para brincar*

Sabemos que as atividades extracurriculares são de fundamental importância para o desenvolvimento infantil. Porém, os pais podem causar *stress* nos filhos a partir do momento em que os inserem em atividades extracurriculares em excesso. Geralmente, nesses casos, além das crianças participarem de muitas atividades, os pais ainda cobram excelência nos estudos (Lipp, 2004; Lipp, 2014).

Além do *stress*, as crianças geralmente apresentam problemas comportamentais, como desobediência, agressividade, angústia, dificuldade para dormir ou, até mesmo, depressão. Nesses casos, é de extrema importância que os pais tenham cuidado com as demandas e exigências impostas aos filhos.

Caso o pai ou a mãe percebam que a criança está estressada, muito cansada, sem vontade para ir à escola ou para praticar esportes, deve-se, então, repensar sobre o excesso de atividades que fazem parte da vida da criança.

A partir disso, surge a importância de os pais entenderem a necessidade das brincadeiras, algo que faz parte da vida de uma criança, pois estimulam a psicomotricidade, o espírito em equipe, a cooperação, a obediência às regras e ensinam a perder. A brincadeira em si já é uma ferramenta de prevenção do *stress* (Lipp, 2004; Lipp, 2014).

Portanto, o recomendado é que a criança possa brincar todos os dias. Atividades não programadas, como brincadeiras livres ou simplesmente ficar sem fazer nada, podem ajudar na diminuição de sobrecarga e sintomas de *stress*. Por sua vez, acredita-se que crianças que não brincam tornam-se adultos que não sabem ter lazer em suas vidas (Lipp, 2004).

A escolha da atividade extracurricular deve ser feita pela própria criança, pois, assim, ela desenvolverá autonomia, fazendo algo que gosta. Há uma diferença muito grande entre atividades que foram escolhidas pela própria criança e aquelas que foram os outros que escolheram para ela fazer.

A criança precisa ter tempo para a viver a infância. Quando ela se sente ocupada, fica desmotivada para os estudos e com intenso medo de fracassar. É recomendado que, além da escola, a criança tenha uma atividade esportiva à sua escolha e muito tempo livre para brincar. Conforme a criança for desenvolvendo, as responsabilidades podem ir sendo atribuídas aos poucos (Lipp, 2004).

## Ter cuidado de não superproteger os filhos e, dessa forma, impedi-los de passear pelas situações necessárias ao seu plano de desenvolvimento emocional

A superproteção é considerada algo prejudicial para a saúde mental da criança. Muitas vezes, os pais, na tentativa de proteger, acabam causando *stress* significativo. É por meio da superproteção que os pais acreditam que estão salvando a criança de fontes estressoras, frustrações, tristeza e tensão. Contudo, isso é humanamente inviável, pois todo ser vivo está sujeito ao *stress* (Lipp, 2004; Lipp, 2014).

Dessa forma, a superproteção é extremamente prejudicial, pois as crianças são vistas como dependentes, ineficientes e vulneráveis, ao invés de serem vistas como capazes e competentes.

O que cabe aos pais é ensinar à criança maneiras de lidar e gerenciar o *stress*. Isso a auxiliará a enfrentar situações futuras e, também, na criação de um repertório próprio de enfrentamento em situações estressoras. Acredita-se que crianças superprotegidas não conseguem adquirir experiência e podem enfrentar dificuldades quando estiverem na idade adulta (Lipp, 1991).

Antes de mais nada, é importante que os pais saibam reconhecer se são superprotetores e, posteriormente, ensinar a criança a ser tolerante à frustração. Um exemplo muito comum pode ser visto em lojas de brinquedo, quando uma criança quer dois brinquedos e mesmo que os pais não possam pagar acabam levando os dois para evitar um *stress* na criança (Lopes & Lopes, 2015).

Quando os pais criam filhos tolerantes à frustração, eles estão ensinando à criança que a vida é constituída de alegria, mas também de frustrações, de desilusões e de tristezas. Pesquisas indicam que adultos que lidam melhor com o *stress* foram crianças que adquiriram estratégias para lidar com as situações difíceis. Recomendamos que os pais deixem seus filhos sentirem frustração e *stress* como parte do seu desenvolvimento, mas os protegendo dos excessos (Lipp, 2004; Lipp, 2014; Lopes & Lopes, 2015).

## Conclusão

Conclui-se que cabe primordialmente aos pais a responsabilidade de fornecer uma orientação adequada para que a criança consiga, desde pequena, aprender estratégias que a possibilitem enfrentar os estressores da vida, tanto presentes quanto futuros, de maneira adequada ao desenvolvimento de uma boa saúde mental.

## Referências

Barlow, J., Bergman, H., Kornor, H., Wei, Y., & Bennet, C. (2016). Group-based parent training programmes for improving emotional and behavioural adjustment in young children. *Cochrane Database, 8*.

Bignotto, M. M. (2000). O papel dos pais na prevenção do stress infantil. In Marilda Novaes Lipp (Org). *Crianças estressadas – causas, sintomas e soluções.* Campinas, SP – Papirus Editora.

Carr, A., Hartnett, D., Brosnan, E., & Sharry, J. (2016). Parents Plus Systemic, Solution-Focused Parent Training Programs: Description, Review of the Evidence Base, and Meta-Analysis. *Family Process.* 56(3), 652-668.

Chumakova, M., & Chumakov, D. (2019). Parents' Personality, Marriage Satisfaction, Stress, and Punishment of Children in the Family. *Behavioral Science,* 9(12), 153-163.

Grieken, A., Horrevorts, E., Mieloo, C. L., Bannink, R., Bouwmeester--Landweer, M., Hafkamp-de Groen, E., Broeren, S., & Raat, H. (2019). A Controlled Trial in Community Pediatrics to Empower Parents Who Are at Risk for Parenting Stress: The Supportive Parenting Intervention. *International journal of environmental research and public health, 16*(22).

Gubbels, J., Van Der Put, C. E., & Assink, M. (2019). The Effectiveness of Parent Training Programs for Child Maltreatment and Their Components: A Meta-Analysis. *International Journal of Environmental Research and Public Health,* 16(13), 2404.

Lipp, M. E. N. (1991). *Como enfrentar o stress infantil.* São Paulo: Ícone.

Lipp, M. E. N. (2014). *Stress em crianças e adolescentes.* Campinas: Papirus.

Lipp, M. E. N. Arantes, J. P. Buriti, M. S., & Witzig, T. (2002). O estresse em escolares. *Psicologia Escolar e Educacional, 6*(1), 51-56.

Lipp, M. E. N. *Crianças Estressadas* (2004). Campinas: Papirus.

Lipp, M. E. N., Malagris, L. E. N., & Novais, L. E. (2007). *Stress ao longo da vida.* São Paulo: Ícone.

Lipp, M. E. N., Pereira, M. B., & Sadir, M. A. (2005). Crenças irracionais como fontes internas de stress emocional. *Revista Brasileira de Terapias Cognitivas, 1*(1), 29-34.

Lopes, R. F. F., & Lopes, E. J. (2015). *Conhecendo-se para educar.* Novo Hamburgo: Sinopsys.

Lucarelli, M. D. M., & Lipp, M. E. N. (1999). Validação do inventário de sintomas de stress infantil - ISS - I. *Psicologia: Reflexão e Crítica, 12*(1), 71-88.

Mombelli, M. A., Costa, J. B. da., Marcon, S. S., & Moura, C. B. de. (2011). Estrutura e suporte familiar como fatores de risco de estresse infantil. *Estudos de Psicologia (Campinas), 28* (3), 327-335.

CAPÍTULO 14

# Depressão na Vida Adulta: Incidência e Impactos na Pandemia de Covid-19

Gabriela Fabbro Spadari
Fabiana Cominatto Mignone
Gisele Maria da Silva

## Introdução

Desde o início da pandemia de Covid-19, diversas inquietações emergiram no contexto de saúde física e mental. Relevantes estudos têm apontado para o impacto da Covid-19 na saúde. Mao et al. (2020) relatam que aproximadamente um terço dos 214 pacientes avaliados apresentavam sintomas neurológicos, como encefalopatia; miopatia e, inclusive, alterações como estado de hipercoagubilidade (Avula et al., 2020; Nalleballe et al., 2022; Oxley et al., 2020).

De acordo com Palladini (2021), as dores mais diagnosticadas entre a pandemia foram cefaléia, dor abdominal, artralgia e mialgia. Esse achado, segundo a autora, pode ser explicado pelas complicações neurológicas periféricas ou centrais acarretadas pela doença.

Quando relacionado a possíveis comprometimentos psiquiátricos e/ou neuropsiquiáticos, Nalleballe et al. (2022) apontaram que 22,5% dos indivíduos com Covid-19 apresentaram concomitantemente um diagnóstico neuropsiquiátrico e/ou psiquiátrico. Taquet et al. (2021) mencionam, em suas pesquisas, que sintomas de ansiedade, Transtorno de Estresse Pós-Traumático (TEPT), depressão e insônia estão presentes em pacientes com infecção pelo SARS-CoV-2.

Além disso, os autores (Taquet et. al., 2021) apresentam uma meta-análise realizada por Rogers et al., (2020) a qual objetivou estimar a incidência de transtornos psiquiátricos após a infecção por Covid-19; tal estudo sugeriu que infecções por coronavírus podem originar quadros de delírio, sintomas maníacos, déficit de memória e - corroborando os achados anteriores - ansiedade, depressão e insônia.

Outro dado investigado se relaciona à susceptibilidade à Covid-19 em pacientes com transtornos psiquiátricos. Estudos apontam que indivíduos com depressão e ansiedade são mais vulneráveis à infecção por SARS-CoV-2 (Yang et al., 2020), e um estudo americano evidenciou que pacientes com Transtorno de Déficit de Atenção e Hiperatividade, Transtorno Bipolar e Esquizofrenia tinham chances maiores de serem diagnosticados com Covid-19 (Taquet et. al., 2021; Wang et al., 2020). Além disso, Moss et. al. (2003) ressaltam que a ingestão crônica de álcool pode facilitar a entrada do vírus no pulmão, uma vez que o uso da substância tende a aumentar a permeabilidade alveolar.

Os trabalhos de Lipp, M e Lipp, L (2020,2022) e Lipp et al. (2020) mostraram um aumento significativo em transtornos mentais durante a pandemia.

Dessa forma, pretende-se, neste capítulo, abordar temas acerca da depressão na vida adulta relacionados à pandemia de Covid-19.

## Compreensões acerca do Transtorno Depressivo

A depressão é considerada um transtorno afetivo associado a diversos distúrbios emocionais, os quais envolvem fatores biológicos, cognitivos, ambientais e sociais (Humes et al., 2016; Lemos et al., 2011) sendo mais comum no sexo feminino (Wannmacher, 2004). De acordo com *a American Psychiatric Association* (APA, 2014), a depressão está relacionada a uma manifestação de humor triste ou irritável, de forma grave ou persistente e que impacta negativamente na vida do indivíduo, uma vez que contribui para uma deterioração da saúde física e mental.

Para a Organização Pan-Americana da Saúde (OPAS), a depressão é um transtorno que acomete pessoas no mundo todo, calculando que mais de 300 milhões de indivíduos no mundo é acometido por esse transtorno (OPAS, 2020). A OPAS diferencia o Transtorno Depressivo de respostas emocionais breves e oscilações de humor inerentes aos problemas do dia a dia, sendo que o transtorno tem uma duração de rebaixamento do humor e anedonia pré-determinada, dessa forma, diferenciando-se das oscilações de humor comuns. No que tange à frequência de ocorrência, a probabilidade para o desenvolvimento do transtorno está relacionada à herança genética, a alterações do sistema nervoso e à alteração das funções hormonais, quase sempre associados a fatores psicológicos e sociais.

Em relação às doenças mentais, essa gama de fatores pode partir de pontos distintos, tais como: fatores individuais: relacionados à genética do indivíduo e à percepção de si, com sentimento de culpa excessiva, inutilidade e insatisfação com as próprias características e habilidades; fatores interpessoais: relacionados ao ambiente social, a problemas de comunicação, ao descontrole emocional, à inabilidade social e, por último, aos fatores socioculturais: relacionados às condições de vida, como pobreza, questões raciais, religiosas, de orientação sexual, gênero e idade, que podem levar à discriminação, sujeitando o indivíduo a violências cotidianas (Videbeck, 2012). Em casos mais graves, pode haver risco para o suicídio em todas as faixas etárias (Balhs & Balhs, 2003). Além disso, é essencial atentar-se à duração dos sintomas (APA, 2014), uma vez que é importante considerar os sintomas que se estendem por mais de quinze dias, cabendo ao profissional investigar a queixa com maior rigor.

Contudo, os fatores sugerem que não há causa única ou exata para a ocorrência da depressão, que por essa razão é tida como uma patologia multifatorial. Em virtude dessa situação, o Manual Diagnóstico e Estatístico de Transtornos Mentais - DSM-V (APA, 2014) recomenda que o diagnóstico se baseie na experiência e história de vida do sujeito para determinar possíveis causas e planejar tratamentos.

Atualmente, achados apontam que o sexo feminino possui maior risco de desenvolver a depressão. Tal dado foi apresentado em um estudo realizado por Moieni et al. (2019) ao examinarem as diferenças sexuais no impacto da inflamação induzida experimentalmente na sensibilidade neural à recompensa. Uma vez que evidências crescentes sugerem que os processos inflamatórios desempenham um papel em algumas formas de depressão (Raison & Miller, 2011), indivíduos com depressão apresentam níveis elevados de citocinas pró-inflamatórias (Howren et al., 2009).

Para isso, os pesquisadores (Moieni et al., 2019) recrutaram 115 indivíduos saudáveis (69 mulheres e 46 homens), os quais foram separados em dois grupos: um deveria ingerir pequenas doses de endotoxinas (substâncias que promovem uma inflamação cerebral controlada) e o outro placebo. Após duas horas, todos os participantes executaram uma tarefa que visava testar o sistema de recompensa do cérebro — um conjunto de estruturas que promove a sensação de prazer e que, na depressão, é inibido.

Enquanto isso, a massa cinzenta dos voluntários era monitorada por um aparelho de ressonância magnética funcional. Com base nas informações dos exames, os cientistas constataram que, nas mulheres que haviam recebido a substância inflamatória, a atividade do sistema de recompensa diminuiu, o que não aconteceu com os homens que tomaram as endotoxinas e com todos do grupo placebo. A partir desse princípio, pressupõe-se que mulheres portadoras de distúrbios inflamatórios crônicos são propensas ao desenvolvimento da depressão em virtude da decrescente sensibilidade a recompensas e em como a compreensão da inflamação pode colaborar para a diferença entre os sexos nas taxas de depressão.

Outras discussões também apontavam para a prevalência da depressão no sexo feminino. Nardi e Veras (2008) evidenciam que fatores hormonais também são relevantes, visto que a mulher passa por diversas alterações em seu perfil hormonal ao longo da vida e cada uma dessas podem possuir alguma relação com os transtornos de humor.

Tais achados corroboram com estudos relacionando à maior prevalência de sintomatologia para *stress*, ansiedade e depressão na população feminina durante a pandemia da Covid-19 (Souza, A et al., 2020). Dessa forma, a seguir, apresenta-se um caso clínico de linha cognitivo comportamental, a fim de elucidar o exposto no presente capítulo.

## História de vida

Tatiana (nome fictício) 42 anos, sexo feminino procurou por psicoterapia em novembro de 2019, apresentando a queixa de sintomas de "*vazio, tristeza, sem interesse em fazer as tarefas cotidianas*" (s.i.c), menciona que adquiriu 8 quilos nos últimos meses e se sente com baixa autoestima. Relata que este ano (2019) foi muito difícil devido à demissão de seu trabalho e está com dificuldades em se recolocar no mercado.

Na ocasião da demissão, procurou um psiquiatra, o qual a diagnosticou com Transtorno Depressivo Maior (TDM) com sintomas ansiosos e sem risco de suicídio, medicando-a. Afirma que "*apesar de ter melhorado um pouco, ainda se sente mal com os sintomas*" (s.i.c).

Em coleta de dados de anamnese com Tatiana, ela afirma que, aos 19 anos, sentiu-se da mesma forma, menciona que, nessa ocasião, passou no vestibular em uma Universidade Pública e foi morar sozinha. Aponta que, até hoje, questiona-se sobre a hipótese de depressão aos 35 anos com o nascimento de seu filho.

Durante a infância, afirma que seus pais trabalhavam muito e costumava ficar com os irmãos (quatro irmãos). Quando os pais estavam presentes, brigavam bastante entre eles e com os filhos. Relata que o pai era crítico e punitivo e que a mãe tendia a concordar, aceitando as atitudes do pai.

A separação dos pais se deu quando ela tinha nove anos, momento em que o convívio com a irmã mais próxima ficou pior devido à competição e à depreciação que a irmã promovia com ela. Nessa época, sua mãe também apresentava episódios depressivos.

Durante a atividade, Tatiana relatou que era "*muito esforçada, tirava boas notas e que gostava de brincar com seus irmãos e vizinhos na rua*" (s.i.c). Além disso, afirma que, na época, era considerada uma boa amiga e que gostava de assistir a filmes. Relata que sempre "*se esforçou muito para não errar*" (s.i.c) e que tem pensamentos recorrentes sobre "*não ser capaz em relação aos demais*" (s.i.c), agravados e potencializados após ser demitida.

Atualmente, Tatiana é casada, tem um filho de sete anos. Após o filho completar dois anos, sentia-se mais conectada com a família. Nesse período, acredita que "*aproveitou os momentos com a família*" (s.i.c).

No momento em que busca a terapia, Tatiana diz que se sente "*anestesiada, achando que é um peso para o marido e que não é boa mãe para o filho*" (s.i.c). Passa a maior parte do tempo dormindo e se afastando do convívio com a família e amigos. Diz que, no período da faculdade, fez amigos, assim como no último emprego, porém atualmente não retorna os contatos acreditando *que* "*não será boa companhia*" (s.i.c) e que não sente força para isso. Procurou psicoterapia por indicação do psiquiatra e da família.

### Processo de avaliação qualitativa e quantitativa

Após a coleta de informações sobre suas experiências e histórico de vida, foi aplicada a linha da vida com o objetivo de identificar, em ordem cronológica, os acontecimentos relevantes da sua história de vida, bem como compreender seu funcionamento em diferentes momentos, investigando a hipótese de depressão.

Foi realizada avaliação psicológica quantitativa com o instrumento Bateria Fatorial de Personalidade (Nunes et al., 2013), no qual se confirmou a incidência e os dados relacionados ao quadro depressivo.

Ressalta-se que, durante a coleta de dados, a paciente apresentava apatia, bem como discurso de cunho negativo. Além disso, demonstrava desgaste emocional ao verbalizar sobre sua vida em outros momentos, que não os de crise.

### Processo terapêutico

Inicialmente, realizou-se o levantamento das principais demandas relevantes e a formulação do caso em termos cognitivos comportamentais.

Em primeiro lugar, utilizou-se a técnica da psicoeducação com Tatiana e familiares, que tem como objetivo auxiliar o paciente a adquirir compreensão do seu problema, bem como estratégias de enfrentamento (Beck, 2014). Posteriormente, foi apresentado o plano de tratamento:

- Foi proposto realizar diariamente o monitoramento do humor com o registro de pensamentos disfuncionais (RPD), em que ela foi instruída a registrar pensamentos desadaptativos de preferência ainda na presença do desconforto psicológico. Essa estratégia permite ao terapeuta compreender pensamentos automáticos, comportamentos e emoções.
- Posteriormente, foi desenvolvida uma *lista de demandas e objetivos* para o tratamento. Essa atividade foi desenvolvida e discutida com Tatiana no processo terapêutico.
- Psicoeducação sobre o *modelo cognitivo*, bem como *conceitualização cognitiva*. Foi explicado para a Tatiana, por meio do diagrama, o seu funcionamento cognitivo, ou seja, as

situações, os pensamentos automáticos, as crenças irracionais, as emoções, as reações fisiológicas e os comportamentos.

- Compreensão e categorização sobre as *distorções cognitivas*, nas quais Tatiana identificou como principais as distorções de leitura mental, a adivinhação do futuro, a catastrofização, o filtro negativo e as deverias.
- *Lista de vantagens e desvantagens* em manter essas distorções e comportamentos com o objetivo de auxiliar Tatiana a visualizar qual a solução mais eficaz e com menos impacto negativo para o problema enfrentado.
- Em seguida, Tatiana foi psicoeducada em realizar o *exame de evidências* que apoiam e que não apoiam os pensamentos, incluindo o funcionamento das crenças (intermediárias e centrais) /comportamentos de segurança, e como questioná-los, gerando pensamentos e, consequentemente, comportamentos alternativos.
- Iniciou-se a psicoeducação da proposta de *ativação comportamental*, visualizando aumentar as atividades de rotina e prazer.

Ressalta-se que foi priorizada a relação terapêutica nas sessões.

## Aspectos relacionados à Pandemia de Covid-19

No momento em que a Organização Mundial de Saúde declarou um surto de SARS-CoV-2, caracterizando a Covid-19 como uma pandemia, propondo um protocolo de emergência no qual se optou por uma medida preventiva de *lockdown*. Tatiana apresentou piora em seu quadro.

A mudança de atendimento na modalidade presencial para on-line (o qual ela faria em casa com sua família) foi interpretada de forma negativa, Tatiana relatava *"não vou conseguir, não dará certo"* (s.i.c). Devido ao vínculo e ao relacionamento com a terapeuta, construído em torno de 12 sessões presenciais, a qual propôs que ela realizasse algumas sessões na modalidade on-line, dessa forma, ela se sentiu segura e aderiu ao tratamento nesse formato.

- Retoma a avaliação do humor que apresenta emoções intensas como ansiedade, tristeza e desesperança;
- Houve um trabalho com intensificação do questionamento socrático, descoberta guiada e confrontações empáticas sobre as distorções/crenças;
- O trabalho com a ativação comportamental no planejamento de atividade de rotina e prazer teve que ser adaptado para funcionar dentro de casa. O ponto positivo que o marido pode incentivá-la, pois estava trabalhando em *home office*;
- O próximo passo foi desenvolver atividades como se aproximar do filho, marido, fazer chamada de vídeos com os amigos, atividade física como andar pela casa, vídeos de dança e cuidar de alguns afazeres de casa. A ativação comportamental aliada à reestruturação cognitiva estava ajudando na diminuição da ruminação, dos comportamentos passivos e em não dormir durante o dia;
- Com decorrer dos meses, o monitoramento do humor melhorou, e Tatiana aumentou a eficácia em desafiar pressupostos difíceis;
- Nas chamadas de vídeos com os amigos, trabalhamos a questão de habilidades sociais, principalmente a assertividade e validação/invalidação;
- Retomamos a lista de problemas e foram selecionados entre os que tinham solução e os que não tinham solução. Aos problemas que tinham solução, foram levantadas alternativas, plano de ação, possíveis obstáculos e resoluções e, aos que não tinham soluções, trabalhamos a aceitação;
- Foi desenvolvido um trabalho com o tema da autoestima, equilibrando pontos positivos e refletindo sobre os pontos negativos. Nesse ponto do tratamento, Tatiana conseguia perceber suas qualidades, as qual são reforçadas pela terapia, consolidando as crenças nucleares funcionais;
- Ficar longe da família trouxe para Tatiana muitas questões familiares importantes com se sentir, ao longo da vida, abandonada e fracassada. Como já estava preparada com algumas

ferramentas mencionadas nos itens anteriores, pode-se testar algumas resoluções, incluindo técnicas de exposição a imagens;

- Foi planejado como continuar o processo após a pandemia.

### *Prevenção de recaída*

Segalla e Bicca (2016) pontuam que a prevenção de recaída também se constitui como uma ferramenta de suma importância em pacientes em contexto de processo de alta. Conforme discorrido no caso Tatiana, na terapia cognitivo-comportamental, são empregadas diversas tarefas e técnicas com o objetivo de manter as habilidades adquiridas durante e pós-processo terapêutico, o que contribui para manter o paciente saudável e funcional.

Dessa forma, acompanhou-se Tatiana durante todo o processo de isolamento social e, apesar de inicialmente ter apresentado uma piora, a paciente promoveu avanços terapêuticos. Entretanto, para que o tratamento seja efetivo, Cizil e Beluco (2019) recomendam que o sujeito que esteja sofrendo com depressão esteja ciente da sua parte de responsabilidade no processo e que se empenhe para que isso aconteça; nessa mesma linha de pensamento, os autores reforçam que a relação terapêutica é imprescindível para o total sucesso no tratamento.

Como Tatiana era proativa no seu processo terapêutico, foi evidenciado o uso de algumas técnicas, as quais auxiliaram na manutenção da estabilidade do quadro. Para isso, foram propostas as técnicas de cartão lembrete, resumo do processo psicoterapêutico, principalmente dos pensamentos e comportamentos alternativos, além de encontros de manutenção a cada dois meses.

Tatiana conseguiu retomar a sua vida após o episódio depressivo e o isolamento social.

## Conclusão

### *Aplicabilidade da TCC em casos de depressão*

Considera-se que o tratamento de transtornos depressivos na TCC leva em média de seis a 12 sessões, entretanto, pode haver uma variação dessa média de tempo, conforme o grau de comprometimento, bem como o tipo do transtorno (Powell et al., 2008). Corroborando os autores, por meio de estudos, Lóos et al. (2018) desconstruíram a ideia de que para se tratar a depressão seria necessário um tempo longo de psicoterapia, uma vez que este pode ser de curta duração em razão de acreditarem que, mesmo em pouco tempo de terapia, é possível que sejam criados novos repertórios na cognição, assim como de esquemas mais ajustados.

Para Beck (2014), a inércia do paciente com depressão corrobora o humor depressivo, pois, na ausência de executar determinadas tarefas, esse sujeito não apresenta a chance de adquirir o sentimento de domínio e satisfação, o que acarreta mais pensamentos negativos, aumento do desânimo e da letargia. Ainda, para a autora, no tratamento de pacientes depressivos, uma das metas principais é desenvolver o planejamento de atividades, visto que, na depressão, grande parte dos pacientes deixam de realizar atividades prazerosas que contribuíram com a elevação do humor.

Além disso, ressalta-se que os pacientes depressivos comumente apresentam a crença que a forma como se sentem naquele momento é imutável. Nesse caso, uma parte crucial do trabalho é auxiliá-los na retomada de atividades anteriormente consideradas importantes, reforçando-os por esse empenho, uma vez que essa prática tende a elevar o humor e o sentimento de autoeficácia, ajudando-o a visualizar que é possível tomar posse do domínio do seu humor (Beck, 2014).

Quanto ao manejo clínico da TCC em casos de depressão, Cizil e Beluco (2019) citam sobre a importância da psicoeducação, na qual é explicitado o funcionamento e a aplicação do modelo cognitivo da TCC. Lóos et al. (2018) adicionam que a psicoeducação tanto sobre a depressão quanto sobre a abordagem é indispensável para que o paciente compreenda claramente o processo psicopatológico pelo qual está vivenciando, como também para dar ao paciente a oportunidade de ressignificação de crenças irracionais e cognições distorcidas.

Em seguida, é essencial realizar uma demonstração ao paciente sobre as evidências dos pensamentos nos comportamentos e humor (Cizil & Beluco, 2019), dessa forma, para Beck e Alford (2011), o paciente é guiado a pensar de forma crítica, avaliando as evidências que comprovam ou não seus pensamentos distorcidos. Posteriormente, Fernandes et al. (2012) afirmam acerca da importância de desenvolver um treino de habilidades sociais (THS), pois acreditam que essa é uma técnica importante no tratamento da depressão, uma vez que os sujeitos depressivos tendem a se sentirem fragilizados e sem recursos para enfrentar os problemas, o que culmina em prováveis sentimentos de desvalor e desamparo.

Dessa forma, a falta de habilidade sociais é considerada como causa ou consequência da depressão, pois, por não possuir recursos básicos de enfrentamento de conflitos, o sujeito tende a ser mais vulnerável a eventos estressores. Del Prette et al. (1998) apontam ainda o déficit de assertividade e empatia. Nessa etapa do tratamento, cabe ao terapeuta um trabalho de modo mais diretivo, auxiliando o paciente a se tornar mais independente.

Dentre o leque de possibilidades de intervenções que compõem a abordagem estudada, Matos e Oliveira (2013) e Beck (2014) propõem, no Quadro 1, algumas técnicas importantes no trabalho na TCC aplicada a pacientes deprimidos.

**Quadro 1.** Aplicabilidade da TCC na depressão

| Tipo | Aplicação | Objetivo |
|---|---|---|
| Registro de pensamentos disfuncionais (RPD) | Registrar pensamentos desadaptativos, de preferência, ainda na presença do desconforto psicológico. | Permite ao terapeuta compreender pensamentos automáticos, comportamentos e emoções. |
| Cartões de enfrentamento | Lembretes que devem ficar em lugares acessíveis. Os cartões podem ser elaborados em sessão ou ficar como tarefa de casa. | Auxilia o paciente a emitir respostas mais adaptativas a pensamentos automáticos e crenças disfuncionais. |
| Prescrição gradual de tarefas | Realizar uma atividade que está gerando ansiedade por etapas, realizando com o indivíduo uma descrição gráfica dos passos. | Diminuir a ansiedade, descrevendo os passos de uma determinada tarefa, auxiliando a tirar o foco do quanto está distante da resolução do problema, focando no que está fazendo no aqui e agora para a resolução. |

| Tipo | Aplicação | Objetivo |
|---|---|---|
| Curtograma | Realizar uma lista de tarefas que apreciava e realizava, apreciava e não realizava, não apreciava e realizava e não apreciava e não realizava. | Auxilia no autoconhecimento, como também leva a uma autorreflexão sobre o quanto está priorizando as coisas que realmente gosta. |
| Lista de vantagens e desvantagens | Analisar as vantagens de tomar uma decisão e do outro lado as desvantagens, dando peso para cada item. | Consiste em auxiliar o paciente a visualizar qual é a melhor solução para o problema enfrentado. |
| Ativação comportamental | Realizar atividades que antes era prazerosa e, devido ao transtorno, o sujeito não tem mais desejo de fazê-la. | Utiliza o comportamento para modificar cognições negativas sobre determinado evento ou atividade. |
| Relaxamento | Após Psicoeducacão sobre o relaxamento muscular progressivo, o uso do imaginário e o controle da respiração. | Auxilia na ativação do sistema nervoso parassimpático, o que causa uma sensação de relaxamento e bem-estar ao paciente. |
| Biblioterapia | Realizar a leitura de material proposto. | Auxilia o paciente a adquirir compreensão do seu problema e a adquirir estratégias de enfrentamento do problema. |
| Debates | Verificar a veracidade dos pensamentos e não os aceitar como verdades absolutas sem antes questioná-los. | Auxilia a verificar a irracionalidade dos pensamentos desadaptativos, substituindo-os por pensamentos mais racionais. |

*Nota.* Fonte: Beck (2014); Matos e Oliveira (2013).

Sendo assim, Leahy (2019) acredita que as técnicas auxiliam no que concerne a ajudar o paciente a vencer os obstáculos e a obter uma mudança no padrão de pensamento, porém, ressalta que, apesar de algumas técnicas serem mais utilizadas pelos terapeutas, é necessário que o profissional entenda que distintos pacientes necessitam de distintas técnicas, ou seja, o que funciona perfeitamente para uma pessoa e/ou problema pode não funcionar para outra, ressaltando a importância de adaptar o tratamento ao sujeito, não o sujeito ao tratamento.

Em suma, o trabalho na TCC com pacientes depressivos é identificar as distorções existentes, desenvolver a conceitualização individualizada de cada caso, desenvolvendo, a partir desse trabalho, estratégias juntamente ao paciente para resolução de problemas, incentivando o automonitoramento, o autoconhecimento e o questionamento dos pensamentos automáticos e das crenças distorcidas disfuncionais que devem ser modificadas. Promovendo ao paciente autonomia, participando da elaboração de metas e realizando tarefas entre as sessões, estipuladas conforme o caso e sua evolução, dessa forma, gerando mais agilidade nos resultados e prevenindo recaídas (Wright et al., 2018).

## Referências


Avula, A., Nalleballe, K., Narula, N., Sapozhnikov, S., Dandu, V., Toom, S., Glaser, A., & Elsayegh, D. (2020). *COVID-19 presenting as stroke. Brain Behav. Immun. CORONA VIRUS (COVID-19) Situation Report.* Recuperado de https://www.who.int/ docs/default-source/coronaviruse/situation--reports/20200522-covid-19-sitrep-123.pdf?sfvrsn=5ad1bc3_4.

Bahls, S. C., & Bahls, F. R. C. (2003). Psicoterapias da depressão na infância e na adolescência. *Estudos de Psicologia*,20(2), 25-34.

Howren MB, Lamkin DM, & Suls J. (2009). *Associations of depression with C-reactive protein, IL-1, and IL-6: A meta-analysis. Psychosom.* Med 71:171–186.

Humes, E. C., Vieira, M. E. B., & Fráguas Jr. R. (2016). *Psiquiatria Interdisciplinar.* Barueri, SP: Manole.

Raison CL, & Miller AH (2011). *Is depression an inflammatory disorder?* Curr Psychiatry Rep 13:467–475.

Rogers, J.P., Chesney, E., Oliver, D., Pollak, T.A., McGuire, P., Fusar-Poli, P., Zandi, M.S., Lewis, G., & David, A.S. (2020). Psychiatric and neuropsychiatric presentations associated with severe coronavirus infections: a systematic review and meta-analysis with comparison to the COVID-19 pandemic. *Lancet Psychiatry*, 7(July), 611–627. Crossref DOI link: https://doi.org/10.1016/S2215-0366(20)30203-0.

Lemos, V., Baptista, M. N., & Carneiro, A. M. (2011). Suporte familiar, crenças irracionais e sintomatologia depressiva em estudantes universitários. *Psicologia, Ciência e Profissão,* 31(1), 20- 29.

Lipp, M.N. E., & Lipp, L.M.N. (2020). Stres e transtornos mentais durante a pandemia da COVID no Brasil *Boletim da Academia Paulista de Psicologia.*40(99). 180-191. http://pepsic.bvsalud.org/scielo.php?script=sci_arttext&pid=S1415- 711X2020000200003.

Lipp, M.N. E., & Lipp, L.M.N. (2022). O impacto da pandemia da COVID-19 no nível de Stress, Saúde Mental e Valores do Ser Humano. Boletim *Academia Paulista de Psicologia*, 42(103). 124 – 132.

Lipp, M E.N., Lopes, M.T, Lipp, M.N., & Falsetti, M. Z. (2020). Stress in Brazil. *Int J Psychiatr Res.* 2020; 3(3): 1-4. http://scivisionpub.com/pdfs/stress-in-brazil-1272.pdf. DOI: IJPR-19-1069

Moieni, M., Tan, K.M., Inagaki, T.K., Muscatell, K.A., Dutcher, J.M., Jevtic, I., Breen, E.C., Irwin, M.R., & Eisenberger, N.I. (2019). Sex Differences in the Relationship Between Inflammation and Reward Sensitivity: A Randomized Controlled Trial of Endotoxin. *Biological Psychiatry: Cognitive Neuroscience and Neuroimaging, 4*(7), 619-626. https://doi.org/10.1016/j.bpsc.2019.03.010.

Moss, M., Parsons, P. E., Steinberg, K. P., Hudson, L. D., Guidot, D. M., Burnham, E. L., & Cotsonis, G. A. (2003). *Chronic alcohol abuse is associated with an increased incidence of acute respiratory distress syndrome and severity of multiple organ dysfunction in patients with septic shock. Critical Care Medicine, 31(3), 869–877.*doi:10.1097/01.ccm.0000055389.

Nalleballe, K., Reddy Onteddu, S., Sharma, R., Dandu, V., Brown, A., Jasti, M., & Kovvuru, S. (2020). *Spectrum of neuropsychiatric manifestations in COVID-19. Brain, Behavior, and Immunity.*doi:10.1016/j.bbi.2020.06.020.

Organização Pan Americana da Saúde (2020). *Depressão.* Brasília. Recuperado em 20 de setembro de 2022, de https://www.paho.org/pt/topicos/depressao.

Oxley, T.J., Mocco, J., Majidi, S., Kellner, C. P., Shoirah, H., Singh, I. P., Leacy, R. A. de., Shigematsu, T., Ladner, T. R., Yaeger, K. A., Skliut, M., Weinberger, J., Dangayach, N. S., Bederson, J. B., Tuhrim, S., & Fifi, J. T. (2020*). Large-vessel stroke as a presenting feature of Covid-19 in the young.* New England J. Med., e60.

Rogers J.P, Chesney E, Oliver D, Pollak, T. A., McGuire, P., Fusar-Poli, P., Zandi, M. S., Lewis, G., & David, A. S. (2020). Psychiatric and neuropsychiatric presentations associated with severe coronavirus infections: a systematic review and meta-analysis with comparison to the COVID-19 pandemic. *Lancet Psychiatry,* 7, 611–27.

Souza, A.S.R., Souza, G.F.A., & Praciano, G.A.F. (2020). A saúde mental das mulheres em tempos da COVID-19. *Revista Brasileira de Saúde Materno Infantil, 20*(3), 663-665.

Taquet, M., Luciano, S., Geddes, J.R., & Harrison, P.J. (2021). Associações bidirecionais entre COVID-19 e transtorno psiquiátrico: estudos de coorte retrospectivos de 62.354 casos de COVID-19 nos EUA. *Lancet Psychiatric*, 8, 130-140.

Wang, Q., Xu, R., & Volkow, N. D. (2020). *Increased risk of COVID -19 infection and mortality in people with mental disorders: analysis from electronic health records in the United States. World Psychiatry.*doi:10.1002/wps.20806

Wannmacher, L. (2004) Depressão maior: da descoberta à solução? *Revista Psiquiatria Clínica*, 1(5), 1-6.

Videbeck, S. L. (2012). *Enfermagem em saúde mental e psiquiatria.* Trad. Denise Regina de Sales, Regina Machado Garcez. Porto Alegre, RS: Artmed.

Yang, H., Chen, W., Hu, Y., Chen, Y., Zeng, Y., Sun, Y., & Song, H. (2020). *Pre-pandemic psychiatric disorders and risk of COVID-19: a UK Biobank cohort analysis. The Lancet Healthy Longevity, 1(2), e69–e79.* doi:10.1016/s2666-7568(20)30013-1

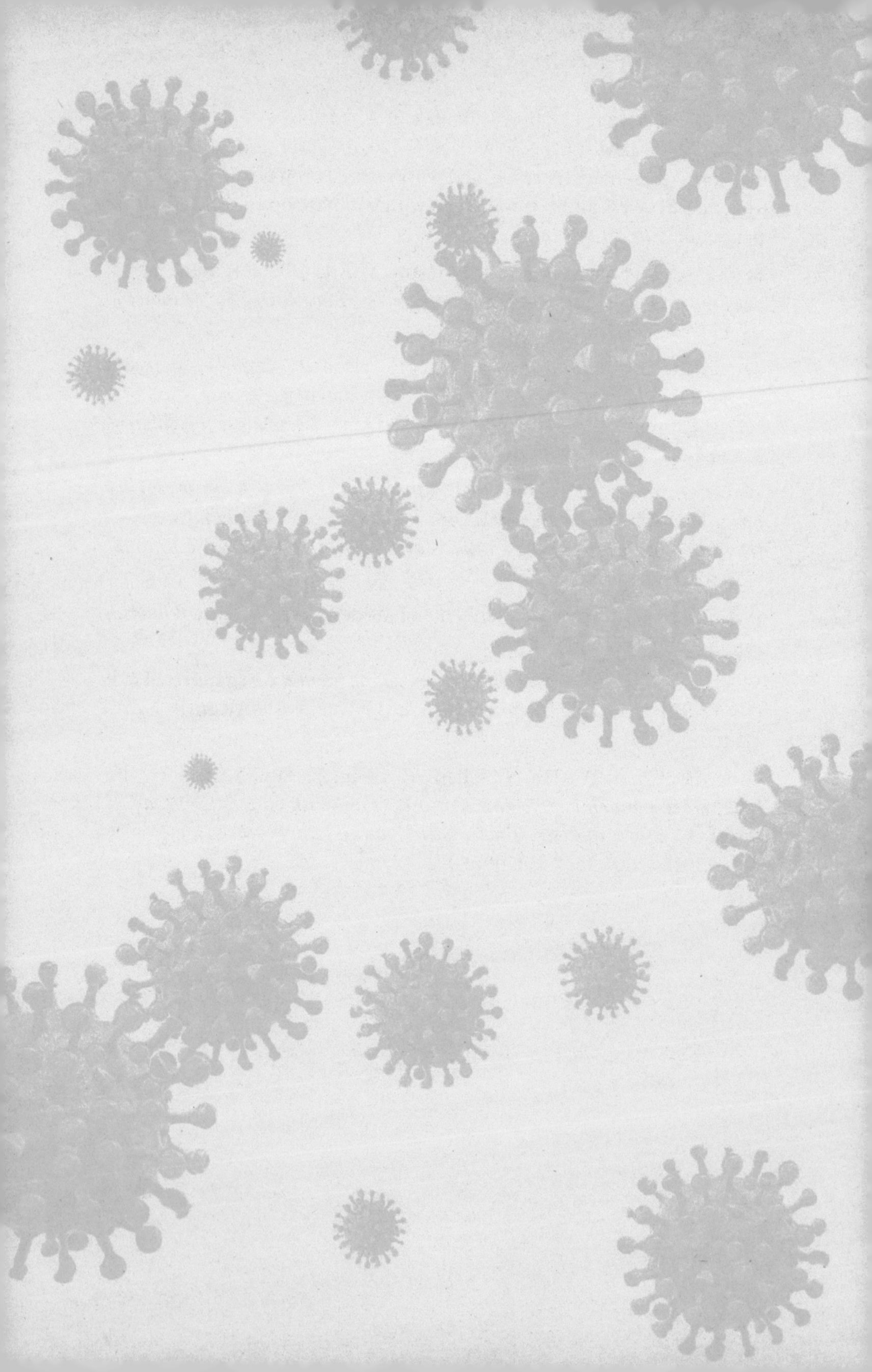

CAPÍTULO 15

# Enfrentando o *Stress* e a Ansiedade no Contexto do Vestibular: Compreender para Intervir

Luiz Ricardo Vieira Gonzaga
Fabiana Pinheiro Ramos
Sônia Regina Fiorim Enumo

## Introdução

A transição para a vida adulta é um dos períodos críticos do desenvolvimento humano em termos de riscos, mas também é uma janela para intervenções protetivas (Sameroff, 2010). É a etapa final de um processo complexo e multidimensional denominado "adolescência", que se estende dos 12 aos 18 anos de idade, segundo a Organização Panamericana de Saúde (OPAS) (Breinbauer & Maddaleno, 2008). Esse período caracteriza-se por transformações em nível biológico, com o crescimento físico, alterações hormonais e maturação sexual, mudanças psicológicas, incluindo o aumento do pensamento abstrato, idealista e lógico, mudanças sociais, com um maior desejo de passar mais tempo com os pares, e mudanças econômicas, voltadas à busca por independência (Andrade et al., 2018; Santrock, 2014).

Essas mudanças ocorrem em vários contextos de desenvolvimento, que influenciam o adolescente de forma indireta e direta, desde o macrossistema, por meio dos valores culturais, normas sociais, políticas e religiosas, as condições socioeconômicas e de trabalho da família, até ao microssisstema, no meio familiar, escolar e com os pares, contextos estes em que as relações proximais ocorrem. São interações bidirecionais, de forma que os comportamentos do adolescente afetam as ações de seus correguladores - professores, pais e pares - e vice-versa. Há, assim, uma transação entre as pessoas e seus contextos de desenvolvimento, interação esta que demanda esforços para a autorregulação por parte dos adolescentes (Linhares & Martins, 2015; Sameroff, 2010).

Nessa etapa da vida, há um aumento de demandas internas e externas, como ter novas responsabilidades e atividades, sofrer com exigências ou rejeição pelos colegas e familiares, fazer a escolha profissional e prestar o vestibular[1], por exemplo (Núñez-Regueiro & Núñez-Regueiro, 2021). Essas transformações da adolescência podem gerar quadros de *stress* quando as demandas excedem a capacidade do indivíduo de lidar com os eventos (Lazarus & Folkman, 1984).

Os eventos estressores da adolescência se somam a outros específicos do contexto acadêmico, como ser pressionado para ter notas altas e preocupações em receber notas baixas ou reprovações, geralmente associados à ansiedade de provas. Este quadro de ansiedade social no ambiente acadêmico tem sido estudado desde a metade do século passado e transcende aspectos culturais e regionais, estando presente mesmo quando o estudante se sente preparado para fazer exames ou avaliações, como mostrou o levantamento feito em 72 países pela *Organisation for Economic Co-operation and Development* (OECD, 2017). Tais eventos estressores têm impactos não só na saúde mental e física, mas podem contribuir para quadros de depressão e transtornos ansiosos, distúrbios do sono e uso de substâncias, afetando o desempenho acadêmico, diminuindo a motivação, além de contribuir para o desengajamento, o absenteísmo e a desistência escolar (Pascoe et al., 2020; Schönhofen et al., 2020). Esses quadros e síndromes geralmente começam no início da adolescência e persistem após o ingresso na universidade, segundo levantamento feito em oito países pelo *The WHO World Mental Health Surveys International College Student Project*, destacando agravantes, como o aluno ter idade avançada, ser do sexo feminino, ter pais solteiros falecidos, nenhuma afiliação religiosa, identificação e comportamento não heterossexual, baixo desempenho no Ensino Médio e motivação extrínseca para a matrícula na faculdade (Auerbach et al., 2018), indicando a importância de intervenções preventivas.

---

[1] Apesar de no Brasil, desde 1998, algumas faculdades e universidades utilizarem a pontuação do estudante no Exame Nacional de Ensino Médio (ENEM) como forma de ingresso, neste capítulo, será utilizado o termo "vestibular" para designar de forma genérica as provas de seleção para o Ensino Superior, incluindo o ENEM.

Os riscos advindos dos estressores típicos dessa etapa final da adolescência tiveram um aumento a partir do ano de 2020, quando ocorreram alterações abruptas no modo de viver o cotidiano, com perda de estrutura, rotina e senso de controle, devido à pandemia de Covid-19. Somaram-se aos efeitos sistêmicos da pandemia no corpo, em particular no cérebro e na cognição, os impactos sociais e educacionais decorrentes das medidas de isolamento e distanciamento social (Linhares & Enumo, 2020; Silva et al., 2022). Houve aumento significativo de solidão, nervosismo, mau humor, irritabilidade e tristeza, além de dificuldades relacionadas ao ensino à distância em adolescentes brasileiros, afetando seu desempenho escolar (Silva et al., 2022). Além disso, foram observados nos adolescentes problemas de comportamento internalizantes (ansiedade, depressão, por exemplo) e externalizantes (raiva, comportamento opositor, agressividade e violência), uma vez que esses estavam mais expostos aos estressores da pandemia. Entre esses estressores, destacam-se a limitação do contato com amigos, família estendida e professores, aumentando o sentimento de isolamento e solidão; acrescidos à vivência de maior aglomeração em casa, também dificultando estudar (Rosen et al., 2021).

No contexto da pandemia, alteraram-se, assim, não só as características do microssistema, mas também dos demais contextos do desenvolvimento diante das perdas financeiras pessoais e da família, aumento de trabalho remoto e necessidades de cuidados de saúde. Esses estressores podem abalar ou alterar projetos de vida dos adolescentes e jovens, como ingressar na carreira universitária. Considerando que ter um projeto de vida é um dos fatores de proteção ao desenvolvimento do adolescente, sua interrupção aumenta a vulnerabilidade ao *stress*, associando-se à sensação de perda de controle da situação e à falta de sentido da vida. Consequentemente, essa interrupção pode se refletir no desenvolvimento do bem-estar físico, social e psicológico do adolescente (Bronk, 2014; Winters et al., 2018). E a permanência desses estressores pode ser prejudicial ao rendimento e à qualidade de vida do estudante, de forma a contribuir para o desenvolvimento de transtornos mentais (Calais et al., 2018; Slavich & Auerbach, 2018; von der Embse et al., 2018).

Adotando essa perspectiva transacional do desenvolvimento e visando a colaborar para propostas de intervenção psicológicas e psicoeducativas nesse período importante para a vida de milhares de adolescentes e jovens que prestam vestibular no país, especialmente no período pós-pandemia de Covid-19, este capítulo apresenta conceitos-chave para a compreensão dos processos do enfrentamento do *stress* no contexto do vestibular, adotando uma perspectiva motivacional e desenvolvimentista (Skinner & Wellborn, 1994; Skinner et al., 2003; Skinner & Zimmer-Gembeck, 2016). Também propõe medidas de intervenção baseadas nas Terapias Cognitivas-Comportamentais (TCCs) (Lucena-Santos et al., 2015; Lunn et al., 2020).

## Escolha profissional, *stress* e vestibular

O vestibular é o momento de transição do Ensino Médio para o Ensino Superior, por meio de um processo de avaliação que seleciona e classifica os alunos que terão acesso à universidade (Pereira et al., 2019). Tem-se, porém, como etapa anterior, a escolha profissional, quando o aluno define o curso que pretende ingressar (Peruzzo et al., 2008; Paggiaro & Calais, 2009). A escolha profissional pode ser definida pelo jovem, mas acompanhada de grande pressão interna (medo do fracasso, autocobrança, insegurança, por exemplo) e externa (nível de dificuldade do vestibular e das provas, dentre outros), podendo desencadear um baixo rendimento e baixa percepção de autoeficácia, o que dificulta ao jovem desenvolver todo seu potencial cognitivo no dia da prova. Assim, quando o ano letivo se encerra e as provas se aproximam, sintomas psicofisiológicos de *stress* podem surgir e se tornarem mais frequentes e duradouros (Paggiaro & Calais, 2009). Nesse contexto, o exame vestibular pode ser interpretado pelo estudante como um potencializador de *stress*, que se manifesta por meio de sintomas, como tensão prolongada, diminuição de memória, irritabilidade, sonolência e perda de concentração (Paggiaro & Calais, 2009; Peruzzo et al., 2008).

Esse quadro de ansiedade de prova tem sido apontado em revisões de literatura, mostrando estar relacionada significativa e negativamente a uma ampla gama de resultados de desempenho educacional, incluindo testes padronizados, exames de admissão à universidade e média de notas (von der Embse et al., 2013, von der Embse et al., 2018). Cabe ressaltar que, nessa área de estudo, *stress* e ansiedade de provas são vistos como processos entrelaçados e muito relacionados, sendo os termos usados como sinônimos, considerando-se o *stress* uma resposta de curto prazo a uma ameaça e a ansiedade uma resposta de longo prazo (Howard & OFQAL, 2020).

Alguns estudos nacionais demonstram essa correlação entre o *stress* e o concurso vestibular, sinalizando as manifestações clínicas decorrentes desse quadro. Por exemplo, Gonzaga e Lipp (2015) investigaram as relações entre os perfis de interesses (aspectos vocacionais), a escolha profissional e os mecanismos de ativação do *stress* em uma amostra de 37 estudantes do Ensino Médio com idade entre 16 e 18 anos. Encontraram alta incidência de *stress* (72,97%). Houve predomínio de sintomas psicológicos, associados à fase de escolha profissional (pensar constantemente em um só assunto, irritabilidade, por exemplo) e às próprias exigências típicas do contexto (por exemplo, cobranças da família em relação ao vestibular), bem como aos estressores internos do próprio aluno (autocobrança, habilidades, desempenho, dentre outros). Essa alta prevalência de *stress* também foi encontrada por Peruzzo et al. (2008) ao investigarem a relação entre o concurso vestibular e sintomas de *stress* em 141 alunos com idade entre 18 e 24 anos. Na medida em que se aproximava o processo seletivo, havia uma alta taxa de pré-vestibulandos estressados com 61,7% da amostra com *stress* psicológico e 38,3% sem *stress*. Adicionalmente, Paggiaro e Calais (2009) demonstraram a ocorrência de *stress* em pré-vestibulandos em sua relação com a escolha profissional em uma amostra de 31 jovens. A maioria deles (67,7%) apresentou *stress*, sendo as mulheres (79,2%) mais estressadas do que os homens (37,5%).

Esse perfil tem se mantido ao longo dos anos, pois estudo recente, com 2.070 pré-vestibulandos de Aracaju, SE, identificou 80,3% deles com algum nível de *stress*, sendo prevalente quadros de exaustão em 80% das mulheres (Martins et al., 2021). Nessa amostra grande, destacam-se alguns fatores de vulnerabilidade ao *stress* como não ter religião, não praticar exercícios e morar com seus familiares, além do consumo de bebida alcoólica e de ansiolíticos. Nessa mesma capital, o estudo de Felicio (2019), com 344 estudantes do 3º ano do Ensino Médio de instituições particulares, encontrou também altos níveis de *stress* (50,4%) e ansiedade (61,2%), os quais foram maiores de acordo com o tipo de curso escolhido, com destaque para Medicina e Direito, e nas mulheres. Tais resultados demonstram o quanto o momento do vestibular tende a ser gerador de *stress*.

Considerando a população de adolescentes e jovens adultos como suscetível aos estressores externos e internos decorrentes da sua fase de desenvolvimento, somados aos estressores presentes no momento da escolha profissional e do vestibular, é essencial conhecer como o *stress* se manifesta nesse grupo para a elaboração de procedimentos preventivos e eficazes, que possam vir a se tornar fatores de proteção diminuindo, assim, a predisposição a psicopatologias (Calais et al., 2003; Calais et al., 2018; Camargo, 2019; Daolio & Neufeld, 2017). Dessa maneira, estudos que analisam a relação entre a escolha profissional e os processos avaliativos escolares e acadêmicos (prova, vestibular, simulados e assemelhados) tornam-se importantes para compreender e intervir nessa área.

Considera-se prioritário manejar o *stress* para ter sucesso no vestibular, pois se o estudante tem conhecimento sobre o conteúdo a ser cobrado nas provas, mas não apresenta manejo adequado do *stress* emocional, provavelmente terá dificuldade em demonstrar seu conhecimento, podendo prejudicar seu desempenho e, consequentemente, impactar negativamente no resultado das provas (Calais et al., 2003). Tem-se aqui um dos aspectos a serem considerados quando se pretende analisar, avaliar e intervir em situações com alto potencial de *stress* como prestar um vestibular para ingresso na universidade - a autorregulação sob *stress*. Nesse contexto, torna-se importante compreender as relações entre o *stress* e seu enfrentamento (*coping*) e o engajamento e desempenho acadêmico como analisado a seguir.

## *Stress*, *coping* e engajamento acadêmico

Conforme apresentado, o vestibulando está imerso em vários contextos geradores de *stress* com um número grande de eventos internos e externos desafiadores. Fica difícil, assim, identificar e isolar cada um desses estressores, sendo necessário entender o processo de *stress* ao qual estão submetidos os estudantes, bem como seus desfechos, que são mediados pelas estratégias de enfrentamento (EE) utilizadas pelo adolescente nesse contexto (Skinner & Zimmer-Gembeck, 2016).

Vejamos, então, como ocorrem esses processos de *stress-coping* sob a perspectiva mais recente da área, a *Motivational Theory of Coping*/ Teoria Motivacional do *Coping* (TMC) (Skinner et al., 2003; Skinner & Wellborn, 1994).

A TMC entende que o *stress* decorre de os eventos serem percebidos pela pessoa como um desafio ou uma ameaça a três necessidades psicológicas básicas (NPB) universais proposta pela *Self-Determination Theory* (Ryan & Deci, 2017):

(a) *Relacionamento ou pertença* – sentir-se aceito e compreendido pelos outros, ter relações próximas que sejam estáveis, seguras e duradouras no nível de proximidade que se deseja;

(b) *Competência* - perceber-se com controle da situação e eficaz para gerenciar desafios e cumprimento de metas e objetivos ("*Eu sei que vou me sair bem nas provas*"; "*Eu sei como resolver as questões*"; "*Eu posso fazer isto*", por exemplo);

(c) *Autonomia* - manifestar-se e endossar suas ações ou crenças, ser capaz de iniciar tarefas ou tomar decisões e assumir as consequências do próprio comportamento.

Nesse sentido, o que é percebido como estressante pode variar com a idade, contexto, temperamento (bases biológicas da personalidade) e a ação de correguladores, como pais, professores e colegas ou pares (Skinner et al., 2003; Skinner & Wellborn, 1994; Skinner & Zimmer-Gembeck, 2016). Assim, a percepção de ameaça ou desafio às NPB gera respostas de *coping*, definidas como um tipo de "autorregulação sob *stress*", relativa a "como as pessoas mobilizam, orientam, gerenciam, energizam e direcionam comportamento, emoção e a orientação, ou como elas falham em fazê-lo" sob *stress* (Skinner & Wellborn, 1994, p. 113). É um conceito desafiador, pois incorpora a fisiologia do *stress* e o temperamento e envolve a coordenação da emoção, comportamentos, atenção, motivação e cognição (Skinner & Zimmer-Gembeck, 2016). Relaciona-se especialmente à resiliência, isto é, a ocorrência de desfechos positivos em situações de grandes adversidades (Malhi et al., 2019).

Na análise do processo de enfrentamento, um diferencial da TMC está na proposição de uma perspectiva transacional e desenvolvimentista, que considera as características de cada fase de desenvolvimento (Ramos et al., 2015; Skinner & Zimmer-Gembeck, 2016). Alguns estressores, como as dificuldades acadêmicas, destacam-se na adolescência, mas também são percebidos como mais abertos à influência ou à alteração por meio do esforço, na medida em que se responda a eles de forma mais instrumental com EEs ativas, persistência, esforço e resolução de problemas. Contudo, quando os adolescentes percebem ter menor controlabilidade dos estressores ou serem estes inescapáveis, tendem a se esquivar, usar a distração cognitiva, buscar apoio social ou dar respostas voltadas à redução do sofrimento emocional (Zimmer-Gembeck & Skinner, 2008). Particularmente no início da adolescência, há um declínio do *coping* adaptativo, aumentando a dependência do *coping* mal-adaptativo com EE de isolamento, fuga e oposição. Contudo, há mudanças a partir do meio da adolescência, quando esses declínios de EE adaptativas geralmente cessam e algumas formas adaptativas de *coping* começam a se recuperar com mais EE metacognitivas, de forma que o adolescente pode compreender e planejar melhor as consequências de suas ações (Skinner & Saxton, 2019; Skinner & Zimmer-Gembeck, 2016). O vestibulando estaria, assim, com melhores recursos internos para lidar com os estressores desse período.

Entre os *recursos pessoais* do estudante para lidar com os estressores, os estudos da área incluem a competência percebida, ter orientação para atingir objetivos, a motivação intrínseca, o senso de pertencimento, o engajamento, a orientação para a autonomia, a autoestima, o otimismo, as aspirações futuras e a personalidade. Esses recursos pessoais interferem na avaliação dos eventos estressores e nas respostas de *coping* acadêmico, que são também influenciadas pelos *recursos interpessoais*. Estes, por sua vez, incluem os objetivos da sala de aula, o suporte do professor, dos pais e dos pares, isto é, sua capacidade de fornecer estrutura, contribuir para a autonomia e prover aos adolescentes um relacionamento caloroso e acolhedor (Skinner & Saxton, 2019).

Assim, no contexto do vestibular, *estressores acadêmicos*, como ter um desempenho fraco, tarefas desafiadoras, provas, prazos e alta carga de estudo, podem ser *avaliados* de diferentes maneiras com uma percepção de menor controlabilidade, catastrofização (ampliação de aspectos negativos da situação), reatividade emocional, medo, ansiedade ou com pensamentos positivos (Skinner & Saxton, 2019).

A avaliação feita pelo estudante pode, então, acionar diferentes respostas de enfrentamento. Essas EE podem ser um *coping adaptativo,* como:

(a) Resolução de Problemas (desenvolver estratégias de estudo, a fim de se preparar melhor para as provas, por exemplo) e Busca de Informações (procurar conhecer as características de cada tipo de prova ou vestibular que irá prestar), indicativas de uma percepção de desafio à NPB de Competência;

(b) Busca de Suporte (buscar no grupo de pares conforto emocional para lidar com os estressores ligados às provas) e Autoconfiança ou Confortar-se (regular as emoções por meio de autofalas positivas, por exemplo), associadas à percepção de desafio à NPB de Relacionamento;

(c) Acomodação (usar de estratégias de distração cognitiva na véspera de uma prova) e Negociação (estabelecer uma determinada prova ou vestibular como prioritário em relação a outras), decorrentes da percepção de desafio à NPB de Autonomia (Skinner et al., 2003; Skinner & Zimmer-Gembeck, 2016).

Em contrapartida, também podem ocorrer respostas de *coping mal-adaptativo,* tais como:

(d) Fuga (desistir de prestar alguma das provas) e Desamparo (entrar em pânico no dia do vestibular, por exemplo), ligadas a uma percepção de ameaça à NPB de Competência;

(e) Isolamento Social (afastar-se da família ou dos amigos) e Delegação (lamentar-se por não ter tido oportunidades educativas condizentes às demandas de desempenho nas provas), resultante da percepção de ameaça à NPB de Relacionamento;

(f) Submissão (pensamentos ruminativos, repetitivos sobre sua incapacidade) e Oposição (culpar os professores pelo desempenho negativo, por exemplo), vistos como ameaça à NPB de Autonomia (Skinner et al., 2003; Skinner & Zimmer-Gembeck, 2016).

Estas seis últimas famílias (categorias de alta ordem) de *coping* são consideradas mal-adaptativas ou improdutivas, porque "sinalizam altos níveis de stress combinados com um funcionamento regulatório relativamente ruim e são mais propensas, quando encenadas em resposta a demandas acadêmicas, a exacerbar o sofrimento, amplificar o descontentamento ou provocar reações negativas de outras pessoas" (Skinner & Saxton, 2019, p. 7). Essas EE mal-adaptativas estão presentes no *coping* acadêmico, assim como cinco EE adaptativas - resolução de problemas, busca de informações, busca de ajuda, autoconfiança e acomodação (Skinner & Saxton, 2019).

Assim, o *repertório de coping* do estudante, isto é, a amplitude de suas respostas de *coping*, seu perfil ou equilíbrio entre as formas de lidar com os estressores, assim como a *flexibilidade* do *coping* é que determinará se suas reações e respostas serão adaptativas ou mal-adaptativas no longo prazo. No contexto das consequências de longo prazo do processo de enfrentamento, são considerados os *desfechos* que incluem o desempenho acadêmico, a persistência ou a desistência, o *burnout*, as psicopatologias, os problemas de comportamento e o bem-estar e, em última instância, a resiliência (Skinner & Saxton, 2019; Zimmer-Gembeck et al., 2018).

Na área acadêmica, a *resiliência motivacional* é importante, pois indica a capacidade do aluno se engajar novamente nas atividades acadêmicas diante de eventos adversos (Skinner, Pitzer, & Steele, 2013). Ter essa capacidade de se engajar e reengajar de forma contínua nos estudos possibilita ao aluno ter desfechos acadêmicos adaptativos com a satisfação das três NPB. Entretanto, a não satisfação das NPB relaciona-se às avaliações catastróficas, centrada nos aspectos negativos da situação, e à reatividade emocional (Skinner et al., 2013). Assim, cuidar da satisfação das NPB é uma forma de promover o "capital psicológico acadêmico" (*academic psychological capital*) (PsyCap), isto é, ter mais esperança, percepção de eficácia, resiliência e otimismo, os quais, por sua vez, podem levar a um melhor desempenho acadêmico (Carmona-Halty et al., 2019).

Para preservar e promover o PsyCap e a resiliência acadêmica, os estudos sobre engajamento e desengajamento acadêmico se voltam mais a entender o envolvimento do aluno com a aprendizagem. O *engajamento* é um conjunto difuso de constructos, mas que é apontado pelos autores da área como sendo um conceito multidimensional e que inclui aspectos comportamentais, afetivos e cognitivos (Skinner et al.,

2008; Skinner & Saxton, 2019). O engajamento comportamental pode ser observado quando há iniciativa para a ação, esforço, tentativas, persistência, intensidade, atenção, concentração, absorção, envolvimento na relação com os estudos. Segundo a TMC, os estressores do contexto acadêmico são percebidos pelo estudante como um desafio às NPB, particularmente à NPB de Competência. Assim, a percepção de estar no controle da situação é central nesse processo. De outro lado, o *desengajamento* ou desinteresse comportamental ocorre quando há passividade, desistência, cancelamento, desatenção, distração, afastamento mental e despreparo no contexto da preparação para as provas do vestibular. São essas EE de fuga e desamparo associadas a uma avaliação do estudante de estar diante de seu limite para lidar com a situação, ou seja, há uma percepção de ameaça à satisfação da NPB de Competência (Skinner et al., 2003).

Essa mesma relação ocorre quando há o engajamento ou o desengajamento emocional associados a uma avaliação dos estressores como um desafio ou uma ameaça à satisfação das NPB, respectivamente (Appleton et al., 2008). Entendemos que o estudante está engajado emocionalmente quando há entusiasmo, interesse, prazer, satisfação, orgulho, vitalidade, por exemplo. Em contrapartida, o desengajamento emocional traduz-se por tédio, desinteresse, frustração/raiva, tristeza, preocupação/ansiedade, vergonha e autoculpa (Skinner, 2016; Skinner et al., 2008; Skinner & Saxton, 2019). Esses comportamentos e reações emocionais associadas ao engajamento e desengajamento fazem parte do processo de *stress-coping* (Skinner & Saxton, 2019). Assim, na análise do engajamento escolar, é importante considerar, além do rendimento e sucesso acadêmico, o envolvimento, as ligações afetivas, o vínculo com a escola, professores, colegas e amigos, a participação na sala de aula e o envolvimento com os trabalhos escolares e atividades extracurriculares (Skinner et al., 2008; Skinner & Pfizer, 2012; Skinner & Saxton, 2019).

De acordo com o descrito segundo o modelo motivacional e desenvolvimentista da TMC, o *coping* é ativado pelo encontro com os estressores, cuja avaliação feita pelo estudante com base nos seus recursos pessoais e interpessoais vai moldar as respostas que apresentará. Essas respostas de *coping*, por sua vez, contribuem para os resultados do *coping*, modelando as tentativas de enfrentamento subsequentes (Skinner & Saxton, 2019). Considerando o vestibular como o principal estressor no final do Ensino Médio, avaliar e intervir no enfrentamento do *stress* exige que se considere os componentes apresentados no modelo descrito anteriormente – os recursos pessoais e interpessoais do estudante, os principais estressores percebidos e sua avaliação, bem como seu repertório de *coping*.

Um exemplo de estudo sobre o enfrentamento da ansiedade de provas segundo a TMC foi realizado por Gonzaga e colaboradores (Gonzaga & Enumo, 2018; Gonzaga et al., 2022; Gonzaga et al., 2016). Em uma amostra de 379 estudantes do Ensino Médio de uma escola pública de São Paulo, 62,33% apresentavam ansiedade de provas, pela *Test Anxiety Scale* (TAS), especialmente entre as meninas (55,92%) e os alunos do 1º e 3º Ano (Gonzaga et al., 2016). Relataram com maior frequência estressores como a autocobrança por desempenho (ficar imaginando se passará na matéria, ter um melhor desempenho sem a cobrança do tempo), sentimento de incapacidade (preferir fazer trabalho ao invés de prova, crença de fracasso) e reações psicofisiológicas (nervosismo, sentir-se tenso). A reação emocional de medo foi a mais frequente em todas as três situações (antes, durante e depois da prova), sendo mais intensa durante e depois da prova. A raiva também foi comum nas três situações, sendo mais intensa antes e durante a prova. Apresentaram, assim, indicadores de desengajamento emocional diante de avaliações acadêmicas.

Diante desses estressores, os alunos apresentaram EE mais adaptativas em todas as fases - antecipatória (antes), de confrontação (durante) e de espera (depois da prova) -, como a Resolução de Problemas e Busca de Informações, indicativas de uma percepção de desafio à NPB de Competência, com maior frequência antes e durante a prova. Depois da prova, relataram mais Autoconfiança, indicativo de desafio à NPB de Relacionamento, além de Resolução de Problemas e Busca de Informação, indicativas de desafio à NPB de Competência. Analisando as relações do *coping* com o desempenho acadêmico, as famílias de *coping* de Autoconfiança, Busca de Suporte, Resolução de Problemas, Busca de Informação e Acomodação, com EE de aceitação, pensamento positivo, reestruturação cognitiva, por exemplo, correlacionaram-se com o melhor desempenho. O *coping* mal-adaptativo de Delegação e Submissão, incluindo a negação, interferência cognitiva e paralisação, estava associado ao pior desempenho acadêmico. No geral, os estudantes percebiam a situação como um desafio às NPB de Competência e de Relacionamento (Gonzaga & Enumo, 2018).

Resultados semelhantes foram relatados por Gonzaga, Ramos et al. (2022) em uma amostra de 26 alunos universitários de Vitória, ES, observando que a NPB de Competência foi a mais desafiada, mas também ameaçada no contexto de provas. Antes da prova, predominou-se a percepção de desafio à competência, mudando, porém, durante a prova, sendo a Fuga a segunda família de *coping* mais frequente depois da Resolução de Problemas. Essas posições se inverteram após a prova, com a Fuga predominando com comportamentos associados à evitação e normalmente associados a emoções como medo, pessimismo e desesperança.

Nesse contexto de *stress* e ansiedade acadêmica, torna-se essencial estudos que elucidem como os adolescentes experimentam, reagem, pensam e enfrentam os eventos estressores, fornecendo, assim, uma base para medidas de intervenções preventivas direcionadas a evitar situações de *stress* ou manejá-las (Zimmer-Gembeck & Skinner, 2008). Assim, pode ser necessária a proposição de intervenções que auxiliem na ampliação dos repertórios de estudo, na preparação e enfrentamento de provas acadêmicas e/ou escolares, tendo como objetivo diminuir a preocupação e a excitação autonômica associada aos exames, bem como o uso de técnicas terapêuticas antes, durante ou depois das provas e exames, conforme apresentado a seguir.

## Intervenções para manejo do *stress* e da ansiedade em situação de provas

O *stress* e a ansiedade estão de sobremaneira associados ao contexto e a avaliações acadêmicas, como provas e vestibulares, a ponto de serem tratados como sinônimos pelos estudiosos da área conforme citado anteriormente (Howard & OFQUAL, 2020). Apesar dos estudos estarem mais focalizados nos estudantes que já ingressaram na universidade (Howard & OFQUAL, 2020), há dados indicando uma incidência de 15% a 22% dos estudantes com alto nível de ansiedade acadêmica e/ou escolar (Putwain & Daly, 2014; Thomas et al., 2017). Essa ansiedade pode acarretar dificuldades de aprendizagem e de retenção de novos conteúdos, bem como implicar em baixo rendimento acadêmico e, consequentemente, reprovação e evasão escolar (Cassady, 2022; von der Embse et al., 2013, 2018).

Uma revisão recente sobre ansiedade de prova e intervenções na área, feita pelo governo do Reino Unido (Howard & The Office of Qualifications and Examinations Regulation - OFQUAL, 2020), indica haver fatores biopsicossociais e genéticos que contribuem para o desenvolvimento e manutenção desses quadros de ansiedade acadêmica, incluindo fatores biológicos, como a excitação fisiológica, predisposição genética, diferenças de gênero; fatores psicológicos, emocionais e cognitivos; e fatores sociais, como a pressão social e familiar. Por sua vez, Cassidy (2022) resume em quatro grandes fontes para a ansiedade acadêmica: (a) expectativas impostas por meio de sistemas ou redes sociais (escolas, pais, colegas, p.e.); (b) expectativas internas ou pessoais (perfeccionismo p.e.); (c) pressões situacionais (de uma tarefa futura, p.e.); e (d) incapacidade percebida para atender às demandas de uma tarefa futura.

Com esse leque de fontes de ansiedade, a ênfase das intervenções, segundo Howard e OFQUAL (2020), pode, então, voltar-se: (à) às crenças sobre a capacidade acadêmica (autoconceito, autoeficácia, autoestima e autoconfiança acadêmicas, autocontrole ou autorregulação e *locus* de controle); (b) ao *coping* e a regulação emocional, auxiliando na "flutuabilidade" acadêmica (*academic boyance*), que permite o aluno se manter entre os contratempos da vida escolar; (c) à motivação (intrínseca, extrínseca, perfeccionismo, metas de realização - de domínio e de desempenho); e (d) a intervir no "contágio emocional" entre os alunos e por parte do professor.

Ainda segundo essa agência governamental, o suporte de professores e da família tem sido apontado como relevante, mas a prática tem direcionado as intervenções para a redução da ansiedade de provas, especificamente para as respostas emocionais e fisiológicas. Em geral, são intervenções alinhadas com aquelas propostas para a ansiedade generalizada e ansiedade social (von der Embse et al., 2013, 2018) e baseadas nas Terapias Cognitivo-Comportamentais, as quais foram identificadas como mais efetivas em revisões de literatura feitas desde 2007 (Clark & Beck, 2010; Howard & OFQUAL, 2020; von der Embse et al., 2013, 2018).

Assim, a combinação de estratégias, tanto cognitivas, quanto comportamentais, parece ser o melhor aporte metodológico usado na diminuição de estados emocionais de alta intensidade nos vestibulandos. Visa-se não só a capacitação acadêmica para preparar alunos para as provas, tipos e níveis de dificuldade e familiaridade com os exames, mas a inclusão de terapias cognitivas e comportamentais para mudar respostas e pensamentos negativos diante de avaliações ou de provas. Nesse caso, incluem-se a atenção plena/*mindfulness*, estratégias de relaxamento e reestruturação cognitiva, *biofeedback* (com uso de *softwares* também), e *priming competence*[2] para alterar de forma indireta a baixa percepção de autoeficácia em provas; mas abordagens mistas demonstraram resultados promissores (Howard & OFQUAL, 2020; von der Embse et al., 2013). Exemplos dessas intervenções podem ser vistos no livro *Handbook of Stress and Academic Anxiety*, de Gonzaga, Dellazzana-Zanon & Silva,, 2022) e em estudos recentes (p.e., Camargo, 2019; Daoli & Neufeld, 2017; Putwain et al., 2022; Putwain & von der Embse, 2021), além de materiais psicoeducativos, a exemplo de cartilhas para enfrentamento do *stress* na pandemia (Silva et al., 2020; Weide et al., 2020) e o Baralho para Ansiedade de Provas (Gonzaga & Enumo, 2021). Esse Baralho tem como objetivo dar um suporte ao profissional da área clínica e escolar que deseja fazer um levantamento de variáveis situacionais e emocionais do paciente/estudante com dificuldades no manejo da ansiedade de avaliação, provendo estratégias diretivas para a promoção da saúde psíquica e emocional. Foi desenvolvido para a orientação de alunos que passam por dificuldades na preparação, no engajamento e nas estratégias de autocontrole/autorregulação ao enfrentar provas (Gonzaga & Enumo, 2021).

Além disso, cartilhas, folhetos, cartazes, jogos e palestras fazem parte de procedimentos de *Psiceducação*, que apresentam flexibilidade no

[2] *Priming competence*: São procedimentos experimentais destinados a ativar passiva e discretamente uma representação de comportamento, como uma construção de traço ou um estereótipo, fazendo com que o participante o use em uma fase inicial de um experimento (por exemplo, um "teste de linguagem" ou um "estudo-piloto") que aparentemente não tem relação com o que se segue. Pode-se, assim, afetar o comportamento, aumentando a acessibilidade das representações comportamentais. Essa ativação contínua por um tempo para exercer uma influência passiva não intencional (Lang & Lang, 2010).

seu uso. É possível, assim, fornecer informações e conselhos sobre as causas psicológicas e físicas, efeitos e sintomas da ansiedade de provas. É uma forma de capacitar o jovem para lidar melhor com a ansiedade na hora do vestibular, além de ajudar em quadros de depressão, ansiedade e sofrimento psicológico em geral. Pode também auxiliar o jovem a organizar seus pensamentos e identificar as bases de suas preocupações, aspecto básico das intervenções de base cognitiva (Howard & OFQUAL, 2020).

Essas técnicas também fazem parte de intervenções cognitivo-comportamentais para ansiedade de provas, incluindo as TCCs. Essas partem do princípio de que nossos pensamentos, sentimentos e comportamentos estão ligados, de forma que pensamentos negativos sobre a situação de avaliação e sobre o próprio desempenho podem gerar sentimentos de preocupação e tensão, os quais, por sua vez, retroalimentam a baixa percepção de autoeficácia e controle (Howard & OFQUAL, 2020). Em geral, procura-se alterar o *stress mindset*, ou seja, a crença de que o *stress* pode levar a consequências, sejam estas enriquecedoras ou debilitantes. Assim, mesmo que o estressor esteja relacionado a uma adversidade, pode ser visto como um desafio e, nesse sentido, traz possibilidades de crescimento pessoal; em contrapartida, quando as crenças sobre vivenciar o evento estressante são negativas, visto como um mal ou algo ruim, a pessoa espera que seu desempenho ou saúde e bem-estar sejam afetados negativamente. A mudança de percepção do estressor como uma ameaça para um desafio pode aumentar o afeto positivo, gerar maior viés atencional para estímulos positivos e maior flexibilidade cognitiva, enquanto um *stress mindset* debilitante leva a pior desempenho cognitivo e afetivo (Crum et al., 2017). Ter um *growth-mindset* (mentalidade de crescimento), ou seja, uma capacidade de adaptação e mudança, com perseverança e consistência de interesses, facilita o progresso e desempenho acadêmico, sendo central na superação das adversidades, melhorando as habilidades sociais dos alunos e protegendo os adolescentes de problemas externos causados por problemas e pressões familiares relacionados à pandemia de Covid-19, por exemplo (Zhang et al., 2022).

As intervenções voltadas para a redução do *stress* e da ansiedade em provas podem focalizar uma ou mais das variáveis relacionadas à flexibilidade de serem utilizadas em diferentes momentos - antes, durante e depois da prova (Carver & Scheier, 1994; Folkman & Lazarus, 1985). Essas intervenções visam a promover EE´s mais adaptativas, de forma a satisfazer as NPB de Competência, Autonomia e de Relacionamento do estudante, melhorando o bem-estar físico e mental e o seu desempenho nas provas. A seguir, serão apresentadas algumas dessas estratégias, sendo que, na maioria dos casos, é importante que elas sejam conduzidas por um profissional psicólogo devidamente treinado para tal.

*Antes da prova*, na etapa preparatória, o estudante está preocupado com as demandas, possibilidades e dificuldades relacionados a ela, pensando em como se preparar e regular as emoções e sentimentos associados a possíveis resultados negativos. Diante dessa alta incerteza sobre os resultados, podem ocorrer emoções ameaçadoras e/ou desafiadoras. Dentre as técnicas a serem utilizadas, o *Treino para o Manejo da Ansiedade* (TMA) (Suinn & Deffenbacher, 1988) foi desenvolvido como uma técnica terapêutica indicada para tratar qualquer condição em que a ansiedade seja uma questão central da queixa do paciente, como é o caso específico da ansiedade de provas no contexto educacional (Suinn, 1990). Nesse caso, é ensinado ao indivíduo como reconhecer os gatilhos da ansiedade, tanto físicos quanto psicológicos, diante de provas e, assim, utilizá-los como pistas para a utilização de uma resposta de enfrentamento funcional (realizar uma técnica de relaxamento, por exemplo) diante dessas situações avaliativas.

Um exemplo de programa de intervenção breve, baseado na abordagem Cognitivo-Comportamental e no Treino de Controle de *Stress* (Lipp, 2017), para o manejo de *stress* e ansiedade em vestibulandos, usando o relaxamento, apontou a redução desses sintomas (Daolio & Neufeld, 2017). Nessa intervenção, realizada em 6 sessões de 50 minutos cada, além da psicoeducação sobre hábitos saudáveis, *stress* e ansiedade, foram realizadas técnicas de relaxamento e respiração (que apresentaram os melhores resultados na redução dos estados emocionais dos vestibulandos), além de estratégias para lidar com os pensamentos geradores de ansiedade e *stress*.

O *Treino de Inoculação do Stress* desenvolvido por Meichenbaum (1976), por sua vez, tem por princípio o desenvolvimento da resistência de uma pessoa a uma situação estressante, de modo que ele possa ativar suas defesas, desenvolvendo, dessa maneira, recursos pessoais de enfrentamento a ser utilizados durante uma situação real temida, no caso uma situação avaliativa. O treino é realizado em três sucessivas etapas. A primeira envolve a preparação, que seria a psicoeducação dos aspectos psicofisiológicos do medo e da ansiedade, bem como da identificação e compreensão dessas respostas físicas, comportamentais e cognitivas. A segunda seria o treino de habilidades básicas para o manejo do *stress*, que envolveria a antecipação de eventos estressantes e o treino adequado para o enfrentamento dessa situação por meio da autoinstrução, por exemplo. A última etapa seria o enfrentamento real da situação estressante, na qual o aluno confrontaria cada situação e analisaria suas respostas de enfrentamento (Thorpe & Olson, 1997).

Outra técnica muito utilizada no tratamento da ansiedade de provas é a *Dessensibilização Sistemática* (Tobias, 1979). São aplicados procedimentos de contracondicionamento diante de situações de avaliação nas quais os estudantes usualmente se veem ansiosos. O vestibulando é treinado na aplicação do relaxamento muscular profundo e, enquanto está relaxado, é feita uma hierarquização de cenas ansiogênicas de avaliação nas quais o estudante se percebe ansioso. O intuito é que a repetição imaginária da apresentação de cenas ansiogênicas e ameaçadoras de avaliação de provas, associada ao relaxamento profundo, não induza mais o estudante a sentir uma ansiedade debilitante. Assim, o vestibulando imagina a hierarquia até que ele consiga visualizar as cenas mais estressantes da lista com pouca ou nenhuma ansiedade (Emery & Krumboltz, 1967). Essa condição é obtida por meio da aplicação de uma resposta incompatível à ansiedade diante das cenas avaliativas, que seria o próprio relaxamento.

*Durante a execução da prova*, na fase de confrontação direta com o estressor, a ansiedade, particularmente em termos emocionais, atinge um pico durante o contato inicial com o exame. Já a preocupação, que é o componente cognitivo da ansiedade de provas, torna-se mais estável durante o processo de avaliação. A *respiração diafragmática ou respiração abdominal* é uma técnica que envolve o uso do diafragma como centro de controle das emoções, favorecendo a diminuição de respostas emocionais intensas como o *stress* e a ansiedade durante as provas. A respiração diafragmática promove o relaxamento do corpo ao invés do estado de alerta e perigo, dessensibilizando a reação ao estressor. É recomendado a prática diária, mesmo que o indivíduo não esteja passando por uma situação de ansiedade, a fim de se obter uma melhor resposta na utilização da técnica durante a prova (Leahy et al., 2013).

O *treinamento de atenção plena* (*mindfulness*) é utilizado para os estudantes lidarem com emoções intensas, promovendo a regulação emocional, especialmente durante a situação de prova. Sua prática mais constante pode promover o bem-estar e a resiliência dos alunos (Finkelstein-Fox et al., 2018). Essa técnica aumenta a aceitação, sem julgamento das emoções, observando a maneira como elas se apresentam e reconhecendo que elas não precisam ser controladas ou suprimidas, apenas ser experimentadas (Leahy et al., 2013). Além disso, podem ser apresentadas ao estudante algumas estratégias funcionais para o dia do exame: (a) previamente, olhar rapidamente os itens da prova; (b) ler cuidadosamente as perguntas e as opções de resposta; (c) resolver os problemas mais fáceis primeiro e deixar os mais difíceis para o final; e (d) deixar algumas pistas úteis para identificar a resposta correta. Além dessas possibilidades, tem-se as estratégias para uso depois da prova.

A técnica da *"descatastrofização"* implica em diminuir a percepção e o foco nos aspectos negativos ou consequências ruins imaginadas e permite trabalhar alternativas para o estudante enfrentar determinada situação temida, caso se torne real. Por exemplo, se o estudante apresentar pensamentos de catastrofização por tirar uma nota baixa, ter que fazer prova final de uma disciplina ou reprovar, são sugeridas algumas perguntas para orientá-lo na condução do questionamento (Wright et al., 2008). Por exemplo: *"Qual é a pior coisa que poderia acontecer se você se desse mal na prova?"; "O que há de tão terrível em tirar uma nota baixa na prova?"; "Você conseguiria se ver nesta situação por pelo menos 15 minutos?"; "Em comparação com outras coisas, como ter uma doença séria ou reprovar de ano, como é se sentir ansioso (com o resultado) em uma prova?".*

Esta é uma forma de fazer a *reestruturação cognitiva*, a qual permite que o estudante questione e reavalie seus pensamentos injustificados, assuma uma perspectiva, "descatastrofize" e aceite a situação. Um método de fazer isso é a *escrita expressiva* sobre pensamentos e sentimentos de uma avaliação futura. É possível, assim, abordar pensamentos negativos, injustificados e irracionais e reduzir a ruminação (foco repetido nos aspectos negativos da situação) (Howard & OFQUAL, 2020).

A reestruturação cognitiva pode também ajudar a diminuir as expectativas de realização excessivamente altas, mostrando que há outros caminhos na vida, reduzindo a importância dos resultados dos exames, além de comparar suas experiências emocionais com o momento da prova. O estudante pode considerar as experiências que terá ao longo da vida, tomando outra perspectiva e descatastrofizando, o que pode ajudar na regulação emocional e redução da ansiedade (Clark, 2013).

Já a *prática da aceitação* refere-se à importância da aceitação da experiência negativa como parte normal da experiência humana. Nesse sentido, o objetivo não seria reduzir o sofrimento ou mudar a situação, mas aceitá-la enquanto uma experiência normal, adotando uma perspectiva neutra diante de uma situação negativa. Assim, uma mudança de perspectiva poderá ser alcançada (Greenberger & Padesky, 2017). Por exemplo, um estudante que passou por uma experiência de reprovação escolar e/ou nota baixa poderá adotar essa perspectiva, aceitando o fato como é, e trazer essa vivência como parte do seu processo de aprendizagem, sem resistir ou lutar contra isso. É uma técnica de *mindfulness* que chama a atenção para o presente, como forma de se desvencilhar de pensamentos que aumentam o *stress* e a ansiedade (Brown et al., 2007). As experiências desagradáveis, emoções ou situações atuais são ativamente observadas e aceitas pelo indivíduo sem atribuir um julgamento positivo ou negativo a elas (Baer, 2003). Aceitar que não se preocupar com o desempenho do exame anterior pode mudar o resultado possibilita aliviar a ansiedade sentida após um exame (Howard & OFQUAL, 2020).

*Após a prova*, na fase de espera dos resultados, a incerteza em relação à natureza das provas já foi resolvida ou reduzida, embora ainda possa ocorrer apreensão com os resultados. *Recompensar-s*e pode ser outra estratégia importante ao passar pela situação avaliativa. Por exemplo, tirar uma noite de folga, com um bom filme ou jantar fora com os amigos, independentemente de quão bem o estudante acha que foi na prova, é importante. Nesse ponto, a situação de desempenho na prova não muda, então, seguir em frente e diminuir a autocobrança, envolvendo-se com atividades prazerosas e positivas, facilitarão ao estudante aprender com novas situações (Kobold, n.d). Por fim, na fase dos resultados, quando são divulgadas as notas e classificações, a incerteza é resolvida, de forma que as preocupações são direcionadas para o significado e a importância dos resultados obtidos.

Para a intervenção no componente cognitivo do manejo do *stress* e da ansiedade, por meio do *Teste de treinamento em discernimento* (*insight training-test*), orienta-se o estudante com ansiedade de provas a fazer um levantamento de seus pensamentos e declarações autodepreciativas que eles emitem antes, durante e depois da prova. O objetivo dessa técnica é que o estudante fique ciente dessas autoverbalizações e autoinstruções emitidas nas situações avaliativas, substituindo-as por autoinstruções e comportamentos incompatíveis com os disfuncionais, visando a evitar a preocupação e ao direcionamento da tarefa a ser realizada (Deffenbacher, 1988).

Algumas dessas técnicas podem ser treinadas previamente, em provas "imaginárias", preferencialmente nas situações que envolvem avaliações difíceis, tempo insuficiente para concluir o exame, entre outros dificultadores (Zeidner et al., 1988). Assim, as intervenções psicológicas são importantes no manejo do *stress* e da ansiedade de provas e têm como objetivo diminuir a preocupação e a excitação autonômica nos estudantes que passam por situações estressoras de provas escolares e/ou acadêmicas, melhorando seu desempenho cognitivo.

Alguns estudos apontaram a eficácia do uso dessas intervenções. Uma revisão de metanálise para avaliar a eficácia de seis técnicas de intervenção na redução de *stress* e da ansiedade em estudantes de graduação e pós-graduação foi feita por Yusufov et al. (2019). Os resultados indicaram que a maioria das intervenções são eficazes na diminuição de ambos estados emocionais, tanto nos alunos de graduação quanto de pós-graduação. Observou-se também que as TCCs, as habilidades de *coping* e as intervenções de suporte social foram mais eficazes na redução do *stress* percebido, enquanto o treinamento de relaxamento, a redução do *stress* baseada em *mindfulness* e a psicoeducação foram mais eficazes na redução da ansiedade.

Além dessas estratégias ligadas ao manejo das emoções antes, durante e após as provas, sugerir metodologias alternativas e orientações de estudo que favoreçam a aquisição de hábitos funcionais no comportamento de estudar, manter a atenção e cumprir as metas de estudo, por exemplo, poderá auxiliar na diminuição do comprometimento psicológico que a fase do vestibular tende a provocar (Peruzzo et al., 2008), uma vez que o estudante se percebe mais preparado para enfrentar as provas. Nesse contexto, tem-se as técnicas de *gerenciamento do tempo*. Os estudantes são instruídos a planejar cuidadosamente seus estudos em relação ao tempo, aos tópicos a serem estudados e a como preparar-se para as provas, monitorando seus comportamentos de estudo. A *técnica de refocalização*, por sua vez, é utilizada para reorientar a concentração em atividades nas quais o estudante não consegue se focar, como completar uma atividade escolar ou estudar para a matéria da prova. O profissional psicólogo desenvolve estratégias com o estudante, tentando compreender como ele refocalizou a sua atenção em situações passadas e foi efetivo e como ele acredita que poderia fazer isso no futuro (Beck, 1997).

Especialmente nesse período de pós-pandemia, as recomendações de Rosen et al. (2021) são relevantes: "ter uma rotina estruturada, menos tempo de tela passiva, menor exposição à mídia sobre a pandemia e, em menor grau, mais tempo na natureza e sono adequado" (p.1), comportamentos estes que estão associados à redução de psicopatologias de forma geral. Assim, ao organizar seus estudos de forma funcional e prática, com foco na organização e planejamento, o estudante consegue ter tempo para desenvolver melhores habilidades de leitura e síntese, tornando-se mais proficiente em codificar, organizar, processar e armazenar as informações para que possam ser acessadas de maneira mais eficaz e clara sob condições de avaliação real (Allen, 1973; Spielberger & Vagg, 1995).

Por fim, para um contexto maior, que promova o engajamento comportamental, emocional e cognitivo, visando ao melhor desempenho nas provas, é importante que as intervenções levem em consideração um modelo mais ecológico e que atenda às NPB do estudante, ou seja, o *self-system processes* (processos de sistema autorreferenciado) - NPB de Competência, em termos de estratégias, capacidades e percepção de controle; NPB de Autonomia, em relação à autorregulação, considerando importante se sair bem na prova; e a NPB de Relacionamento, incluindo promover a segurança emocional e o desejo de proximidade. Esse modelo deve incluir aspectos do contexto social (comunidade, família, escola e sala de aula), que tenha estrutura (informações sobre expectativas e consequências) e não seja caótico, promova a autonomia (escolha e conexão entre ação e objetivos) e não a coerção e facilite o envolvimento (conhecer, interessar-se e apoiar os demais) e não seja hostil e distante emocionalmente (Appleton et al., 2008; Rickert & Skinner, 2021; Skinner & Pitzer, 2012).

## Conclusão

Este capítulo apresentou algumas das principais inter-relações entre os processos de *stress*, *coping* e engajamento acadêmico, também sugerindo estratégias de intervenção para o manejo do estresse e da ansiedade no contexto do vestibular. Pretende-se, assim, subsidiar, teórica e metodologicamente, o trabalho de profissionais que atuam com essa população, assim como o próprio estudante e pesquisadores da área. Espera-se que as ideias aqui apresentadas contribuam para uma visão mais ampla dos fenômenos envolvidos na maneira do estudante lidar com os estressores do contexto acadêmico, bem como possibilitem a ampliação de intervenções voltadas a esse importante momento de transição para o Ensino Superior.

## Referências


Allen, G.J. (1973). Treatment of test anxiety by group-administrated and self-administrated relaxation and study counseling. *Behavior Therapy, 4*, 349-360.

Andrade, A. L.M., Bedendo, A., Enumo, S. R. F., & Denise de Micheli. (2018). Desenvolvimento cerebral na adolescência: Aspectos gerais e atualização. *Saúde e Desenvolvimento Humano, 15*(suplemento 1), 62-67.

Appleton, J. J., Christenson, S. L., & Furlong, M. J. (2008). Student engagement with school: Critical conceptual and methodological issues of the construct. *Psychology in the Schools, 45*(5), 369-368. Doi: 10.1002/pits.20303

Auerbach, R. P., Mortier, P., Bruffaerts, R., Alonso, J., Benjet, C., Cuijpers, P., & WHO WMH-ICS Collaborators (2018). The WHO World Mental Health Surveys International College Student Project: Prevalence and distribution of mental disorders. *J Abnorm Psychol., 127*(7): 623–638. Doi: 10.1037/abn0000362

Baer, R. A. (2003). Mindfulness training as a clinical intervention: A conceptual and empirical review. *Clinical Psychology: Science and Practice, 10*(2), 125-143. Doi: https://doi.org/10.1093/clipsy.bpg015

Beck, J. S. (1997). *Terapia Cognitiva: Teoria e prática* (Sandra Costa, Trad.). Porto Alegre: Artmed.

Breinbauer, C., & Maddaleno, M. (2008). *Jovens: Escolhas e mudanças: Promovendo comportamentos saudáveis em adolescentes* (M. G. Armando, Trad.). São Paulo: Roca.

Bronk, K. C. (2014). The role of purpose in optimal human functioning. In K. C. Bronk (Ed.), *Purpose in life: A critical component of optimal youth development* (pp. 47-68). London: Springer Dordrecht. Doi: http://doi.org/10.1007/978-94-007-7491-9

Brown, K. W., Ryan, R. M., & Creswell, J. D. (2007). Mindfulness: Theoretical foundations and evidence for its salutary effects. *Psychological Inquiry, 18*(4), 211-237. Doi: https://doi.org/10.1080/10478400701598298

Calais, S. L., Andrade, L. M. B., & Lipp, M. E. N. (2003). Diferenças de sexo e escolaridade na manifestação do stress em adultos jovens. *Psicologia: Reflexão & Crítica, 16*(2), 257-263. Doi: https://doi.org/10.1590/S0102-79722003000200005

Calais, S. L., Montanhaur, C. D., & Salgado, M. H. (2018). Stress e qualidade de vida de pré-vestibulandos: Estudo longitudinal. *Revista Brasileira de Terapia Comportamental e Cognitiva, 19*(4), 62–73. Doi: https://doi.org/10.31505/rbtcc.v19i4.1094

Camargo, V. C. V. (2019). *Intervenção em estresse, enfrentamento e habilidades sociais: Desempenho de estudantes do Ensino Médio profissionalizante no ENEM.* Tese de Doutorado não publicada. Universidade Estadual Júlio de Mesquita Filho, Bauru, SP.

Carmona-Halty, M., Schaufeli, W. B., Llorens, S., & Salanova, M. (2019). Satisfaction of Basic Psychological Needs leads to better academic performance via increased psychological capital: A three-wave longitudinal study among High School students. *Frontiers in Psychology, 10*(art. 2113), 1-5. Doi: 10.3389/fpsyg.2019.02113

Carver, C. S., & Scheier, M. F. (1994). Situational coping and coping dispositions in a stressful transaction. *Journal of Personality and Social Psychology, 66*(1), 184-195. Doi: 10.1037//0022-3514.66.1.184

Cassady, J. C. (2022). Anxiety in the schools: Causes, consequences, and solutions for academic anxieties. In L. R. V. Gonzaga, L. L. Dellazzana-Zanon, & A. M. B. Silva (Eds.), *Handbook of stress and academic anxiety: Psychological processes and interventions with students and teachers* (pp. 13-30). Cham, Switzerland: Springer International Publishing.

Clark, D. A. (2013). Cognitive restructuring. In *The Wiley Handbook of Cognitive Behavioral Therapy* (pp. 1-22). Wiley Online Library.

Clark, D. A., & Beck, A. T. (2010). *Cognitive Therapy of Anxiety Disorders: Science and Practice.* New York: Guilford Press.

Crum, A. J., Akinola, M., Martin, A., & Fath, S. (2017). The role of stress mindset in shaping cognitive, emotional, and physiological responses to challenging and threatening stress. *Anxiety, Stress & Coping*, 30(4), 379-395. Doi:10.1080/10615806.2016.1275585

Daolio, C. C., & Neufeld, C. B. (2017). Intervenção para stress e ansiedade em pré-vestibulandos: Estudo piloto. *Revista Brasileira de Orientação Profissional, 18*(2), pp. 129-140. Doi: 10.26707/1984-7270/2017v18n2p129

Deffenbacher, J. L. (1988). Introduction: The practice of four cognitive-behavioral approaches to anxiety reduction. *Counseling Psychologist, 16*, 3-7.

Emery, J. R., & Krumboltz, R. D. (1967). Standard versus individualized hierarchies in desensitization to reduce test anxiety. *Journal of Counseling Psychology, 14*, 204-209.

Felicio, A. S. (2019). *Ansiedade, estresse e estratégias de enfrentamento (coping) em adolescentes de instituições particulares que irão prestar vestibular.* Dissertação de Mestrado não publicada, Universidade Federal de Sergipe, Aracaju, SE, Brasil.

Finkelstein-Fox, L., Park, C. L., & Riley, K. E. (2018). Mindfulness and emotion regulation: Promoting well-being during the transition to college. *Anxiety Stress Coping, 31*(6), 639-653. doi: 10.1080/10615806.2018.1518635

Folkman, S., & Lazarus, R. S. (1985). If it changes it must be a process: Study of emotion and coping on three stages of a College examination. *Journal of Personality and Social Psychology, 48*(1), 150–170.

Gonzaga, L. R. V., Dellazzana-Zanon, L. L., & Silva, A. M. B. (Eds.) (2022). Part II - Students interventions in academic anxiety. In *Handbook of stress and academic anxiety: Psychological processes and interventions with students and teachers.*Cham, Switzerland: Springer International Publishing. Doi: https://doi.org/10.1007/978-3-031-12737-3

Gonzaga, L. R. V., & Enumo, S. R. F. (2018). Lidando com a ansiedade de provas: Avaliação e relações com o desempenho acadêmico. *Boletim-Academia Paulista de Psicologia, 38*(95), 266-277.

Gonzaga, L. R. V., & Enumo, S. R. F. (2021). *Baralho para ansiedade de provas: Estratégias para lidar com situações de avaliação.* Novo Hamburgo,

RS: Sinopsys Ed. 60 pp. Disponível em: https://www.sinopsyseditora.com.br/baralhos/baralho-para-ansiedade-de-provas-estrategias-para-lidar--com-situacoes-de-avaliacao-2503

Gonzaga, L. R. V., & Lipp, M. E. N. (2015). *O estresse da escolha profissional em estudantes.* Paco Editorial.

Gonzaga, L. R. V., Ramos, F. P., Machado, W. L., Cordeiro, C. R., & Enumo, S. R. F. (2022). Stress and test anxiety, coping and academic performance in High School and College. In L. R. V. Gonzaga, L. L. Dellazzana-Zanon, & A. M. B. Silva (Eds.), *Handbook of stress and academic anxiety: Psychological processes and interventions with students and teachers* (pp. 93- 113). Cham, Switzerland: Springer International Publishing.

Gonzaga, L. R. V., Silva, A. M. B., & Enumo, S. R. F. (2016). Ansiedade de provas em estudantes do Ensino Médio. *Psicologia Argumento, 34*(84), 76-88. Doi: 10.7213/psicol.argum.34. 084.AO07

Greenberger, D., & Padesky, C.A. (2017). *A mente vencendo o humor: Mude como você se sente, mudando o modo como você pensa* (Sandra Maria Mallmann da Rosa, Trad.). Porto Alegre: Artmed.

Howard, E., & The Office of Qualifications and Examinations Regulation - OFQUAL (2020). *A review of the literature concerning anxiety for educational assessments.* London, UK: OFQUAL.

Kobold, D. (n.d). *Assuma o controle da ansiedade em provas* (L. R. V. Gonzaga, trad., com a autorização da autora). Retirado de http://www.rrcc.edu/success/

Lang, J. W., & Lang, J. (2010). Priming competence diminishes the link between cognitive test anxiety and test performance. Implications for the interpretation of test scores. *Psychological Science, 21*(6), 811-819. Doi: 10.1177/0956797610369492

Lazarus, R. S., & Folkman, S. (1984). *Stress, appraisal and coping.* New York: Springer Publishing Company.

Leahy, R.; Tirch, D., & Napolitano, L.A. (2013). *Regulação emocional em psicoterapia.: Um guia para o terapeuta cognitivo-comportamental.* (Ivo Haun de Oliveira, Trad.). Porto Alegre: Artmed.

Linhares, M. B. M., & Enumo, S. R. F. (2020). Reflexões baseadas na Psicologia sobre efeitos da pandemia COVID-19 no desenvolvimento infantil. *Estudos de Psicologia (Campinas), 37,* e200089. Doi: https://doi.org/10.1590/1982-0275202037e200089

Linhares, M. B. M., & Martins, C. B. S. (2015). O processo da autorregulação no desenvolvimento de crianças. *Estudos de Psicologia (Campinas), 32*(2), 281-293. http://doi.org/10.1590/0103-166X2015000200012

Lipp, M. E. N. (2017). O Treino de Controle do Estresse em grupo: Um modelo da TCC. In: C. B. Neufeld, & B. P. Rangé (Orgs). *Terapia cognitivo-comportamental em grupo: das evidências à prática.* Porto Alegre, RS: Artmed.

Lucena-Santos, P., Pinto-Gouveia, J., & Oliveira, M. S. (2015). *Terapias Comportamentais de Terceira Geração: Guia para profissionais.* Porto Alegre: Sinopsys Editora.

Lunn, P., Belton, C., Lavin, C., McGowan, F., Timmons, S., & Robertson, D. (2020). *Using behavioural science to help fight the coronavirus.* ESRI Working Paper No. 656. Dublin, Ireland: Behavioural Research Unit, ESRI (Economic and Social Research Institute). Retrieved from https://www.esri.ie/system/files/publications/WP656.pdf

Malhi, G. S., Das, P., Bell, E., Mattingly, G., & Mannie, Z. (2019). Modelling resilience in adolescence and adversity: A novel framework to inform research and practice. *Translational Psychiatry, 9*, 316. Doi: https://doi.org/10.1038/s41398-019-0651-y

Martins, R. M. B., Bonfim, F. N. G., Gouveia, L. Q., Carvalho, O. C. S., Melo, C. M. I., Bezerra, L. A., Mattos, R. M. P. R., & Pimentel, D. M. M. (2021). Estresse em alunos de preparatórios para vestibular. *Brazilian Journal of Health Review, 4*(3), 10639-10651. Doi:10.34119/bjhrv4n3-083

Meichenbaum, D. (1976). Cognitive- behavior modification. In J. T. Spence, R. C. Carson, & J. W. Thibaut (Eds), *Behavioral approaches to therapy.* Morristown, NJ: General Learning Press.

Núñez-Regueiro, F., & Núñez-Regueiro, S. (2021). Identifying salient stressors of adolescence: A systematic review and content analysis. *Journal of Youth and Adolescence, 50*(12), 2533-2556. Doi: 10.1007/s10964-021-01492-2.

Organisation for Economic Cooperation and Development [OECD]. (2017). *PISA 2015. Results* (v. III). Paris, France: OECD.

Pascoe, M. C., Hetrick, S. E., & Parkera, A. G. (2020). The impact of stress on students in Secondary School and Higher Education. *International Journal of Adolescence and Youth, 25*(1), 104–112. Doi: https://doi.org/10.1080/02673843.2019.1596823.

Pereira, M., Santana Filho, P., & Santos, V. (2019). Avaliação do nível de estresse entre alunos do primeiro ano do Ensino Médio e de curso pré--vestibular. *Diálogos Interdisciplinares, 8*(5), 91-99. Recuperado de https://revistas.brazcubas.br/index.php/dialogos/article/view/779.

Paggiaro, P. B. S., & Calais, S. L. (2009). Estresse e escolha profissional: um difícil problema para alunos de curso pré-vestibular. *Contextos Clínicos, 2*(2), 97-105. Recuperado em 29 de novembro de 2022, de http://pepsic.bvsalud.org/scielo.php?script=sci_arttext&pid=S1983-34822009000200004&lng=pt&tlng=pt..

Peruzzo, A. S., Cattani, B.C., Guimarães, E. R., Boechat, L. C., Argimon, I. I.L., & Scarparo, H. B. K. (2008). Estresse e vestibular como desencadeadores de somatizações em adolescentes e adultos jovens. *Psicol.Argum. 26*(55), 319-327.

Putwain, D., & Daly, A. L. (2014). Test anxiety prevalence and gender differences in a sample of English secondary school students. *Educational Studies, 40*(5), 554-570. doi: 10.1080/03055698.2014.953914.

Putwain, D. W., Pekrun, R., Rainbird, E., & Roberts, C. (2022). Cognitive-Behavioural intervention for test anxiety: Could teachers deliver the steps program and what training would they require? In L. R. V. Gonzaga, L. L. Dellazzana-Zanon, & A. M. B. Silva (Eds.), *Handbook of stress and academic anxiety: Psychological processes and interventions with students and teachers* (pp. 381-399). Cham, Switzerland: Springer International Publishing.

Putwain, D. W., & von der Embse, N. P. (2021). Cognitive-behavioral intervention for test anxiety in adolescent students: Do benefits extend to school-related wellbeing and clinical anxiety? *Anxiety Stress Coping, 34*(1), 22-36. Doi: 10.1080/10615806.2020.1800656.

Ramos, F. P., Enumo, S. R. F., & Paula, K. M. P. (2015). Teoria Motivacional do Coping: Uma proposta desenvolvimentista de análise do enfrentamento do estresse. *Estudos de Psicologia* (Campinas), *32*(2), 269–280. Doi: https://doi.org/10.1590/0103-166X2015000200011 .

Rickert, N. P., & Skinner, E. A., (2021). Parent and teacher warm involvement and student's academic engagement: The mediating role of self--system process. *British Journal of Educational Psychology, 92*(2), e12470. Doi: 10.1111/bjep.12470.

Rosen, M. L., Rodman, A. M., Kasparek, S. W., Mayes, M., Freeman, M. M., Lengua, L. J., Meltzoff, A. N., & McLaughlin, K. A. (2021). Promoting youth mental health during the COVID-19 pandemic: A longitudinal study. *PLoS ONE, 16*(8), e0255294. Doi: https://doi.org/10.1371/journal.pone.0255294 .

Ryan, R. M., & Deci, E. L. (2017). *Self-determination theory: basic psychological needs in motivation, development and wellness.* New York: The Guilford Press.

Sameroff, A. (2010). A Unified Theory of Development: A dialectic integration of nature and nurture. *Child Development, 81*(1), 6-22. Doi: 10.1111/j.1467-8624.2009.01378. x.

Santrock, J. W. (2014). Problemas na adolescência e na adultez emergente. In J. W. Santrock (Ed.), *Adolescência* (14ª ed., pp. 415-451, S. M. Rosa, Trad.). Porto Alegre: Artmed.

Schönnhofen, F. L., Neiva-Silva, L., Almeida, R. B. Vieira, M. E. C. D., & Demenech, L. M. (2020). Transtorno de ansiedade generalizada entre estudantes de cursos de pré-vestibular. *Jornal Brasileiro Psiquiatria. 69*(3), 179-186. Doi: https://doi.org/10.1590/0047-2085000000277.

Silva, A. P., Gomes, C. S., Silva, K. L., Malta, D. C., & Freitas, M. I. F. (2022). Repercussões da pandemia de COVID-19 na saúde mental, estado de ânimo e atividades escolares de adolescentes brasileiros. *REME – Revista Mineira de Enfermagem, 26*, e-1460. Doi: 10.35699/2316- 9389.2022.38632.

Silva, A. M. B., Weide, J. N., Markus, J., Vissoci, J. R. N., & Machado, W. L. (2020). *Enfrentando a pandemia da COVID-19 na adolescência.* Força Tarefa PsiCOVIDa: Conhecimento científico a favor do bem-estar. Disponível em: https://www.pucrs.br/coronavirus/wp-content/uploads/sites/270/2020/07/2020_07_23-coronavirus-estudos_e_pesquisas-cartilhas-psicovida-enfrentando_a_pandemia_da_covid-19_na_adolescencia.pdf.

Skinner, E. A. (2016). Engagement and disaffection as central to processes of motivational resilience and development. In K. R. Wentzel, & D. B. Miele (Eds.), *Handbook of motivation in school* (2nd ed., pp. 1-24). Routledge.

Skinner, E. A., Edge, K., Altman, J., & Sherwood, H. (2003). Searching for the structure of coping: A review and critique of category systems for classifying ways of coping. *Psychological Bulletin, 129*(2), 216–269. Doi: 10.1037/0033-2909.129.2.216 .

Skinner, E., Furrer, C., Marchand, G., & Kindermann, T. (2008). Engagement and disaffection in the classroom: Part of a larger motivational dynamic?.*Journal of Educational Psychology, 100*(4), 765. Doi: https://doi.org/10.1037/a0012840.

Skinner, E. A., & Pitzer, J. R. (2012). Developmental dynamics of student engagement, coping, and everyday resilience. In S. L. Christenson, A. L. Reshly, & C. Wylie (eds.), *Handbook of Research on Student Engagement* (pp. 21-44). Springer Science+Business Media.

Skinner, E. A., Pitzer, J., & Steele, J. (2013). Coping as part of motivational resilience in school: A multidimensional measure of families, allocations, and profiles of academic coping. *Educational and Psychological Measurement, 73*(5), 803–835. Doi: https://doi.org/10.1177/0013164413485241.

Skinner, E. A., & Saxton, E. A. (2019). The development of academic coping in children and youth: A comprehensive review and critique. *Developmental Review, 53*, 100870. Doi: https://doi.org/10.1016/j.dr.2019.100870.

Skinner, E. A., & Wellborn, J. G. (1994). Coping during childhood and adolescence: A motivational perspective. In D. L. Featherman, R. M. Lerner, & M. Perlmutter (Eds.), *Life-Span Development and Behavior* (v. 12, pp. 91-133). Hillsdale: Lawrence Erlbaum Associates.

Skinner, E. A., & Zimmer-Gembeck, M. J. (2016). *The development of coping: Stress, neurophysiology, social relationships, and resilience during childhood and adolescence*. Switzerland: Springer International Publishing Switzerland. Doi: https://doi.org/10.1007/978-3-319-41740-0.

Slavich, G. M., & Auerbach, R. P. (2018). Stress and its sequelae: Depression, suicide, and physical illness. In J. N. Butcher, J. Hooley, & P. C. Kendall (Eds.), *Handbook of Psychopathology* (pp.375-402). Washington, DC: American Psychological Association.

Spielberger, C. D., & Vagg, P. R. (1995). Test anxiety: A transactional process. In C. D. Spielberger, & P. R. Vagg (Eds.), *Test anxiety: Theory, assessment, and treatment* (pp. 3-14). Washington: Taylor & Francis.

Suinn, R. M. (1990). *Anxiety management training*. New York: Plenum Press.

Suinn, R. M., & Deffenbacher, J. L. (1988). Anxiety management training. *Counseling Psychologist, 16*, 31-49.

Thomas, C. L., Cassady, J. C., & Finch, W. H. (2017). Identifying severity standards on the Cognitive Test Anxiety Scale: Cut score determination using latent class and cluster analysis. *Journal of Psychoeducational Assessment, 36*(5), 492-508. doi: 10.1177/0734282916686004.

Thorpe, G. L., & Olson, S. L. (1997). *Behavior therapy: Concepts, procedures, and applications*. Massachusetts: Allyn and Bacon.

Tobias, S. (1979). Anxiety research in Educational Psychology. *Journal of Educational Psychology, 71*(5), 573-582.

Von der Embse, N., Barterian, J., & Segool, N. (2013). Test anxiety interventions for children and adolescents: A systematic review of treatment studies from 2000– 2010. *Psychology in the Schools, 50*(1), 57-71. Doi: https://doi.org/10.1002/pits.21660.

Von der Embse, N., Jester, D., Roy, D., & Post, J. (2018). Test anxiety effects, predictors, and correlates: A 30-year meta-analytic review. *Journal of Affective Disorders, 227*, 483-493. Doi: https://doi.org/10.1016/j.jad.2017.11.048.

Weide, J. N., Vicentini, E. C. C., Araujo, M. F., Machado, W. L., & Enumo, S. R. F. (2020). *Cartilha para enfrentamento do estresse em tempos de pandemia*. Porto Alegre: PUCRS/ Campinas: PUC-Campinas. Trabalho gráfico: Gustavo Farinaro Costa. Disponível em: https://www.puc-campinas.edu.br/wp-content/uploads/2020/04/cartilha-enfrentamento-do-estresse.pdf.pdf.

Winters, C., Leite, J. P. C., Pereira, B. C., Vieira, G. P., & Dellazzana-Zanon, L. L. (2018). Desenvolvimento juvenil positivo e projetos de vida: Uma revisão sistemática da literatura internacional. *Cadernos de Educação, 17*(35), 39-54. Doi: http://doi.org/10.15603/1679-8104/ce.v17n35p39-54.

Wright, J. H., Basco, M. R., & Thase, M. E. (2008). *Aprendendo a Terapia Cognitivo-Comportamental: Um guia ilustrado* (Mônica Giglio Armando, Trad.). Porto Alegre: Artmed.

Yusufov, M., Nicoloro-SantaBarbara, J., Grey, N. E., Moyer, A., & Lobel, M. (2019). Meta-analytic evaluation of stress reduction interventions for undergraduate and graduate students. *International Journal of Stress Management, 26*(2), 132–145. Doi: https://doi.org/10.1037/str0000099 .

Zeidner, M., Klingman, A., & Papko, O. (1988). Enhancing students test coping skills: Report of a psychological health education program. *Journal of Educational Psychology, 80*, 95-101.

Zhang, L., Qi, H., Wang, C., Wang, T., & Zhang, Y. (2022). How does growth mindset affect mental health of high school students during the COVID-19 epidemic? The role of grit and coping strategies. *Frontiers in Psychiatry, 13*, 969572. Doi: 10.3389/fpsyt.2022.969572.

Zimmer-Gembeck, M. J., & Skinner, E. A. (2008). Adolescent's coping with stress: Development and diversity. *The Prevention Researcher, 15*(4), 3-7.

Zimmer-Gembeck, M. J., Skinner, E. A., Modecki, K. L., Webb, H. J., Gardner, A. A., Hawes, T., & Rapee, R. M. (2018). The self-perception of flexible coping with stress: A new measure and relations with emotional adjustment. *Cogent Psychology, 5: 1537908.*Doi: https://doi.org/10.1080/23311908.2018.1537908.

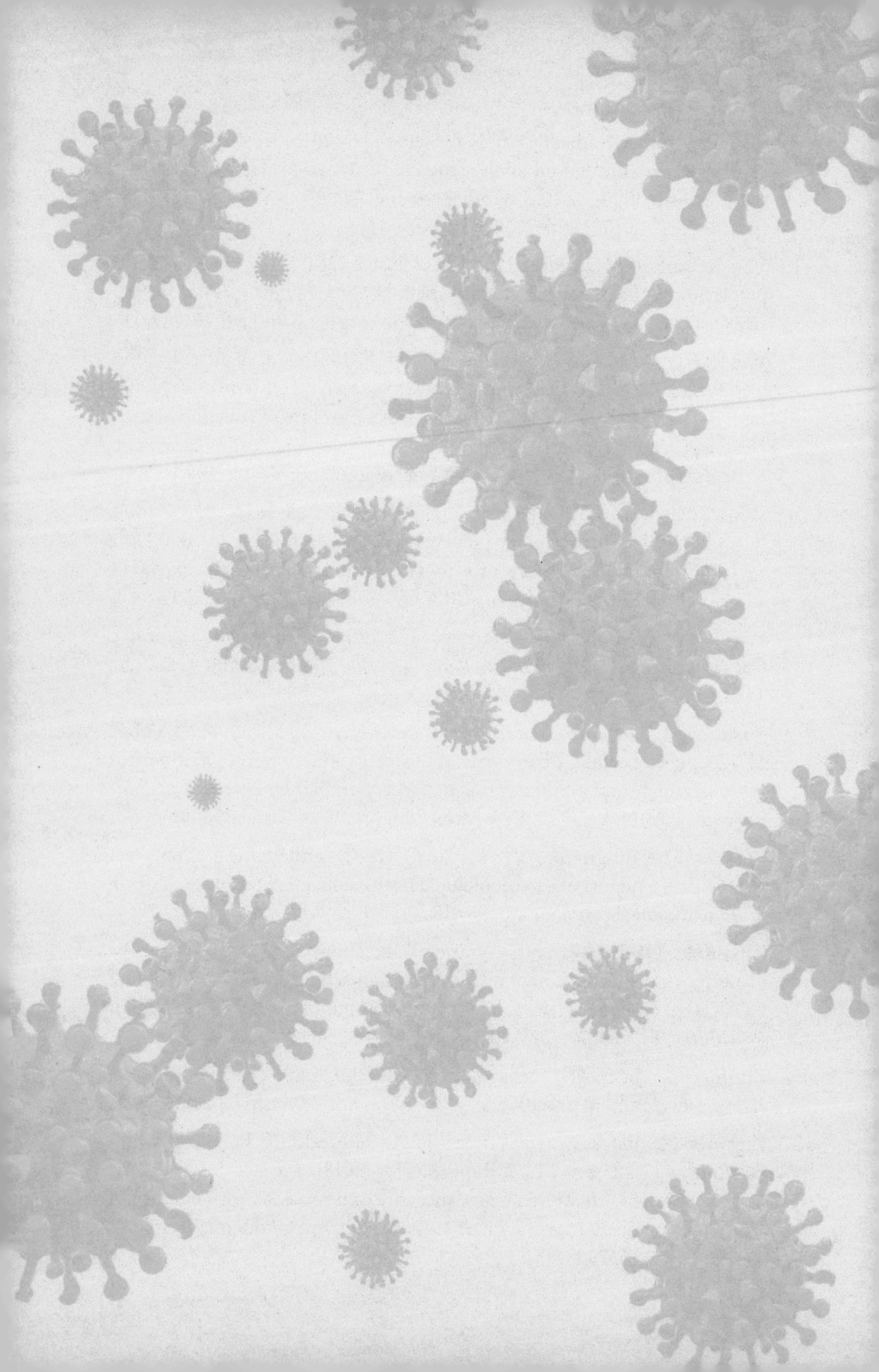

CAPÍTULO 16

# Sexualidade, Subjetividade e Currículo: O Movimento das Diferenças no Território da Escola

Cida Lopes
Cláudio Eduardo Resende Alves

## 1. Introdução

*Eu queria usar palavras de ave para escrever.*
*Onde a gente morava era um lugar*
*imensamente e sem nomeação. Ali a gente*
*brincava de brincar com palavras (...)*
*O Pai achava que a gente queria desver o mundo*
*para encontrar nas palavras novas coisas de ver.*
*Eu hoje vi um sapo com olhar de árvore.*
*Então era preciso desver o mundo para sair daquele lugar imensamente e sem lado (...)*
*A gente gostava das palavras quando elas*
*perturbavam o sentido normal das ideias.*
(Barros, 2015, p. 141)

Escrever sobre sexualidade, subjetividade e currículo requer uma escolha acertada das palavras e, de alguma forma, uma primazia na ordem das ideias. Entretanto, também não podemos esquecer da liberdade de pensar, da fluidez dos desejos, da potência dos afetos que "perturbam o sentido normal das ideias" e do ato de "brincar com as palavras" (Barros, 2015, p. 141). A partir do convite do poeta, propomos o rompimento com os preconceitos e com as normas rígidas no campo da sexualidade, vamos "desver o mundo" (Barros, 2015, p. 141). Essa astúcia poética se adequa ao propósito deste texto de enxergar e de reconhecer as diferenças entre as pessoas e conviver com o outro que pensa e age diferentemente de mim. A diferença é bem-vinda e necessária no complexo processo de aprendizagem dentro e fora da escola - "um lugar imensamente e sem nomeação", vamos juntos(as) buscar "novas coisas de ver" (Barros, 2015, p. 141).

Este capítulo também é um convite! Um convite aos(às) educadores(as) e demais profissionais da educação e de áreas afins para ampliar sua visão de mundo e para (re)pensar a representatividade da diversidade e da sexualidade nos currículos escolares, bem como os impactos dos conflitos interpessoais que produzem *stress*, ansiedade, depressão e dificuldade de aprendizagem e de convivência de crianças e de adolescentes.

Com base em diferentes autores(as) e correntes teóricas contemporâneas, são apresentados e discutidos alguns conceitos que podem ajudar a prática pedagógica com temáticas delicadas, polêmicas e importantes dos pontos de vista psicológico, emocional e comportamental. Além disso, o texto propõe uma série de atividades de intervenção metodológica na escola com a intencionalidade pedagógica de produzir conhecimento e momentos coletivos de reflexão crítica. Dessa forma, o capítulo foi concebido no sentido de colaborar com o enfrentamento às múltiplas formas de violências e de violações às quais estão submetidos crianças e adolescentes que não se enquadram no modelo hegemônico aceito e reiterado pela sociedade.

Além desta breve introdução, o capítulo está organizado em outras cinco seções, nomeadamente: 2. Subjetividade e Sexualidade: porque somos diferentes; 3. Gênero e Diversidade sexual: em busca de conceitos; 4. Currículo, Direitos Humanos e Políticas Públicas; 5. Propostas de metodologias de intervenção na escola; e 6. Considerações finais: caminhos possíveis.

## 2. Subjetividade e sexualidade: porque somos diferentes

Subjetividade e sexualidade – duas palavras que merecem atenção e investimento por parte de educadores(as). Tomando a escola como um profícuo território em que crianças e adolescentes passam boa parte de seu tempo inicial da vida, é essencial que os(as) profissionais da educação saibam lidar com conflitos, diferenças, inseguranças, desconhecimentos, afetos e desafetos.

As diferenças estão presentes entre os(as) estudantes, entre os(as) docentes e entre os inúmeros modelos de família que compõem a comunidade escolar. Famílias com pai e mãe, duas mães, dois pais, avós e avôs, tios e tias, vizinhos e vizinhas, primos e primas, irmão do primeiro casamento do pai, irmã do segundo casamento da mãe e assim por diante. Lidar com esse complexo quadro não se aprende nos cursos de licenciatura na universidade. Demanda estudo permanente, cuidado, disponibilidade e, principalmente, prática.

Se somos diferentes entre nós, por que há tantos conflitos na escola? Não existe uma resposta unívoca para essa questão retórica. Conviver com a diferença é um exercício diário e necessário nas relações humanas. Conflito não é um termo negativo, um conflito contrapõe ideias e pontos de vista, podendo se tornar uma potente estratégia educativa de debate. Pedagogicamente, um conflito não pode ser tomado como sinônimo de violência, briga ou embate, pois, a partir dele, podem ser produzidas alianças entre as diferenças. Ou seja, conflito só se torna problema quando gera confronto. A filósofa estadunidense e pesquisadora de gênero Judith Butler (2018) propõe pensar nossos corpos em alianças na perspectiva do reconhecimento das diferenças. Para ela, "a questão do reconhecimento é importante porque se dizemos acreditar que todos os sujeitos humanos merecem igual reconhecimento, presumimos que todos os sujeitos humanos são igualmente reconhecíveis" (2018, p. 42). Porém, sabemos que nem todos os sujeitos humanos são passíveis de reconhecimento da mesma forma, aqueles(as) que não se enquadram no modelo socialmente aceito – branco, heterossexual, católico, jovem, classe média – estão expostos às condições de precariedade mais do que outros(as). Nesse contexto, Butler polemiza ainda mais ao questionar, "Quais humanos contam como humanos?" (2018, p. 43).

Pensando nessas desconcertantes questões, retomemos a palavra subjetividade que nomeia esse subtópico. Por subjetividade, recorremos às propostas conceituais de Deleuze e Guattari (1995) para compreendê-la como as maneiras com as quais as pessoas se posicionam na sociedade, conforme os discursos, as práticas e as instituições, são produzidos diferentes modos de existir no mundo. Os modelos existenciais são efeitos dos registros políticos, sociais, culturais, familiares, religiosos, científicos e históricos. Ou seja, somos produzidos pelo meio em que vivemos e, ao mesmo tempo, somos produtores(as) desse meio. Um elemento fundamental para pensar esses diferentes modos de existir reside na linguagem. É por meio dela que nos expressamos, conectamo-nos com o outro e nos (re)afirmamos no mundo. Nascemos imersos(as) na cultura e, por consequência, na linguagem dada *a priori*. A partir dela, alguns modos de existência são mais valorizados do que outros, mais legitimados do que outros, portanto, operando com hierarquias no reconhecimento dos diferentes sujeitos humanos. Isso gera desigualdades sociais, sexuais, de gênero, de classe, de raça, de nacionalidade, de religião, entre muitas outras.

Na instituição escola, as desigualdades relativas à sexualidade, especificamente, podem tomar proporções preocupantes e excludentes se não houver uma intervenção educativa a tempo. Segundo Junqueira (2009), "tratamentos preconceituosos, medias discriminatórias, ofensas, constrangimentos, ameaças e agressões físicas ou verbais tem sido uma constante na vida escolar (...)" (2009, p. 17) de estudantes que não se encaixam no modelo sexual normativo imposto socialmente. Cabe ao corpo docente e aos(às) demais profissionais da educação garantir a integridade física e moral de seus(suas) estudantes. E o primeiro passo é promover o reconhecimento da diferença nos currículos e nas práticas educativas, reconhecer que todos(as) têm os mesmos direitos de cidadania e, fundamentalmente, o mesmo direito à educação.

Já o termo sexualidade, usualmente controverso e alvo de muitos tabus, não é algo natural e imutável, mas antes uma construção histórica, política e cultural que pode ser entendida como um dispositivo (Foucault, 1988). O dispositivo da sexualidade, desde o século XVIII, corresponde a um conjunto heterogêneo composto por uma estratégia de gerenciamento e controle de corpos, de subjetividades (modos de ser no mundo) e de populações. Por meio dos exercícios de poder, Foucault (1988) problematiza o regime das verdades que são construídas e reiteradas entorno de uma sexualidade legitimada. Ora, se a concepção por detrás do termo sexualidade é uma construção intencional e datada, podemos dizer, então, que não existe um conceito único, nem uma abordagem convergente. O que é normal em sexualidade? O que é anormal em sexualidade? Sexualidade e normalidade são duas palavras que não se articulam em nada, pois, quando se elege uma normalidade, são, instantaneamente, produzidas as anormalidades.

No campo da subjetividade, não há espaço para a categorização de comportamentos ditos normais em relação às manifestações da sexualidade, mesmo sendo essa uma questão constantemente posta na escola em conformidade com os anseios de famílias que querem saber se seu filho ou se sua filha é normal. Para além disso, é preciso estabelecer outras interações e outros afetos no currículo escolar. Movimentar o currículo na escola, um currículo que valorize os acontecimentos e a ação (Paraíso, 2019), sair dos lugares fixos e reguladores, desenvolver uma escuta qualificada e propor estudos coletivos no intuito de promover rupturas nas verdades prontas e universais.

Aprender consiste também em desaprender! Desaprender atitudes homofóbicas, sexistas, transfóbicas, racistas e classistas. Desaprender que toda menina é naturalmente frágil e todo menino é naturalmente forte. Desaprender que homem não chora. Desaprender que mulheres não podem ser piloto de avião ou astronauta. Desaprender que todo homem delicado e sensível é homossexual. Desaprender que todo homem é fisicamente agressivo. Desaprender que toda mulher tem habilidades manuais.

Uma boa atividade pedagógica é investigar, coletivamente com os(as) estudantes, as raízes históricas da sexualidade e de muitos mitos e crendices construídos, histórica e culturalmente acerca dos comportamentos sexuais.

**PROPOSTA INVESTIGATIVA SOBRE SEXUALIDADE**

**Introdução**: A visão da sexualidade, ao longo do tempo e da história da humanidade, ajuda-nos a entendê-la não como proposta individual, mas sim vinculada a uma relação de poder, de ordem político-econômica, cultural, social, religiosa, moral e ética, subordinando conceito e comportamento sexual do indivíduo a valores e a instituições que evoluem de forma dinâmica, a cada época, nas diferentes civilizações.

**Períodos sugeridos**: Grécia Antiga, Roma Antiga, Idade Média, Renascimento, Romantismo, Século XX e Século XXI.

**Instruções:**

- Investigar em sites, artigos e livros, como a sexualidade era concebida em alguns grandes períodos históricos da humanidade.
- Organizar a turma em pequenos grupos, cada grupo é responsável por investigar um determinado período histórico.
- Contrastar as concepções de cada período histórico, evidenciando convergências e divergências de normas de condutas sexuais.
- Pesquisar os mitos e crendices que caracterizaram cada período histórico.
- Realizar o registro escrito e visual da pesquisa.
- Apresentar para os demais grupos da sala.
- Promover um debate final.

*Adaptado do Blog: afetivosexualpbh.blogspot.com*

## 3. Gênero e diversidade sexual: em busca de conceitos

Nasceu! É menina ou menino? Essa questão é determinante na construção do sujeito mulher e do sujeito homem na sociedade. A partir da resposta, são criadas as expectativas e os sonhos para a filha ou para o filho – se for menina, será uma princesa, linda e educada, cuidadosa com o outro, brincará de boneca para treinamento da maternidade, saberá se vestir, maquiar e cuidar da pele e do cabelo, sempre cheirosa, será professora, médica dermatologista ou psicóloga; se for menino – será valente, destemido, saberá se virar sozinho, brincará de carrinho, jogará futebol como ninguém, não levará desaforo para casa, subirá em árvores sem medo, inteligente, será médico ou engenheiro, será um homem de sucesso.

Considerando tais estereótipos do que venha a ser uma menina-mulher e um menino-homem legitimados socialmente, podemos vislumbrar os papéis sociais de gênero como construções culturais, históricas, estéticas e políticas (Louro, 2000). Ser feminina ou ser masculino não é tão simples como parece, envolve concepções anteriores ao próprio nascimento. Comportamentos e estéticas determinam os ditos e os interditos para as meninas e para os meninos. Além da linguagem, como já foi dito, quando nascemos, estamos mergulhados em regras e normas de conduta. Se, por acaso, não nos enquadrarmos nessas normas, teremos problemas nas relações sociais, sofreremos *bullying* na escola, teremos dificuldade de inserção no mercado de trabalho, além dos problemas de aceitação familiar, amorosa e pessoal.

O uso de filmes, vídeos e curta-metragem em sala de aula pode contribuir para introduzir temáticas complexas de forma lúdica junto aos(às) estudantes. Para tanto, é importante envolver o grupo discente nas tomadas de decisão, estabelecendo coletivamente o roteiro de atividades: escolha da temática, seleção do filme, equipe técnica para projeção, responsáveis pela organização e debate, controladores do tempo e encarregados dos registros. Cinema e educação são duas áreas que, quando bem articuladas, produzem potentes momentos de reflexão e aprendizagem.

SUGESTÕES DE FILME

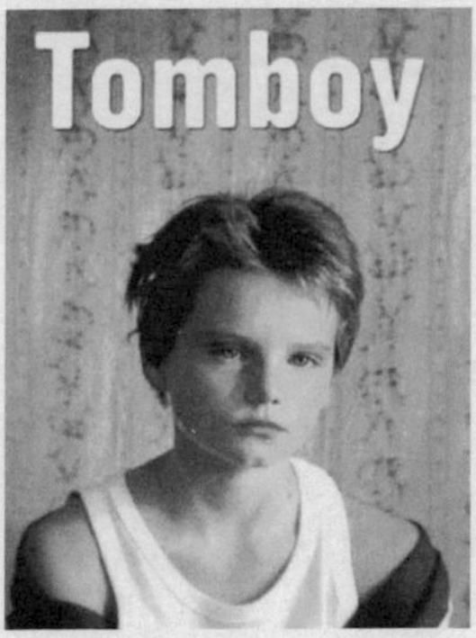


**Título**: TOMBOY

**Duração**: 1 hora e 22 minutos

**Ano:** 2012

**Atores**: Zoé Héran, Jeanne Disson e Malonn Lévana

**Direção**: Céline Sciamma

**Pais:** França

**Idade recomendável:** Acima de 12 anos

SINOPSE: Laure é uma garota de dez anos, que vive com seu pai, sua mãe e sua irmã caçula em um novo bairro. Um dia, Laure, que tem cabelos curtos e gosta de vestir roupas masculinas, resolve sair de casa para conhecer a vizinhança e encontra Lisa, que a confunde com um menino. Laure assume uma nova identidade, Mickaël. A partir daí, confusões e descobertas surgem no caminho de Laurie.

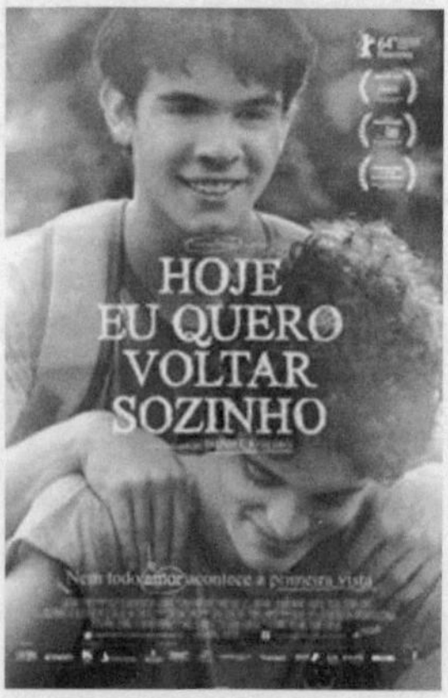


**Título**: HOJE EU QUERO VOLTAR SOZINHO

**Duração**: 1 hora e 36 minutos

**Ano:** 2014

**Atores**: Guilherme Lobo, Fábio Audi e Tess Amorim

**Direção**: Daniel Ribeiro

**País:** Brasil

**Idade recomendável:** Acima de 12 anos

**SINOPSE**: Leonardo, um adolescente cego, tenta lidar com a mãe superprotetora ao mesmo tempo em que busca sua independência. Quando Gabriel chega na cidade, novos sentimentos começam a surgir em Leonardo, fazendo com que ele descubra mais sobre si mesmo e sua sexualidade.

Mas, afinal, o que é gênero? Gênero é uma palavra polissêmica que possui diferentes concepções de acordo com a corrente teórica e com os autores escolhidos. Gênero diz respeito aos modos de ser e estar no mundo. Se existem diferentes formas de ser no mundo, existem diferentes expressões de gênero.

Segundo a feminista Joan Scott, gênero é um elemento constitutivo das relações sociais, baseado nas diferenças percebidas entre os sexos, sendo gênero uma forma primeira de significar as relações de poder (Scott, 1989). Esse conceito enfatiza o seu aspecto relacional, ou seja, constituímo-nos homens e mulheres e construímos nossa identidade nas relações sociais, afetivas, familiares e comunitárias que estabelecemos. A autora qualifica tais relações como relações de poder que, quando assimétricas e desiguais, geram submissão, discriminação e violência. Quando elegemos um modo de ser homem e de ser mulher como único, certo e normal, todos os outros que não seguem o padrão estabelecido serão considerados desviantes, errados e patológicos. E essas pessoas serão excluídas ou levadas a se submeter e a se adaptar ao modo hegemônico. A promoção da equidade de gênero, ao contrário disso, buscará considerar e incluir as diferenças, não só as diferenças entre homens e mulheres, mas também as diferenças das mulheres entre si e dos homens entre si, assim como as diferenças étnicas, sociais, religiosas e culturais. Afinal, mulheres e homens são múltiplos (Alves & Souza, 2017).

Para Butler (2003), gênero é discursivamente construído, ou seja, ele emerge no discurso, na linguagem. Não existe uma essência naturalmente feminina ou masculina. Aprende-se a ser mulher e a ser homem na sociedade, na mídia, na família, nas redes sociais e, também, na escola.

Para além de gênero, é importante trabalhar os conceitos de sexo e orientação sexual. Sexo por ser lido como uma categoria articulada aos fatores biológicos, anatômicos, fisiológicos e metabólicos. As genitálias vagina (mulher) e pênis (homem) operam binariamente como determinantes legais no corpo, entretanto, não se pode desconsiderar as pessoas intersexuais, anteriormente chamadas de hermafroditas, ou seja, que apresentam uma dubiedade genital. Existem mais de 40 síndromes diferentes (genética, fisiológica e anatômica) que produzem corpos intersexuais e que não são mais considerados patologias como no passado (Machado, 2008). Dessa forma, primeiro, não se pode afirmar que existem apenas dois sexos, e, segundo, a categoria sexo não é tão estável quanto se pensa (Butler, 2003). Para o antropólogo francês Le Breton (2003), em um mundo cada vez mais tecnológico, nossos corpos podem ser considerados como "corpos rascunho" (Le Breton,

2003, p. 45|), pois estão em constante alteração em função da idade, da alimentação, do desejo e de sexualidade.

Orientação sexual diz respeito ao desejo e à atração que sentimos por outras pessoas e outros corpos, sendo a **homossexualidade** (atração por pessoas do mesmo sexo), **heterossexualidade** (atração por pessoas do sexo oposto), **bissexualidade** (atração por pessoas de ambos os sexos) e a **assexualidade** (não sente atração pelo sexo – e não se constitui uma patologia ou disfunção). O termo orientação sexual se refere à orientação do desejo sexual, esse desejo está orientado em direção a quem? Homens, mulheres ou ambos? Em contraposição, ainda é comum se deparar, erroneamente, com o termo pejorativo opção sexual. Se fosse uma simples opção, eu poderia optar hoje em ser heterossexual, optar amanhã em ser bissexual e assim por diante.

Apesar dos inúmeros estudos e pesquisas acadêmicas nos campos da Psicologia, Medicina, Antropologia, Neurociência e Educação, não existe uma ontologia homossexual, ou seja, não existe uma explicação essencialista da razão de algumas pessoas serem gays ou lésbicas e outras não. Mais do que procurar uma possível causa, que subsidiaria a falaciosa "cura gay" (interditada pelo Conselho Federal de Psicologia por meio da Resolução CFP 01/99), é importante lidar com essas diferenças entre pessoas como algo tão humano e tão legítimo como outras formas de expressão sexual como a heterossexualidade.

No território da sexualidade e do gênero, a nomeação de sujeitos e corpos equivale a um forte elemento classificador e desencadeador de desigualdades. Há uma necessidade no senso comum de enquadrar comportamentos, muitas vezes estereotipados, do que é um "verdadeiro" homossexual ou, mais polêmico ainda, do que é uma "verdadeira" transexual. Nomear é definir distância entre mim e o outro, é afirmar na negação o que sou ou o que não sou. E por que queremos nomear tudo e todos(as)? Qual é o problema em não se preocupar com rótulos ou nomenclaturas? Ficar fora da norma, dita hegemônica, gera incômodo e desconforto para aquele(a) que pensa estar inserido(a) na mesma norma.

No âmbito da nomeação, pessoas transexuais e travestis sofrem muita pressão para serem categorizadas e, portanto, (re)colocadas na norma social de gênero. Mas qual é a norma social de gênero? Para Jacqueline Gomes de Jesus (2014), pesquisadora acadêmica trans, dois conceitos são importantes de serem apresentados:

<table>
<tr><th>CISGÊNERO</th><th>TRANSGÊNERO</th></tr>
<tr><td>Pessoa que apresenta uma concordância entre o sexo atribuído ao nascimento e sua expressão de gênero.<br><br>Pessoa com uma vagina (sexo feminino) que se identifica como mulher. Ou, pessoa com um pênis (sexo masculino) que se identifica como homem.</td><td>Pessoa que apresenta uma discordância entre o sexo atribuído ao nascimento e sua expressão de gênero.<br><br>Pessoa com uma vagina que não se identifica como mulher, sendo usualmente nomeada de homem trans.<br><br>Pessoa com um pênis que não se identifica como homem, sendo usualmente nomeada de mulher trans ou travesti.</td></tr>
<tr><td colspan="2">Observação: É importante destacar que tanto cisgênero quanto transgênero são expressões de gênero e não de orientação sexual. Uma mulher trans, por exemplo, pode ser heterossexual, homossexual ou bissexual de acordo com seu desejo sexual.</td></tr>
</table>

A diferença entre as terminologias travesti, homem trans, mulher trans e pessoa trans não binária (aquela pessoa trans que não se identifica nem como homem nem como mulher) reside apenas na autodeclaração do sujeito. Como ele ou ela se apresenta à sociedade? Como ele ou ela se comporta em relação às normas sociais de gênero? A realização ou não de uma cirurgia de redesignação sexual não determina nada, o que importa é como ele ou ela se diz ser. Houve um tempo em que, nos manuais médicos e psicológicos, a cirurgia era determinante na definição do sujeito trans, porém, após os estudos pós-estruturalistas nos campos da Psicologia, Ciências Sociais e Antropologia, o que conta é a autonomeação do sujeito. A exemplo do que acontece com o pertencimento étnico-racial que também é derivado da autodeclaração do sujeito.

A partir da tríade – gênero, sexo e orientação sexual –, inúmeras possibilidades podem ser construídas, experimentadas e trocadas. A sexualidade é fluida, está sempre em movimento, produzindo diferentes modos de ser e estar na vida. Não existe um modo mais certo que outro e todos têm os mesmos direitos. Portanto, como conceber um modelo de currículo que comporte tais movimentos da sexualidade e da subjetividade?

## 4. Currículo, Direitos Humanos e Políticas Públicas

Os espaços escolares devem ser espaços de formação de pessoas que enfrentem todas as formas de discriminação, mas é preciso que os(as) estudantes sejam capazes de identificar as discriminações em suas especificidades, uma vez que, naturalizadas, elas passam despercebidas. Se as diferenças entre homens e mulheres são tratadas como "desigualdades naturais", justificadas com expressões do tipo "sempre foi assim", eles(elas) não perceberão a violação de direitos, o cerceamento da liberdade e, por exemplo, a desqualificação das mulheres. Segundo o Atlas da Violência, no Brasil, uma mulher é assassinada a cada duas horas (Brasil, 2018), além de ser o país que mais assassina a população LGBT[1] no mundo (TGEU, 2019).

A escola consiste em um vasto universo para o trabalho cotidiano de superação de preconceitos e de discriminações. Práticas de enfrentamento à discriminação de gênero e de sexualidade, por exemplo, não podem ser atos excepcionais no cotidiano escolar, devem ser um trabalho diário (Moreira, 2015). Os preconceitos costumam vir em conjunto, assim pessoas machistas também podem ser racistas e homofóbicas. Torna-se cada vez necessária uma educação para as relações de gênero (Alves & Souza, 2017). Para tanto, é fundamental conceber um currículo que seja aberto à diferença, que permita diferentes expressões de existência no mundo.

Segundo Paraíso (2010),

> (...) um currículo é diferença por natureza; é pura diferença; é diferença em si. Afinal, é um território de multiplicidades de todos os tipos, de disseminação de saberes diversos, de encontros "variados", de composições "caóticas", de disseminações "perigosas", de contágios "incontroláveis", de acontecimentos

[1] Não existe um consenso teórico e do movimento social quanto ao uso da sigla, pois existem inúmeras versões. Neste texto, optamos pela sigla LGBT - Lésbicas, gays, bissexuais, travestis e transexuais.

> "insuspeitados". Um currículo (...) é território de proliferação de sentidos e multiplicação de significados. Apesar de todos os poderes que fazem o controle, demarcam as áreas e opinam sobre como evitar a desorganização em um currículo e que demandam sua formatação, tudo vaza e escapa (Paraíso, 2010, p. 588).

O que vaza no currículo da escola? Aquilo que não está enquadrado e normatizado. Meninos na educação infantil que queiram brincar de boneca – vaza! Meninas que recusam o rótulo de meigas, delicadas e sensíveis – vaza! Estudantes travestis e transexuais que queiram utilizar o nome social na lista de chamada – vaza! Professoras que encarem a profissão docente como um trabalho e não como uma vocação ou missão – vaza! E o que fazer com esses vazamentos do currículo? Discutir, tornar visível a demanda, problematizar a realidade, denunciar, inconformar com uma norma que desconsidere as diferenças. Esse é o papel da escola e das políticas públicas, promover uma ampliação de consciência sobre o mundo, incentivar diferentes leituras de mundo (Freire, 1998), respeitar e, principalmente, reconhecer que existem modos de vida diversos, todos com os mesmos direitos de cidadania.

Currículo é muito mais do que o ordenamento de conteúdos programáticos, níveis de aprendizagem, avaliações regulares, intervalos rígidos de tempo e disciplinarização dos corpos (Paraíso, 2010). Ele diz das pessoas e das relações interpessoais, das descobertas, dos conflitos, das emoções, das dúvidas e, por que não, dos prazeres. Podemos dizer que a lógica do currículo é masculina ou feminina? Segundo Paraíso e Caldeira (2018), as mulheres ocupam um lugar de silêncio nos currículos, apesar do magistério e da prática docente serem predominantemente femininos. Segundo as autoras "(...) inferiorizações, colonizações, domesticações, apagamentos, silenciamentos, dicotomizações de gênero e sexualidade são práticas comuns nos currículos" (Paraíso & Caldeira, 2018, p. 17). A prática docente crítica e reflexiva (Perrenoud, 2000) em constante (re)avaliação pode ser uma saída para visibilizar o invisível nos currículos.

O princípio da igualdade, como previsto na Constituição Brasileira de 1988 em seu artigo 5º, afirma que homens e mulheres são iguais em direitos e obrigações, é a importante máxima do "direito de ter direitos". Cidadania e direitos humanos são temáticas fundamentais nesse debate. A igualdade de acesso à educação de qualidade abrange um conjunto de elementos indivisíveis: um bom ensino, respeito às identidades culturais, boas condições de trabalho, respeito às pessoas – estudantes, educadores, familiares – entre outros. Além da Constituição, outros marcos legais nacionais e internacionais podem ser acionados para subsidiar discussões sobre direitos humanos, cidadania e diversidade na sala de aula.

### ALGUNS MARCOS LEGAIS SOBRE DIVERSIDADE E SEXUALIDADE

- Parâmetros Curriculares Nacionais – Caderno dos temas Transversais (1997)
- Plano Nacional de Direitos Humanos (2002)
- Programa Brasil sem Homofobia (2004)
- Plano Nacional de Políticas para as Mulheres (2004)
- Lei Maria da Penha – Lei 11.340/06 (2006)
- Lei do Feminicídio – Lei 13.105/15 (2015)
- Plano Municipal de Equidade de Gênero – Prefeitura de Belo Horizonte (2019)
- Princípios Internacionais de *Yogyarkarta:* princípios sobre a aplicação da legislação internacional de direitos humanos em relação à orientação sexual e à identidade de gênero (2006) - do qual o Brasil é signatário

***OBS:** Todos os documentos estão disponíveis na íntegra na versão digital na internet.*

No caso de estudantes transexuais e travestis, qual é o papel da escola e das políticas públicas no acolhimento e na lida diária com a diversidade? Do ponto de vista legal, no Brasil, existem inúmeras normativas (municipais, estaduais e federais) de garantia do uso do nome social por estudantes transexuais e travestis nas escolas. Nome social é aquele nome escolhido pelo próprio sujeito transexual e travesti em conformidade com sua expressão de gênero (Alves, 2017).

Além do nome social, desde 2018, existe o Provimento CNJ nº 73 do Conselho Nacional de Justiça que dispõe sobre a retificação do nome e do sexo de pessoas transexuais e travestis maiores de 18 anos nos cartórios em território brasileiro. Vale destacar que, em ambos os aparatos legais, basta a autodeclaração do sujeito, sendo desnecessário qualquer laudo ou atestado médico/psicológico de comprovação de uma "verdadeira" transexualidade ou uma "verdadeira" travestilidade.

Como desdobramento do uso do nome social em ambientes escolares, outro aspecto torna-se relevante, o polêmico uso dos banheiros generificados. Qual banheiro uma mulher trans deve usar? Qual banheiro um homem trans deve usar? Em um mundo ideal, tais pessoas deveriam utilizar os banheiros que se sentissem à vontade conforme a expressão de gênero. Entretanto, sabemos que a diferença incomoda e amedronta, pois coloca em xeque certezas sobre gênero e sexualidade (Alves, 2017). No intuito de garantir a integridade física de pessoas transexuais e travestis e o direito delas de utilizar um banheiro para necessidades biológicas, é fundamental procurar alternativas. Não existe uma legislação brasileira sobre o uso de banheiros, apenas bom senso, ética e reconhecimento da cidadania.

Uma prática alternativa recorrente nas escolas tem sido o uso do banheiro individual de acessibilidade por estudantes transexuais e travestis, pois esse banheiro não é exclusivo de pessoas com dificuldade de locomoção, ele é prioritário. Ou seja, se não houver um(a) cadeirante ou uma pessoa com outro tipo de deficiência locomotora, qualquer pessoa pode usá-lo. Sem configurar nenhuma reiteração discriminatória! Não é a solução ideal, mas é uma solução viável e transitória para evitar os altos índices de evasão escolar de estudantes transexuais e travestis no Brasil.

Em um currículo escolar padronizado e estático, não cabem discussões desse porte, por isso, é preciso cada vez mais relativizar concepções curriculares herméticas. Um currículo em ação comporta esses movimentos da subjetividade e da sexualidade.

## 5. Propostas de metodologias de intervenção na escola

A vivência de oficina implica em um esforço pedagógico pessoal e coletivo, associado à abordagem da dimensão afetiva e emocional, de modo a permitir a desconstrução de preconceitos e tabus e a reconstrução social de valores historicamente construídos (Renna, 2006). O grupo participante vivencia, por algum tempo, a possibilidade real de experimentação de novos padrões sociais e de relativização das identidades. Essa intencionalidade pedagógica característica da oficina se constitui em uma forma de intervenção psicossocial no ambiente escolar.

Nas oficinas pedagógicas, a articulação entre técnicas e estratégias com uma postura pedagógica crítica e transformadora viabiliza a dinâmica de grupo, oferecendo condições para a construção de uma consciência de grupo. Esse sentimento de pertença a um grupo é necessário na revisão de valores e atitudes culturais e sociais até então introjetados e aceitos sem discussão. A docência é um exercício educativo, orientado para a transformação, por meio de uma relação dialógica e participativa. O diálogo é o sinal que deve marcar a produção do conhecimento na escola. As oficinas pedagógicas se ocupam tanto da formação continuada docente quanto da construção criativa e coletiva do conhecimento junto aos discentes. A coparticipação no processo cinético das oficinas pedagógicas ocorre por meio da socialização da palavra, vivência de situações concretas, análise de fatos, leitura e discussão de textos (Figueredo et al, 2006).

OFICINA PEDAGÓGICA

**A produção do estranhamento no território escolar**

**1. Introdução:** Quando estamos muito familiarizados com determinados espaços, passamos por eles sem reparar nos detalhes: olhamos, mas não vemos. Na sua escola, há lugares ocupados, prioritariamente, por meninas ou por meninos? Quais são? Como as meninas e os meninos descobrem esses lugares? O que acontece quando os meninos ficam no lugar das meninas e as meninas no lugar dos meninos?

**2. Público-alvo**: Estudantes de todas as idades.

**3. Orientações**: Realizar um passeio no interior da escola, levando os estudantes a circular e a registrar as observações em texto e imagem. Observar os espaços, a organização física, os cartazes afixados, os objetos de decoração, os espaços de circulação, as placas e a interação entre homens e mulheres.

**4. Material**: Papel, lápis, câmera fotográfica ou celular.

**5. Debate:** O que vimos? Há mensagens dirigidas às meninas? Há mensagens dirigidas aos meninos? Como é feita a distribuição dos alunos e das alunas na sala de aula? Quais são os espaços de lazer e como são utilizados? Como a biblioteca é utilizada? Quais são os livros mais procurados pelos meninos e pelas meninas? Como a quadra de esportes é utilizada por meninos e meninas? E os espaços de convivência? E a cantina? E os banheiros? Discutir a percepção que os alunos e as alunas têm da escola, o que valorizam na apresentação dos espaços escolares, como indicam a circulação de meninos e meninas. Há espaços privilegiados para meninos ou meninas? Por quê? Que valores e interesses a escola desperta em alunos e alunas especificamente?

Adaptado do Caderno das *Diretrizes para Educação para as Relações de Gênero da Secretaria Municipal de Educação de Belo Horizonte* (Moreira, 2015)

A literatura também pode ser outro grande aliado pedagógico na discussão da diversidade e da sexualidade nos espaços escolares. Por meio da leitura e da interpretação de contos, narrativas, poemas entre outros, o debate sobre as subjetividades torna-se mais potente, deslocando os lugares normalizantes da certeza e da verdade sobre corpos e sujeitos.

## SUGESTÕES DE LEITURA

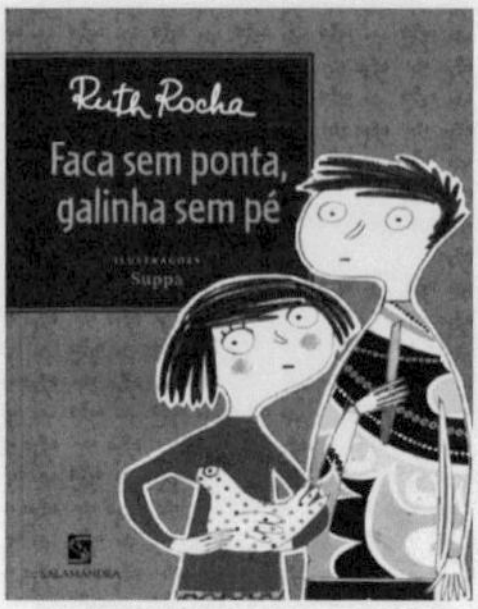


**Faca sem ponta, galinha sem pé – Ruth Rocha**

Considerado "Altamente Recomendável para a Criança" pela Fundação Nacional do Livro Infantil e Juvenil, esta obra de Ruth Rocha ensina e diverte os leitores com a história de dois irmãos que viviam brigando até trocarem de papéis. Joana e Pedro se adoravam, mas sempre discutiam sobre as coisas que meninos e meninas podem ou não fazer. Por que menina não pode jogar bola? Por que menino não pode ser vaidoso? Um dia, depois de muitas brigas, algo muito estranho aconteceu: eles mudaram totalmente! Viraram "Pêdra" e "Joano" e passaram por muitas confusões até entender e respeitar as vontades um do outro.

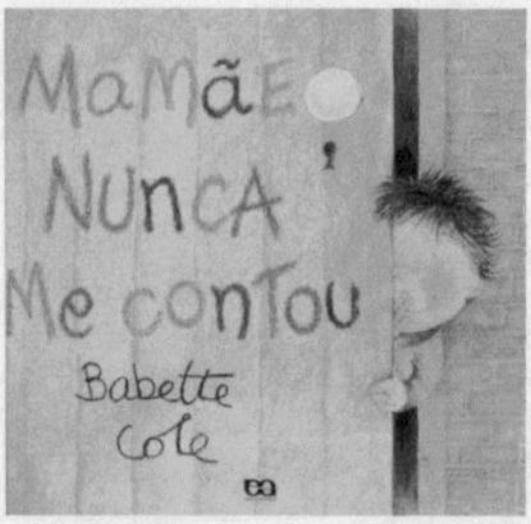


**Mamãe nunca me contou - Babette Cole**

Como as crianças aprendem o que os adultos não sabem ensinar? Com bom humor, ilustrações divertidas e atraentes, esta obra aborda algumas curiosidades sobre o corpo, a sexualidade e a vida bem próprias das crianças pequenas, tais como: por que mamãe vive tão ocupada e sem tempo, por que ela e papai se trancam no quarto deles, como o umbigo foi parar na barriga, por que alguns adultos têm cabelos na orelha, as diferenças entre meninos e meninas, entre outras.

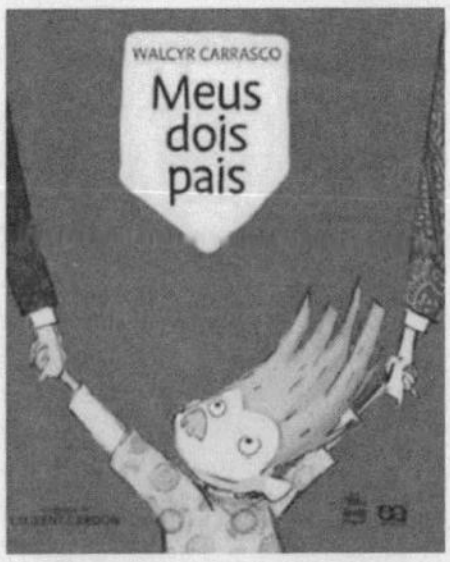


**Meus dois pais - Walcyr Carrasco**

No livro Meus Dois Pais, é trabalhado o conceito de homoafetividade de uma maneira simples, objetiva e bastante agradável. Direcionado ao público infantil, o livro narra a história de Naldo que tem que lidar com a separação de seu pai da sua mãe, uma situação em que várias crianças passam. Como alguns de seus colegas da escola também eram filhos ou filhas de famílias separadas, Naldo não sofreu trauma, nem foi afetado por brincadeiras em relação a isso. Porém, na nova casa, ele fica conhecendo o companheiro do pai e uma série de sentimentos são deflagrados a partir desse encontro.

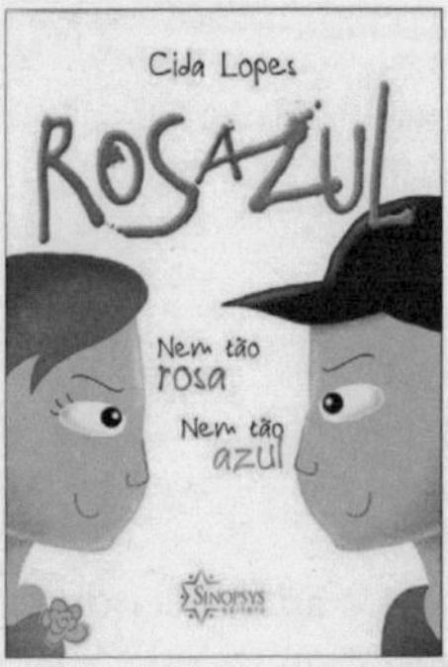


**ROSAZUL - Cida Lopes**

Neste livro, a educação "rosa e azul", ainda tão presente em nossas casas, é questionada. As particularidades do mundo dos meninos versus o mundo das meninas são apresentadas inicialmente sem possibilidade de mudanças, mas, no decorrer da história, percebemos o quanto ganhamos pelo simples fato de levantarmos questões sobre sentimentos e emoções, descobrindo que há muito mais

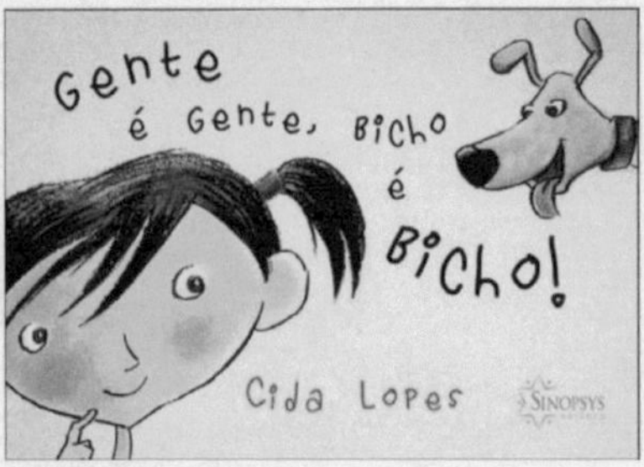


**Gente é gente, bicho é bicho – Cida Lopes**

Este livro introduz o conceito de sexualidade. Conta a história de Júlia, uma menina que queria ser bicho. O que acontece com ela? Como sua mãe lidou com essa situação? Quais sentimentos e emoções vividos pela menina? Nesta encantadora história, você descobrirá o porquê de gente ser gente e bicho ser bicho.

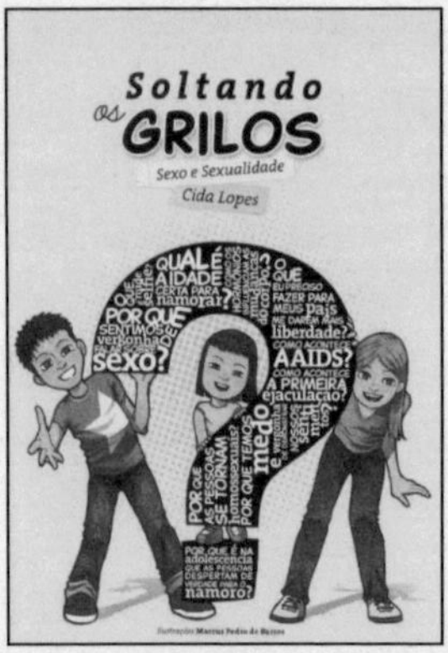


**Soltando os grilos - Cida Lopes**

O livro é fruto de inúmeras perguntas de crianças e adolescentes a partir deste tema, pois, como sabemos, os tempos mudaram e as perguntas deles em relação ao sexo também.

Soltando os Grilos está direcionado, especialmente, para criança e pré-adolescente entre 9 e 12 anos. O diferencial desta obra é abordar, principalmente, os temas mais complexos sobre sexualidade, de forma verdadeira, afetiva e adequada e, também, oferecer fundamentos para que pais, profissionais e educadores possam lidar com mais segurança diante desse assunto.

Sendo a escola, por natureza, um espaço sociocultural (Dayrrel, 1996), torna-se fundamental resgatar o papel dos sujeitos na trama social que a constitui como instituição, em um constante processo de apropriação das normas, práticas e saberes sociais e culturais, garantindo, assim, espaços para resistências, transgressões e acordos individuais/coletivos que permeiam a subjetividade humana no currículo.

Outra proposta de intervenção sobre a temática da sexualidade é a análise de estudos de caso. Essa técnica, muito usada nas pesquisas acadêmicas de educação e de saúde, consiste na reflexão coletiva a partir de um determinado evento ou fenômeno (real ou fictício) e nas variáveis que o influenciam. Antes de utilizar essa estratégia metodológica é preciso ter um cuidado ético na escrita do caso, de forma a garantir o anonimato dos sujeitos envolvidos na narrativa. O estudo de caso pode ser usado tanto em atividades com estudantes quanto nas formações com professores(as). Promover o debate e a aprendizagem a partir de um exemplo facilita a visualização de problemas e, também, de soluções.

**ESTUDO DE CASO**

Era uma manhã quente de setembro na Escola Infantil "Pingo de Ouro", a professora Tânia havia levado seus(suas) estudantes de 4 e 5 anos para a sala de fantasias, pois era dia da aula de "faz de conta". Todos(as) adoravam essa aula, pois brincavam, corriam, gritavam e se divertiam fantasiando. A escola era responsável pela compra das fantasias – princesas, super-heróis, animais e personagens de histórias infantis não podiam faltar.

Sempre no início da aula era aquele avanço das crianças para cada uma pegar a fantasia que queria, muitas vezes precisava da intervenção da professora para acalmar pequenas disputas. Sempre havia uma ajudante da professora na sala para ajudar na mediação das crianças, mas, justamente nesse dia, ela faltou. Portanto, Tânia estava sozinha com a turma de 26 crianças. Passados alguns minutos do início da aula, a professora observa Pedrinho correndo e pulando pela sala com uma grande asa de borboleta colorida e brilhante nas costas. Ela teve um calafrio instantâneo e pensou:

*Por que razão esse menino escolheu uma asa de borboleta? Ele sempre foi meio "estranho" na sala de aula, preferindo ficar com as meninas na hora de brincar. Será que ele quer ser menina? Nossa! O que vou fazer? A família dele vai me matar, a mãe é muito brava e já discutiu comigo uma vez.*

Passado o período de pânico, ela resolveu chamar a coordenadora da escola para conversar e ajudar a pensar no que fazer. Enquanto isso, Pedrinho se divertia com seus(suas) colegas de sala. Interessante apontar que nenhuma criança comentou o fato dele, um menino, estar com uma asa de borboleta. Quando a coordenadora Valéria chegou na sala, a professora estava pálida e com uma cara estranha. Valéria perguntou o que estava acontecendo, e Tânia logo desabafou, contando tudo. A primeira pergunta da coordenadora foi:

*Você já perguntou para o Pedrinho por que ele escolheu a asa de borboleta?*

Sem uma resposta imediata, a professora disse que não. Valéria logo disse para lhe perguntar, e, assim, Tânia foi fazer. Aproximou-se do menino e perguntou a razão da escolha da fantasia de asa de borboleta. Ele olhou para ela com uma cara de incógnita e simplesmente respondeu:

*É ... eu queria voar e como a capa do Super-Homem e do Thor estavam com o Rafael e com o Matheus, eu peguei a asa de borboleta ... asa também não voa professora!?*

**Orientações para análise do estudo de caso:**

Após a leitura coletiva do caso, proponha um debate a partir de algumas questões norteadoras:

- Por que a professora Tânia ficou em pânico? Quais eram seus medos?
- Por que Pedrinho escolheu a fantasia da asa da borboleta?
- A partir do relato, qual é a questão de fundo do caso?
- Adultos e crianças pensam diferentemente? Como?
- Existem fantasias "certas" para meninas e para meninos? Quem define isso?
- Fantasiar de borboleta é exclusivo para meninas? Existem apenas borboletas fêmeas?

- Asa colorida não é necessariamente feminina, pois, no mundo animal, muitos machos são mais vistosos e coloridos do que as fêmeas. Você sabe algum exemplo disso?
- Quais outras fantasias, sem marcação de gênero, a escola pode comprar para evitar situações constrangedoras?

O universo das artes plásticas consiste em um valioso recurso pedagógico para lidar com as feminilidades e as masculinidades a partir da representação do corpo humano. Como o corpo tem sido representado ao longo da história da arte? Escultura, pintura, desenho, gravura, instalação e colagem apresentam inúmeras especificidades técnicas de representação e criação de arte. Uma boa forma de explorar tais representações é trabalhar com obras de artistas renomados(as) do Brasil e de outros países.

Algumas questões podem contribuir no direcionamento do olhar crítico e reflexivo para o campo das artes em interface com as relações de gênero: Qual corpo nu, masculino ou feminino, é mais representado nas pinturas e esculturas? Usualmente nos museus, existem mais obras de artistas homens ou de artistas mulheres? Qual artista é mais bem remunerado, um artista homem ou uma artista mulher? Qual obra tem maior valor de mercado, uma obra de um homem ou de uma mulher?

A REPRESENTAÇÃO DO CORPO NA ARTE

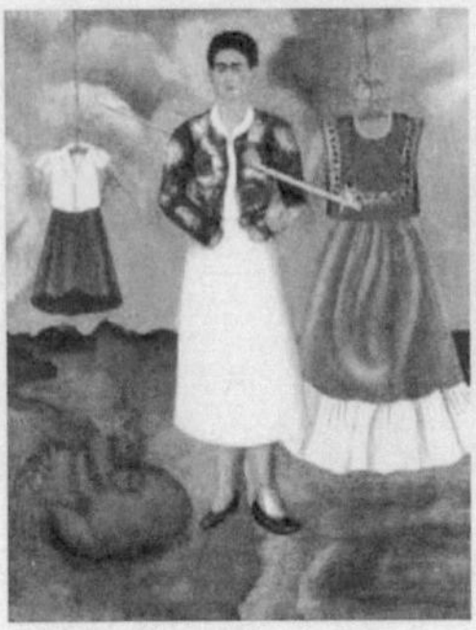

FIGURA 1

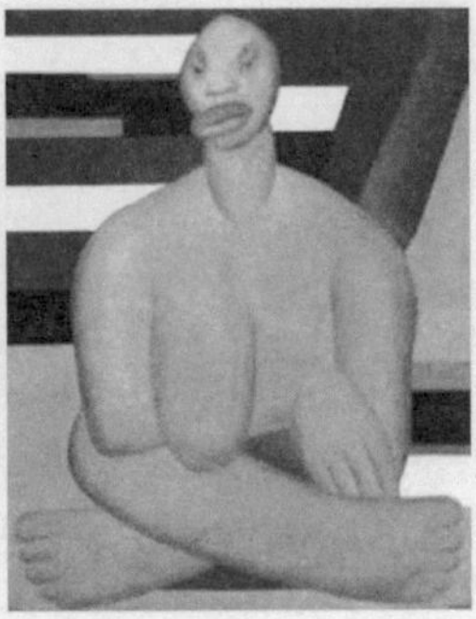

FIGURA 2

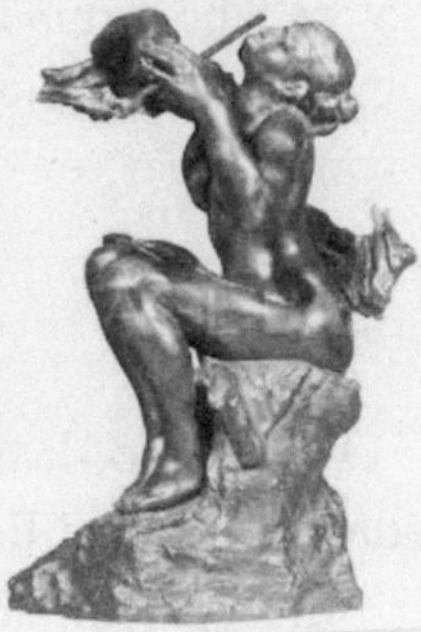

FIGURA 3

**FIGURA 1**: Memória (o coração) – Frida Kahlo – México – 1937

**FIGURA 2**: Negra – Tarsila do Amaral – Brasil – 1923

**FIGURA 3**: A tocadora de flauta – Camille Claudel – França – 1900/1905

As imagens acima correspondem a importantes obras de renomadas mulheres artistas da história da humanidade. Propostas de reflexão a partir da observação das imagens:

- Investigue, em pequenos grupos, a biografia de cada uma dessas mulheres artistas.
- Existem pontos de convergência e divergência nas biografias pesquisadas?
- Como o corpo da mulher está representado em cada obra?
- O corpo da mulher é mais sexualizado do que o corpo do homem? Por quê?
- Quais elementos das obras se referem exclusivamente ao universo feminino? Por quê?
- Se as artistas fossem representar um corpo masculino, o que mudaria? A pose? As roupas? As cores? Por quê?

## Falar de sexo: Por que, o que, como e quando?

Na visão da maioria das crianças, a temática sexualidade faz parte da vida como qualquer outro tema, pelo menos até ela aprender que, normalmente, o assunto é tratado pelo adulto como "proibido ou errado". Por isso, geralmente, evitamos tocar nesse assunto, principalmente com as crianças, não por displicência, mas por não sabermos, como, quando e o que transmitir.

A criança, por sua vez, sente-se traída, porque sabe que os adultos têm o conhecimento, mas não entende, porque negam a ela tais informações. O maior ganho em termos um diálogo aberto sobre sexualidade é o fortalecimento do vínculo com as pessoas que são significativas em nossas vidas. Portanto, uma pergunta de uma criança em relação ao sexo é sempre uma demonstração de confiança.

Acredito que educação sexual não é método contraceptivo ou somente uma forma de evitar infecções sexualmente transmissíveis para adolescentes. A educação sexual tem como principal objetivo formar a criança para que ela vivencie a própria sexualidade com responsabilidade e prazer.

Enfim, porque devemos falar abertamente com a criança:

- Porque educação sexual é educação preventiva e pode, portanto, evitar tantas inseguranças, ansiedade, sofrimentos desnecessários e, até mesmo, a possibilidade de desenvolvimento de disfunções sexuais psicogênicas futuras, baseadas em conceitos errôneos.
- Porque a omissão também é uma forma de educação. Ou seja, falando ou não falando, a criança irá construir o próprio conceito de sexualidade, mas provavelmente não faremos parte dessa construção.
- Finalmente, porque o importante não é a preocupação com resposta mais correta, mas a relação de confiança que garantirá o verdadeiro vínculo.

## O que e quanto?

O que falar, qual o limite?

Reafirmando o que já foi citado anteriormente neste capítulo e, também, frequentemente encontrado na literatura: espere a demanda da criança.

Qual seria o risco dessa atitude? E se a demanda não vier, esse assunto nunca irá ser tratado?

Toda essa reserva continua camuflando que esse tema exige cuidado. Isso porque não temos essa mesma postura quando pensamos em falar sobre férias, aniversário ou qualquer outra situação.

Tratar o tema de forma natural é valorizar a espontaneidade nata da criança, além de desenvolver seu autoconhecimento e o sentimento de confiança na sua capacidade afetiva.

## Como falar?

Assumindo os nossos limites. Devido à educação sexual negativa que quase sempre predominou a nossa vida, não podemos exigir que sejamos "resolvidos" sexualmente. Temos nossos medos e inseguranças. Porém, não podemos desqualificar a dúvida da criança em relação a nossa dificuldade. Não é a pergunta da criança que está errada, somos nós que temos bloqueios.

Não existem receitas mágicas, mas algumas sugestões podem nos orientar para que tenhamos atitudes mais adequadas perante a criança.

Explore a pergunta da criança com tom de voz que demonstre acolhida e interesse:

- O que você já sabe sobre isso?
- O que você pensa a respeito do que está me perguntando?
- Com quem você já conversou sobre isso?

Lembre-se! Nós não temos capacidade para perguntar sobre algo que nunca havíamos escutado. Se a criança pergunta, ela já escutou alguma coisa a respeito. Normalmente, a criança já tem as respostas das próprias perguntas. Muitas vezes, ela deseja é confirmar o que já ouviu ou saber se pode confiar no adulto. Mesmo quando não sabemos a resposta, não precisamos inventar histórias ou privar a criança da resposta por acharmos que é muito nova para receber a informação.

Com o advento da internet, é ilusão ou chega ser ingenuidade acharmos que a criança vai ficar com uma pergunta sem resposta até o nosso consentimento para tal. É comum a criança ter curiosidade por uma pergunta básica e, por falta de resposta, procurar na internet e ter acesso a informações que realmente não faziam parte do seu universo. É tranquilizador tanto para a criança quanto para o adulto saberem que podem conversar sobre sexo, sem medo, sem se preocupar com o julgamento do outro, desarmado.

### Quando falar!

Sempre!

É certo que enquanto nós adultos alimentarmos esse conceito negativo, deturpado e limitado de sexo como sinônimo de reprodução, nenhuma pergunta vinda da criança que aborde esse tema será adequada. Em contrapartida, quando construirmos um conceito adequado e positivo em relação à sexualidade, toda pergunta da criança, independentemente da idade, será adequada.

Falar sobre sexualidade de forma natural, valorizando a sua importância não somente para reprodução, mas como expressão de interação entre as pessoas, é um objetivo a ser conquistado ao longo prazo, por isso mesmo torna-se prioritário e urgente. O único caminho não só de preservar a vida, mas de contribuir de forma efetiva para sua excelência.

## 6. Conclusão

Retomando o início deste capítulo, o escritor Manoel de Barros nos fez um convite para "desver o mundo" e "encontrar novas coisas de ver" (Barros, 2015, p. 141). Imbuídos desse direcionamento poético, procuramos (re)pensar sexualidade e subjetividade nos currículos escolares. Para tanto, torna-se necessário um sentimento permanente de estranhamento para não ser capturado(a) e domesticado(a) na rotina escolar. Urge uma abertura para a diferença, para outros modos de existência e para outras humanidades possíveis. O *stress* cotidiano nos aprisiona na repetição de movimentos autônomos, assim é preciso escapar, vazar mesmo (Paraíso, 2010) das armadilhas de um convívio social marcadamente homogeneizante e refratário à diversidade de corpos e sujeitos.

Nesse trajeto, foram sinalizados alguns caminhos no currículo escolar como o uso de filmes, dinâmicas, literatura e artes plásticas. Educação e arte correspondem a um binômio profícuo e multifacetado no trabalho pedagógico com as complexas e polêmicas temáticas de gênero, sexualidade e diversidade sexual. Um currículo acolhedor das diferenças é um currículo que:

> (...) opera com o movimento e com o acontecimento, em vez de focar o feito e os fatos. É priorizar os processos de ensinar e do aprender, em vez dos resultados. O aprender é o encontro com a diferença (...) é buscar estratégias para desgenerificar, desaprender, subverter performances de gênero (Paraíso, 2019, p. 195-197).

Não existe manual! Não existe fórmula! Pode-se dizer que existem experimentações, vivências, acertos e erros, mas sempre com afeto e com cuidado ético. Evitar as generalizações e as naturalizações quando se aborda as diversas formas de ser mulher e de ser homem na sociedade é um ótimo começo. O sujeito dito universal será sempre um sujeito fictício e inatingível. Lidar com a multiplicidade de opiniões, algumas mais ruidosas do que outras, não é uma tarefa fácil. Entretanto, não podemos perder de vista nosso compromisso profissional de garantir o reconhecimento das diferenças e, como tal, o direito a uma educação inclusiva, cidadã e de qualidade para meninas e meninos, mulheres e homens, independentemente da orientação sexual e da expressão de gênero.

Este capítulo não se encerra aqui, ele continua nas reflexões individuais, nas atividades em sala de aula, nas pesquisas acadêmicas, nos debates acalorados, nas leituras, nos mergulhos na internet, nos filmes, nas visitas a museus e na constante busca por uma vida digna e não precarizada para todos(as).

## Referências

Alves, C. E. R., & Souza, M. M. (Org.) (2017). *Educação para as Relações de Gênero*: eventos de letramento na escola. Curitiba: CRV.

Alves, C. E. R (2017). *Nome sui generis: o nome social como dispositivo de identificação de gênero*. Belo Horizonte: PUC Minas Editora.

Barros, M. de. (2015). *Meu quintal é maior do que o mundo* – Antologia. Rio de Janeiro: Objetiva.

Brasil. (2018) *Atlas da violência*. Instituto de Pesquisa Econômica Aplicada – IPEA e Fórum Brasileiro de Segurança Pública. Disponível em: http://

www.ipea.gov.br/portal/index.phpoption=com_content&view=article&id=33410&Itemid=432. Acessado em 24 de fevereiro de 2020.

Butler, J. (2003). *Problemas de gênero: feminismo e subversão da identidade.* Rio de Janeiro: Civilização Brasileira.

Butler, J. (2018). *Corpos em aliança e a política das ruas: notas para uma teoria performativa de assembleia.* Rio de Janeiro: Civilização Brasileira.

Dayrell, J. (org.). (1996) *Múltiplos olhares sobre educação e cultura.* Belo Horizonte: Ed. UFMG.

Deleuze, G., & Guattari, F (1995). *Mil Platôs.* São Paulo: Editora 34.

Figueiredo, M. do A. C de, Nóbrega, G. P. da, Pontes, S. C, Silva, V. F. da, Praxedes, M. E., & Vieira, F. das C. F. (2006). *Sujeitos Sociais em movimento:* oficinas pedagógicas de cultura popular com crianças e adolescentes. Congresso Brasileiro de Extensão Universitária, João Pessoa, UFPB.

Freire, P. (1998). *Pedagogia do oprimido.* Rio de Janeiro: Paz e Terra.

Foucault, M. (1988). *A história da sexualidade*: a vontade do saber. Rio de Janeiro: Graal, 1988.

Jesus, J. G. de. (2014). *Transfeminismo*: *teorias e práticas.* Rio de Janeiro: Metanoia.

Junqueira, R. D. (2009). *Diversidade sexual na educação: problematizações sobre a homofobia nas escolas.* Ministério da Educação. Secretaria de Educação Continuada, Alfabetização e Diversidade. Brasília: UNESCO.

Le Breton, D. (2003). *Adeus ao corpo: antropologia e sociedade.* Campinas. Editora Papirus.

Lopes C. (2017). *Soltando os grilos.* Belo Horizonte: Editora Cida Lopes.

Louro, G. L. (2000). *O corpo educado: pedagogias da sexualidade.* Belo Horizonte: Autêntica

Machado, P. S. (2008). Intersexualidade e o "Consenso de Chicago" as vicissitudes da nomenclatura e suas implicações regulatórias. *Revista Brasileira de Ciências Sociais,* 23(.68).

Moreira, M. I. C. (2015). *Diretrizes da educação para as relações de gênero na rede municipal de educação de Belo Horizonte.* Secretaria Municipal de Educação de Belo Horizonte.

Paraíso, M. A. (2010). Diferença no currículo. *Cadernos de Pesquisa*, v.40, n.140, p. 587-604, maio/ago,

Paraíso, M. A., & Caldeira, M.C.S. (2018). *Pesquisas sobre currículos, gêneros e sexualidade.* Belo Horizonte: Mazza Edições.

Paraíso, M. A. (2019). *Uma vida de professora que forma professores/as e trabalha para o alargamento do possível no currículo.* Curitiba: Brazil Publishing.

Perrenoud, P. (2000). *10 novas competências para ensinar.* Porto Alegre: Artmed.

Renna, L. C. C. B. (2006). *Sexualidade e adolescência: as oficinas como prática pedagógica.* Belo Horizonte: Autêntica

Scott, J. (1989). Genêro: Uma Categoria Útil para Análise Histórica. *Educação e Realidade,* 16(2), 5-22.

Tgeu. (2016). *Transgender Europe. TDoR – Press Release.* Disponível em https://tgeu.org/tdor-2016-press-release/ Acesso em 27 de fevereiro de 2020.

CAPÍTULO 17

# Proposta de Prevenção ao *Stress* na Escola

Valquiria Aparecida Cintra Tricoli

## Introdução

O presente capítulo objetiva apresentar propostas de prevenção do *stress* na escola para o cuidado com os professores, alunos e os demais profissionais envolvidos no âmbito escolar nesse processo de retorno às atividades educacionais na pós-pandemia de Covid -19, considerando as mudanças que ocorreram durante o período pandêmico.

Várias mudanças vieram para ficar e as escolas precisarão estar preparadas para essa nova fase, considerando o momento atual, evitando cobranças para as quais os (as) discentes e docentes não se encontram preparados para corresponder, pois podem se transformar em fontes geradoras de *stress*.

Segundo Lima e Sousa (2010):

> As situações de pandemia costumam trazer grandes estresses e desgastes psicológicos, uma vez que as alterações biológicas provocadas pela doença podem alterar a estrutura e comportamento do indivíduo, estendendo-se aos familiares, sobretudo, aos que mantém contato direto e à sociedade de forma geral, que tem sua rotina transformada bruscamente. As crises vivenciadas nos mais diversos setores da sociedade, interagem entre si de maneira complexa, despertando na população um grande temor, resultando em estresses e tensões. (p. 07)

## A escola

O espaço da escola sempre foi muito importante não só para aprendizagem de aspectos acadêmicos como também sociais, considerando que muitas crianças possuem somente esse espaço para interagir com os pares.

Na fase de pandemia, houve o confinamento domiciliar, como forma de contenção da pandemia, foi um momento em que o mundo praticamente parou e, desse modo, milhões de alunos ficaram sem aulas.

Segundo dados da UNESCO (2020), escolas e universidades de 188 países pararam suas atividades no início de Março/2020, atingindo 1.576.021.818 alunos, o que gerou aumento durante a progressão da pandemia. Esse processo levou à necessidade de uma adaptação imediata, o ensino passou a ser on-line, utilizando diferentes plataformas e formas de continuar o processo acadêmico e, em alguns casos, o envio de material impresso aos discentes. Em algumas instituições, os pais foram orientados, principalmente no caso de crianças menores, pertencentes a creches e pré-escolas (Undime et al, 2020, Villas Bôas & Unbehaum, 2020).

Há de se considerar que nem todos (as) os (as) alunos (as) tiveram acesso ao ensino on-line, considerando diversas questões, principalmente o acesso às plataformas, gerado por diversos aspectos, pois o Brasil é um país muito extenso e com muitas desigualdades entre as regiões.

Esses aspectos geraram questões como a evasão escolar e dificuldades acadêmicas, sendo assim, as instituições educacionais precisarão ter um olhar atento, a fim de suprir os déficits gerados, principalmente se considerando as características e limitações da população que é atendida. Há muitas questões relativas aos infantes que frequentavam creches, a pré-escola e os em fase de alfabetização, pois a de se considerar a falta de metodologias e a distância consolidadas para esses níveis educacionais, pois há limites para o uso de telas (Gatti, 2020). Outros aspectos a serem considerados são as crianças de redes públicas que também não tiveram os mesmos acessos e a população que demanda atenção especial, como portadores de Transtorno de Déficit de Atenção e Hiperatividade, de Transtorno do Espectro Autista etc.

O retorno às escolas foi muito importante, considerando-se que aspectos da sociabilidade e condições de aprendizagem de crianças e jovens precisam ser priorizadas. Segundo Gatti (2020), considerando-se o aspecto social e psicológico, a escola representa para os alunos não somente um local para aprendizagem acadêmica, mas para socialização e, até mesmo, para definição de identidade. A escola é o local que favorece às crianças o convívio com a cidadania, além do ambiente familiar.

O isolamento foi uma situação que gerou privação em vários aspectos, principalmente o de convívio social. Haverá a necessidade de acolher os alunos, educadores, pais e funcionários, desse modo, é fundamental o preparo para os gestores, educadores e funcionários, a fim de receber os alunos, considerando-se a situação vivenciada por todos, inclusive, a perda de familiares e pessoas importantes causadas pela doença.

Para Gatti (2020), o retorno ao convívio social entre os escolares gera ambivalência, pois há o desejo, mas, ao mesmo tempo, desencadeia um certo grau de medo e insegurança. Desse modo, há a necessidade de preparo psicológico para os envolvidos, propiciando abertura para conversas e trocas de como se sentiram com as exigências durante a pandemia e as expectativas para o retorno presencial. Sendo assim, os educadores necessitam de estímulo para o engajamento nesse processo de retorno às condições de aprendizagem.

A escola deve considerar as lacunas no processo de ensino e aprendizagem e procurar dar subsídios para supri-las, o trabalho com o professor se faz necessário para receber os alunos e os pais.

A rede de ensino precisará focar no que realmente é importante de modo a garantir um desenvolvimento cognitivo flexível, sendo necessário rever aspectos relacionados à didática, estimulando maneiras de construir uma mediação cognitiva mais ativa e participativa (Gatti, 2020). Faz-se importante verificar o que foi realmente oferecido pela escola e pelos professores durante o período de isolamento, considerando-se o que foi absorvido pelos alunos, de modo a compreender as lacunas que precisarão ser supridas, evitando que as dificuldades acadêmicas se agravem entre os alunos (as) do ensino fundamental e médio. Há a necessidade de diálogos abertos com os diferentes grupos de discentes, avaliações qualitativas e provas diagnósticas, que se não foram realizadas, ainda, está em tempo. Além desse cuidado, inicialmente, os alunos precisam de acolhimento. A partir dessa conduta e considerando-se o currículo, é que se pode escolher de modo mais adequado os temas e as intervenções necessárias em cada área de conhecimento, para cada nível escolar, levando em consideração as alterações para o atual ensino médio. A escola não pode se preocupar somente com o avanço das informações, mas considerar os aspectos básicos, a fim de que os hiatos causados pelo ensino a distância possam ser supridos. Desse modo, faz-se necessário uma visão ampla e criteriosa por parte da escola e empenho de todos, a fim de suprir as dificuldades acarretadas, pois fazer *vista grossa* para esse problema somente dificultará o processo de ensino-aprendizagem, pois ficarão lacunas que serão carregadas ao longo do processo educacional.

Um aspecto fundamental que precisará ser considerado pelas escolas é que a mudança ocorreu, e o mais efetivo será a integração, no trabalho pedagógico, no que se refere ao que as diferentes mídias podem oferecer à educação, utilizando uma mediação motivadora dos docentes, promovendo nova distribuição de tempo para a aprendizagem, fazendo uso de "dinâmicas didáticas em que os alunos sejam protagonistas ativos" (Gatti, 2020, pp. 09). O objetivo segundo Gatti (2020) é:

> criar condições coletivas para construir e assumir novas formas de pensar e agir no que se refere às funções e ao trabalho escolar, com novas atitudes e perspectivas, possibilitando com isso recriar os espaços e tempos escolares, quebrar com a "hora-aula", criar alternativas para aprendizagem em coparticipação, e construir dinâmicas curriculares com o essencial dos conhecimentos importantes para a sociedade contemporânea ponderadas, por uma visão de futuro. O papel dos gestores e professores precisará se configurar em outros contornos e sua formação repensada. (p.09)

O ensino pré-escolar também precisará de um olhar atento, pois as crianças pequenas tiveram muitas experiências em família que trarão para a escola, considerando, inclusive, vivências difíceis como maus-tratos e violência doméstica, sendo assim, os professores precisarão ter abertura para perceber, acolher e, até mesmo, realizar os encaminhamentos necessários.

Como pode ser verificado, a escola terá um papel essencial na prevenção do *stress* se tiver um olhar além do simples conteúdo.

## Professores e funcionários escolares

Há necessidade de uma atenção especial para esse grupo, considerando-se que principalmente os docentes precisaram se adaptar rapidamente para a educação por meio das mídias, sem preparo prévio, utilizando a criatividade e, até mesmo, o improviso, além do domínio do conteúdo e da didática. O fechamento das escolas exigiu que os educadores trabalhassem no sentido de se reinventar como professores perante o distanciamento social e o sistema educacional, precisando reorganizar a proposta pedagógica e a forma de ensino (Lima & Sousa, 2021).

Com o retorno às aulas presenciais, haverá necessidade do acolhimento aos alunos (as), que voltam ávidos para o convívio com os colegas, levando em consideração alguns problemas já diagnosticados e outros novos que surgirão nesse processo de readaptação, pois houve uma mudança significativa nesse processo ensino-aprendizagem, o que acarretou a mudança comportamental dos discentes. O conteúdo programático é importante, mas a compreensão e o acolhimento nesse momento tornar-se-ão fundamental.

Os professores precisarão receber o acolhimento por parte da escola, com rodas de conversa, trocas de experiências, pois muitos docentes sofreram o impacto devido a esse momento. Desse modo, a presença de um psicólogo escolar se fará necessária nesse processo de retorno ao ensino presencial.

Os funcionários também necessitarão de um olhar atento da gestão escolar, pois demandarão de preparo para receberem os alunos e fazerem esse acolhimento.

A equipe de educadores necessitará de orientações de como controlar seu *stress*, pois, se não forem cuidados, interferirão diretamente nos alunos, tornando-se fontes geradoras de *stress*.

## Pais

Os pais e os responsáveis precisam receber uma atenção especial, pois, durante a pandemia, assumiram também o papel de professores, pois, com as aulas on-line, tiveram que acompanhar os (as) filhos (as) ao longo dessa jornada, acumulando papéis, o que gerou, para muitos, mais uma fonte de *stress*, somada às inseguranças causadas pela pandemia. Com a volta às aulas, novas questões e preocupações emergiram (adaptação da criança, as exigências escolares, o convívio com os colegas etc.). Desse modo, os contatos coletivos ou individuais remotos ou presenciais, por parte dos gestores escolar, fazem-se necessários, a fim de favorecer as trocas de informações e a compreensão de todas as alterações que foram necessárias devido ao período vivenciado. Será importante, ainda, estabelecer laços de confiança e o entendimento sobre o novo momento que deverá ser considerado no processo escolar, com a mudança de valores que ocorreram (Gatti, 2020). O suporte a essa população se faz de extrema importância.

Segundo Reis (2007), é preciso o diálogo entre escola, pais e filhos, pois a escola não conseguirá educar sozinha, desse modo, a responsabilidade da família em relação à escola não cessará. Considerando ainda a comunicação entre a escola, Paro (2007, apud Lima & Sousa, 2021)) aponta que: "o diálogo é um fator importante na relação família/escola".

## Crianças e adolescentes

As crianças e os adolescentes foram totalmente atingidos por esse momento de pandemia e pós-pandemia, pois precisaram se adaptar a vários contextos. Como ouvi de um paciente de 14 anos: - "pensei que seriam férias de uma semana, depois de um mês, e achei legal. Mas quando vi, foram meses sem poder ir à escola, sair de casa e ver os amigos. Quando voltei tudo estava diferente e não me sentia preparado para retornar...".

O isolamento social, a necessidade de adaptação às aulas on-line, a perda do contato com os amigos, não poder ir a festas, viajar, praticar esportes, encontrar com a família, o medo da perda de familiares, a morte de pessoas próximas e entes queridos, o medo de contaminar alguém, a volta ao convívio social, o retorno às aulas presenciais, as provas etc., tornaram-se fontes de *stress*.

Segundo uma pesquisa do Datafolha realizada com pais e responsáveis (Setembro de 2022), 34% dos estudantes apresentaram dificuldade para controlar as emoções desde que voltaram para as aulas presenciais, 24% estão se sentido sobrecarregados, 18% estão tristes e deprimidos e 40% estão recebendo algum tipo de apoio psicológico. Dois de cada três estudantes do 5º ao 9º ano do Ensino Fundamental e 3º ano do ensino médio da rede estadual de São Paulo relataram sintomas de depressão e ansiedade ao retornarem para o formato presencial. Sobre o ensino apresentado em sala de aula após a pandemia: 18,8% disseram estar esgotados e sob pressão; 18,1% têm perdido o sono devido às preocupações e 13,6% relataram a perda da confiança em si.

Outra pesquisa realizada pelo Instituto SEMESP (Sindicato das Mantenedoras do Ensino Superior do estado de São Paulo), com 2.900 alunos de todo Brasil, apontou que 91,1% dos estudantes do ensino superior particular e 94,2% dos alunos das instituições públicas relataram problemas de saúde mental durante a pandemia e dificuldades para se concentrar nas aulas remotas.

Durante a pandemia, os (as) alunos (as) precisaram exercer um papel mais ativo na construção de seu conhecimento, para o qual muitos (as) não estavam preparados (as), o que gerou mais uma fonte de *stress*.

Outro aspecto relevante é a questão da falta de motivação entre os estudantes que já existia antes da pandemia e agora após a pandemia agravou-se, sendo assim é um desafio para o professor engajar os alunos, promovendo uma "humanização no ambiente escolar e a facilitação do desenvolvimento da autonomia do aluno, despertando-o no sentido de autodeterminar-se" (Lima & Sousa, 2021, pp. 16).

Convém ressaltar que, além das fontes de *stress* peculiares do processo de desenvolvimento (convívio com os pares, relacionamentos afetivos, mudança do corpo, aumento de exigências e cobranças, dentre outras), a pandemia e a pós-pandemia trouxeram novos estressores para as crianças e adolescentes (isolamento social, interrupção das aulas, perdas de entes queridos, aulas on-line, volta às aulas, retorno ao convívio social etc.).

## A importância da volta às aulas

O retorno às aulas presenciais foi fundamental para as crianças e para os adolescentes, pois o convívio com os pares, o estar no local de ensino, considerando-se as regras e as exigências, fazem-se importantes para o desenvolvimento saudável.

Muito se perdeu com o isolamento no que se refere ao aspecto acadêmico, social, cognitivo e afetivo que precisará ser recuperado ao longo dos próximos anos. As crianças e os adolescentes com dificuldades no processo de socialização e de aprendizagem tiveram perdas ainda mais significativas.

A escola ocupa um espaço muito significativo no dia a dia da população infantojuvenil, e esse convívio representa parte fundamental para o desenvolvimento, considerando-se que os grandes movimentos ocorrem nesse espaço, o que passou a acontecer por meio da internet com as aulas, os jogos e mesmo para o "bate papo". O que pode ser observado pela presente autora na clínica, foi que os jovens e as crianças que pertenciam a grupos, tinham amigos e bom desempenho acadêmico conseguiram enfrentar a pandemia e a volta às aulas com menos sintomas negativos de *stress*, o que foi sensivelmente sentido pelo grupo que já apresentava limitações nessas áreas.

O retorno às escolas trouxe momentos de insegurança e medo, pois foi a retomada de questões como estar na sala de aula, provas e lições, ocorrendo presencialmente, o que se perdeu ao longo da pandemia, com todo processo ocorrendo de modo virtual.

Cabe ressaltar que o distanciamento social foi desafiador no que tange ao envolvimento com a aprendizagem virtual, incluindo as questões dos acessos às tecnologias, até mesmo, o espaço físico para a realização das aulas e tarefas escolares. Considerando-se os discentes com necessidades especiais todo esse processo foi ainda mais complexo. Desse modo, um olhar mais atento se faz necessário a esse grupo, com intervenções, inclusive, interdisciplinares.

De um modo geral, a escola precisa estar atenta, com uma visão maior do que o simples cumprimento do plano de ensino, buscando medidas preventivas, a fim de minimizar os efeitos negativos do *stress*.

## Medidas preventivas

Como pode ser verificado, há muitas situações que podem desencadear o *stress* na escola. No entanto, vários recursos podem ser utilizados pela gestão das escolas, professores, pais e próprios estudantes que poderão auxiliar no controle e na prevenção do *stress*. Diversos estudos apontam medidas que podem ser utilizadas. Como podemos verificar a seguir:

### *Sugestão para a equipe gestora da escola*

- A equipe gestora precisa cuidar do seu *stress* e ter profissionais com quem possa contar.
- A mesma abordagem não serve.
  Os estudantes, na mesma sala de aula terão níveis diferentes de habilidades e resiliência, não havendo uma resposta emocional única ou constante no enfrentamento da pandemia. Sendo assim, estratégias e abordagens específicas deverão ser pensadas junto a cada criança/adolescente/família, buscando formas lúdicas de aproximação e de demonstração dos sentimentos. (Saúde Mental na Escola em Tempos de Pandemia, Março, 2021, pp. 06)
- A equipe é mais ampla que a comunidade escolar - "a escola está inserida em um território onde existem outros serviços e equipamentos" (Saúde Mental na Escola em Tempos de Pandemia, Março, 2021, pp. 06).
- Não ignore sinais - esteja atento às alterações comportamentais dos alunos e da equipe escolar (professores e funcionários).
- Talvez o aprendizado acadêmico precise esperar - abrir espaço para a reflexão do que foi e do que está sendo vivenciado pelos estudantes e pelos professores, pois o *stress* dificulta a concentração, aumenta a agitação ou a apatia, considerando que as mudanças ao longo da pandemia foram muito significativas.
- Apoiar os (as) alunos (as) que apresentam mais obstáculos para acompanhar o processo de construção do conhecimento – planejar ações específicas para esses grupos.
- Ter acolhimento – entender o que aconteceu no período da pandemia e pós-pandemia com os alunos e com os professores.
- Permitir um espaço para conversar sobre as mudanças – rodas de conversa mediada pelo psicólogo escolar ou pelo

coordenador, propiciando espaços para a escuta e a troca de experiências entre os alunos, considerando os aspectos desenvolvimentistas.

- Oferecer trabalhos coletivos de formação humana – a fim de estimular a socialização.
- Oferecer espaço de reflexão aos pais – palestras, rodas de conversas presenciais ou on-line.
- Proporcionar formação de multiplicadores jovens para poder trabalhar com os pares as mudanças que todo esse momento pandêmico desencadeou.
- Oferecer espaço para escuta das dificuldades em termos pedagógicos e de readaptação ao convívio escolar.
- Cuidar da permanência dos alunos nas escolas – há necessidade de cuidados com o abandono escolar.
- Focar na evasão escolar – verificar o motivo da evasão escolar, planejar ações de busca, tanto dos alunos que saíram da escola, quanto cuidar dos que poderão abandonar a instituição escolar.
- Promover aulas colaborativas – propiciar uma educação em que os alunos participem mais.
- Manter a educação híbrida – salas para retiradas de dúvidas e exercícios on-line.

## Sugestões para os professores

- Cuidar de seu próprio *stress* – o (a) professor (a) precisa olhar para si, identificar as fontes geradoras do stress e se for necessário buscar um profissional para ajudá-lo (a).
- Desligar-se do trabalho – há necessidade de ter um tempo para si próprio (a), principalmente aos finais de semana.
- Buscar uma rede de apoio – há necessidade de ter pessoas para dividir e compartilhar o seu momento.
- Valorizar o diálogo – todos (as) estão passando por um momento difícil, sendo assim, o diálogo se torna fundamental.

- Fornecer instruções claras e precisas – quanto mais claras forem as informações, maiores são as chances de êxito entre os (as) alunos (as).
- Evitar sobrecarregar os (as) alunos (as) com tarefas: elas podem tornar-se aversivas, principalmente nesse momento pós-pandêmico.
- Estimular um hábito de sucesso entre os (as) alunos (as) com mais dificuldades - apresentar questões mais simples, para que consigam responder ou reduzir a quantidade de tarefas para esse grupo.
- Incentivar a colaboração entre os (as) alunos (as) – com esse momento de pandemia e o isolamento social, as habilidades sociais precisam ser estimuladas.
- Dar oportunidade de participação a todos (as) – demonstrar confiança e estimular as habilidades.
- Não receber o comportamento do (a) aluno (a) como ataque - nesse momento, a sensibilidade está aumentada e há várias questões que estão acontecendo, inclusive, a volta às aulas pode gerar comportamentos inadequados que não se relacionam diretamente ao (a) docente.
- Incentivar o trabalho em grupo – estimular e favorecer as trocas e a colaboração para a conquista de um objetivo final.
- Procurar ser justo – na dúvida, não tomar uma decisão favorável a um aluno em detrimento de outro.
- Comemorar o sucesso – alguns estudantes estão inseguros, ao estimular o sucesso, haverá uma melhora gradativa na segurança e autoestima.
- Deixar a classe atrativa – principalmente para crianças menores, o (a) professor (a) precisa deixar a sala bem-organizada, pois promove um efeito mental positivo sobre os (as) alunos (as).
- Demonstrar sinceridade – o (a) professor (a) dizer à criança e ao adolescente como se sente, pois ele (a) será capaz de compreendê-lo (a).

- Manter o equilíbrio em sala – quando a sala estiver agitada, promover um breve exercício de relaxamento.
- Elogiar as crianças/adolescentes – o elogio é sempre gratificante e serve como estímulo.

## Sugestões para os pais

- Cuidar do seu próprio *stress* – pais estressados são fontes estressoras para os (as) filhos (as).
- Manter contato com a escola – estabelecer contato sempre que tiver alguma dúvida ou observar algo em seu (sua) filho (a).
- Apoiar – as crianças e adolescentes precisam se sentirem apoiados.
- Observar – estar com olhar atento para as mudanças comportamentais e verbalizações dos (as) filhos (as).
- Elogiar – o reconhecimento pelos feitos é muito importante.
- Estimular a independência e autonomia – as crianças e adolescentes precisam realizar atividades da vida diária, inclusive, terem pequenas tarefas.
- Dar atenção - parar alguns momentos, para um momento de troca com os (as) filhos (as).
- Demonstrar afeto – o afeto pode ser demonstrado de diferentes formas, que não sejam com objetos comprados.
- Evitar brigas próximo aos (as) filhos (as) – as brigas são fontes de *stress*.
- Dialogar – conversar sobre qualquer assunto de modo claro e objetivo, incluindo assuntos da vida diária.
- Respeitar – crianças e adolescentes precisam sentir que têm suas opiniões e espaços respeitados.
- Deixar as regras e limites claros e bem estabelecidos - os (as) filhos (as) precisam saber que nas diferentes situações têm regras e limites.

Estas são algumas sugestões, cujo objetivo é ajudar a equipe gestora, os professores e os pais, visando favorecer a volta às aulas de modo a não aumentar o *stress* que já foi vivenciado por todos ao longo da pandemia. Atitudes adequadas favorecem a adequação a esse novo momento e podem prevenir o *stress*, que pode ser gerado direta ou indiretamente pela escola.

Convém ressaltar que, em algumas situações, haverá a necessidade de medidas interventivas, com o encaminhamento de alunos (as) e de professores (as) a especialistas das áreas que se fizerem necessárias (psicologia, psiquiatria, psicopedagogia etc.), pois, nesse momento, o olhar a cada aluno e a cada colaborador se fará importante por parte da equipe gestora da escola.

A seguir será apresentado uma sugestão de exercício de relaxamento, o qual poderá ser utilizado pelo professor em sala de aula ou em algum outro tipo de atividade, em momentos nos quais os alunos estiverem agitados, como no início da aula, após os recreios, antes de provas ou quando um fato inesperado ocorre no ambiente escolar. É uma técnica rápida que poderá ser útil para controlar o *stress* dos discentes.

## *Técnica de relaxamento*

O presente relaxamento foi criado pela autora deste capítulo e é denominado por Relaxamento Ativo, o objetivo é trazer a criança ou o adolescente de um momento de agitação para um estado de maior tranquilidade, para que possa estar presente nas atividades que exijam maior atenção e concentração. Pode ser utilizada em crianças da faixa etária de 3 a 11 anos, como será apresentado a seguir, podendo ser adaptado e utilizado para adolescentes de acordo com a criatividade de quem estiver aplicando-o. A sequência visa a exercícios mais dinâmicos para os mais calmos, como segue:

- Solicite que os alunos (as) fiquem em pé próximos (as) as carteiras;
- Comecem a caminhar no lugar.
- Caminhem mais rápido no lugar até correr;
- Gradualmente parem;
- Saltem (3 vezes);
- Agachem (3 vezes);

- Façam polichinelo (3 vezes);
- Marchem no lugar;
- Fiquem moles como um boneco de pano (ou derretam como um sorvete) até que se sentem na carteira ou no chão;
- Respirem profundamente (ensinar a respiração diafragmática, imaginando um peixinho que inspira, enchendo o abdômen de ar, depois solta bolhas pela boca, enquanto solta o ar). Repetir por 2 vezes;
- Pedir para que se alonguem, dando uma boa espreguiçada.

## Conclusão

Todo contexto da pandemia e pós-pandemia levou à quebra da homeostase. O impacto gerado pelas mudanças ocorridas na pandemia e pós pandemia foi em todas as áreas e, em especial, no campo da educação, pois gerou rupturas em hábitos anteriormente estabelecidos.

O uso de recursos virtuais tornou-se essencial, considerando-se suas vantagens e desvantagens, pois a proposta de controle do uso das telas precisou ser quebrado e agora está difícil para que ocorra a redução entre as crianças e os adolescentes e, até mesmo, entre os adultos.

Os pais ou responsáveis tornaram-se educadores escolares, precisando acompanhar a lição dos filhos e todo processo educacional, além de suas ocupações.

O retorno às aulas presenciais promoveu outra readaptação, sendo assim, faz-se necessário que medidas preventivas e mesmo interventivas sejam tomadas pela equipe gestora das escolas, pois as mudanças que ocorreram passaram a exigir reflexões sobre a educação e sobre o processo educacional, que não pode ser apenas cognitivo ou acadêmico, ficando sem sentido para quem aprende, principalmente após o momento que foi vivenciado ao longo da pandemia. Estamos em um novo tempo, que exige uma visão mais ampla e abrangente no campo pedagógico educacional.

## Referências

Gatti, B. A. (2020). *Possível reconfiguração dos modelos educacionais pós pandemia.* Estud. av. 34 (100), Sep-Dec. Disponível em: https://doi.org/10.1590/s0103-4014.2020.34100.003.

Gatti, B. A. (2023). *Saúde Mental na Escola em Tempos de Pandemia – Guia Prático para Professoras e Professores.* Disponível em: https://coronavirus.rs.gov.br/upload/arquivos/202103/08171456-volta-as-aulas-em-tempos-de--pandemia.pdf. Acesso em: 07. mar. 2023.

Lima, L. C. D., & Sousa, L. B. de. (2021). *Pandemia do Covid -19 e o Processo de Aprendizagem: Um olhar Psicopedagógico.* DOI: 10.14295/idonline.v15i54.3017. Acesso em: 07 mar. 2023.

Villas Bôas, L., & Unbehaum, S. (Coord.) (2020). *Pesquisa: Educação escolar em tempos de pandemia na visão de professoras/es da Educação Básica.* Informe n.1. São Paulo: Fundação Carlos Chagas. Disponível em: <https://www.fcc.org.br/fcc/educacao-pesquisa/educacao-escolar-em-tempos-de--pandemia-informe-n-1>. Acesso em: 12 ago. 2020.

UNDIME, ITAÚ SOCIAL, UNICEF, PLANO CDE E CIEB. (2020). *Desafios das Secretarias Municipais de Educação.* Relatório de Pesquisa, maio de 2020.

<https://undime.org.br/noticia/16-06-2020-13-14-undime-realiza-mapeamento-da-oferta-de-atividades-educacionais-nao-presenciais-nos-municipios-durante-a-pandemia. Acesso em: 12 ago. 2020.

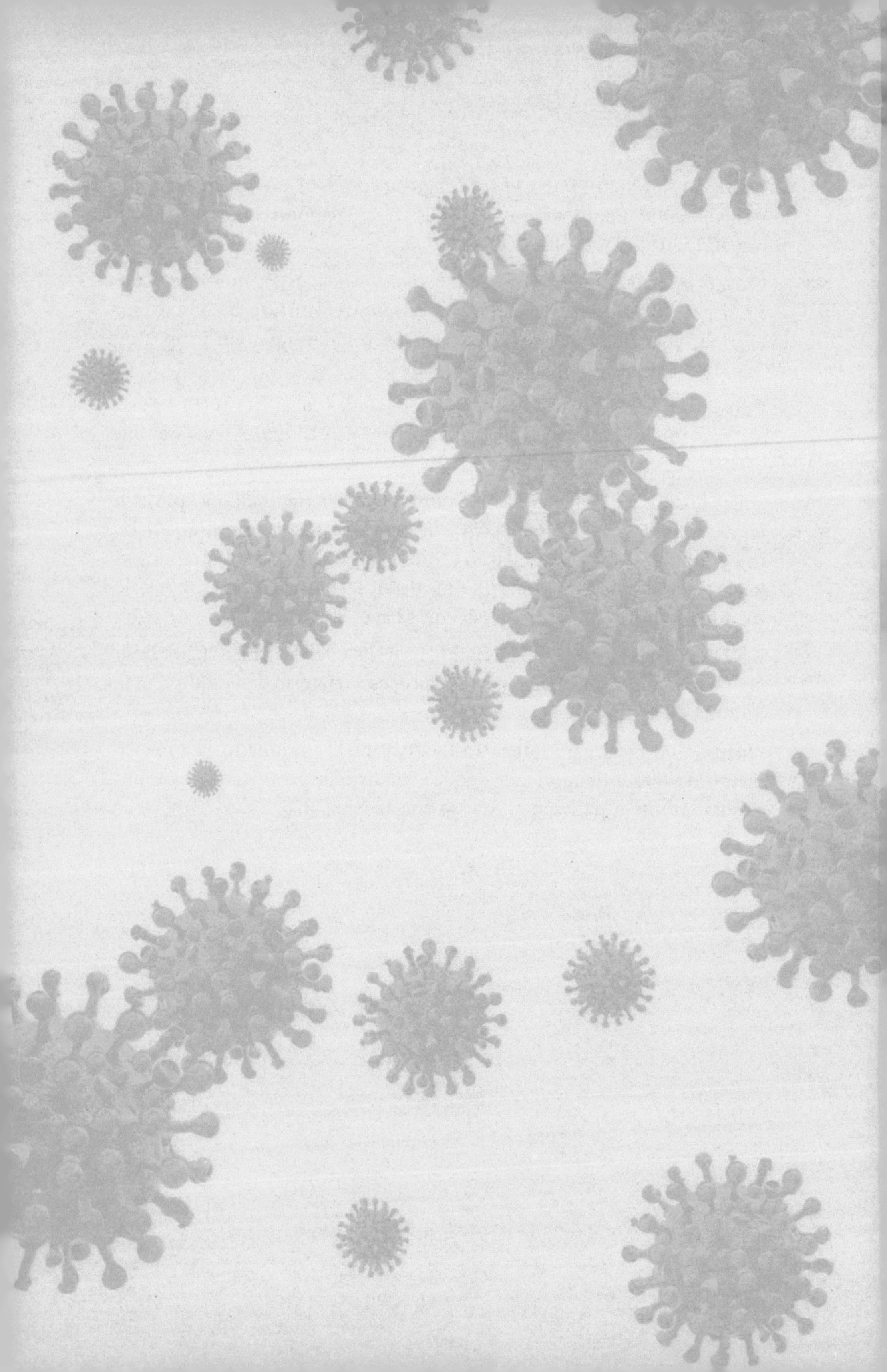

# Os autores

## Organizadoras

**Marilda Emmanuel Novaes Lipp** - Diretora do Instituto de Psicologia e Controle do *Stress*. Ph.D em Psicologia pela George Washington University e Pós-doutorado em *Stress* Social pelo *National Institute of Health*. Terapeuta Certificada pela FBTC. Foi presidente da Associação Brasileira de *Stress* e da Federação Brasileira de Terapias Cognitivas. É Presidente Futuro da Academia Paulista de Psicologia, no qual ocupa a Cadeira número 7 (Oscar Freire). É pesquisadora, autora de mais de 100 artigos científicos e autora/coautora de 27 livros na área da Psicologia. Foi Editora-Chefe da revista Estudos de Psicologia - Campinas e, atualmente, é editora do Boletim da Academia Paulista de Psicologia. Organizadora do livro *Stress* do Professor e de vários artigos sobre esse tema. Coorganizadora do livro: Terapia Racional Emotiva Comportamental: teoria e prática clínica e coautora do Baralho das Atitudes e do Baralho da Terapia Racional Emotiva Comportamental: identificando e debatendo as crenças irracionais. Atua em clínica na abordagem Cognitivo Comportamental

**Valquiria Aparecida Cintra Tricoli** - Possui graduação em Psicologia, mestrado em Psicologia Clínica e doutorado em Psicologia como Ciência e Profissão pela PUC - Campinas. Cursou o *Primary, Advanced Training in Rational Emotive and Cognitive Behavioral Theory and Techniques* e *Child and Adolescent Therapy Practicum*, pelo Albert Ellis Institute - NY, USA. Coordenadora do Centro de Técnicas Terapêuticas e Preventivas de Atibaia (CETEPEA). Professora do curso de Psicologia da UNIFAAT- Atibaia, S. P. Pesquisadora, autora e coautora de diversas publicações na área do *stress* emocional e em Terapia Cognitivo Comportamental na infância e adolescência. Terapeuta certificada pela Federação Brasileira de Terapias Cognitivas (FBTC). Ampla experiência no atendimento a crianças, adolescentes, orientação a pais e a escolas. Atendimento clínico na abordagem Cognitivo Comportamental.

## Autores(as)

**Anna Thallita de Araujo** - Graduação em Psicologia e Mestrado em Cognição e Neurociências pela Universidade de Brasília. Especialização em Terapia Cognitivo Comportamental. Membro da Federação Brasileira de Terapias Cognitivas. Psicóloga clínica e Professora de Psicologia.

**Catarina Possenti Sette** - Mestre e doutora em Psicologia, com ênfase em Avaliação Psicológica, pela Universidade São Francisco. Graduada em Psicologia pela mesma instituição. Atuou como Gerente de Projetos no Instituto Ayrton Senna (IAS) e foi membro do Laboratório de Ciências para Educação (eduLab21). Atualmente, dedica-se à clínica, além de projetos de pesquisa e consultoria.

**Celia de Fátima Pravatta Pivetta** - Psicóloga Clínica Especialista em Terapia Cognitivo Comportamental (TCC) pelo IPCS; Terapeuta Certificada pela Federação Brasileira de Terapias Cognitivas (2017) - *Primary, Advanced and Child Training Course In Rational Emotive & Cognitive - Behavioral Theory and Techniques - Albert Ellis Institute* - Nova York. Formação em Terapia do Esquema (Instituto *Wainer* – 2019) e em Terapia do Esquema Para Casais (ITPC- 2021). É professora de especialização no IPCS

**Cida Lopes** - Psicóloga, terapeuta sexual, educadora sexual e escritora. Coordenadora de Curso de Formação em Sexologia Clínica. Leciona em cursos de Pós-graduação em Sexologia, ministra palestras e cursos em congressos, escolas e instituições, sobre os temas sexualidade, educação sexual e relações humanas.

**Cláudio Eduardo Resende Alves** - Pós - doutorando em Educação pela UFMG, Doutor em Psicologia, Mestre em Ensino e Graduado em Ciências Biológicas pela PUC Minas. Professor da Pós-Graduação em Psicopedagogia da Faculdade Pitágoras. Gestor de Políticas Públicas da Secretaria Municipal de Educação de Belo Horizonte/MG.

**Denise Gimenez Ramos** - Psicóloga clínica, membro analista da Sociedade Brasileira de Psicologia Analítica e professora membro da *International Society for Sandplay Therapy*. É membro da Academia Paulista de Psicologia e professora titular do Programa de Pós-Graduação em

Psicologia Clínica da Universidade Católica de São Paulo. Palestrante internacional, publicou vários livros e artigos, entre eles: A Psique do Corpo, traduzido para várias línguas.

**Elizeu Coutinho de Macedo** - Psicólogo, mestre e doutor em Psicologia pelo IPUSP. Professor do Programa de Pós-Graduação em Distúrbios do Desenvolvimento e Coordenador do Laboratório de Neurociência Cognitiva e Social da Universidade Presbiteriana Mackenzie. Membro da Academia Paulista de Psicologia. Bolsista de Produtividade em Pesquisa 1B do CNPq.

**Fabiana Cominatto Mignone** - Psicóloga Clínica. Graduação, Licenciatura e Bacharelado em Psicologia, Especialista em Terapia Cognitivo Comportamental, Clínica e em Docência Universitária, MBA em Gestão Educacional, Treinamento de Habilidades em Terapia Comportamental Dialética (DBT), Formação e Certificação em Terapia Cognitiva Processual e Formação em Terapia do Esquema. Experiência teórico/prática em Psicoterapia de Base Cognitivo Comportamental, atendendo casos moderados e severos no ambulatório e enfermaria da UNICAMP. Supervisão de Psicólogos e Professora Convidada em Cursos de Especialização.

**Fabiana Pinheiro Ramos** - Doutora em Psicologia (UFES), com pós-doutorado em Psicoterapia Analítica Funcional (Univ.de Washington). Docente do Programa de Pós-Graduação em Psicologia da Universidade Federal do Espírito Santo, sendo Diretora de Política Extensionista da Pró - Reitoria de Extensão. Desenvolve pesquisas sobre estresse e seu enfrentamento e avaliação de intervenções analítico-comportamentais.

**Francine Náthalie Ferraresi Rodrigues Queluz** - Psicóloga, Mestre e Doutora em Psicologia pela Universidade Federal de São Carlos. Pós-doutorado em Psicologia pela Universidade São Francisco. Atua como psicóloga clínica e professora do Centro Universitário Adventista de São Paulo (UNASP) e do Curso de Especialização em Terapia Cognitivo Comportamental do IPCS, além de trabalhar como consultora e mentora na área de saúde mental.

**Gabriela Fabbro Spadari** - Psicóloga Clínica e Docente. Mestre e Doutora em Psicologia como Profissão e Ciência na linha de pesquisa

Instrumentos e Processos em Avaliação Psicológica pela Pontifícia Universidade Católica de Campinas (PUC - Campinas). Pós-Doutorado pela PUC - Campinas. Especialista em Psicologia Clínica na abordagem cognitivo comportamental pelo Instituto de Psicologia e Controle do Stress (IPCS). Certificada em Terapia Racional Emotiva Comportamental, nível primary pelo Instituto Albert Ellis - NY.

**Gisele Maria da Silva** - Psicóloga. Doutora em Avaliação Psicológica – PUC- Campinas (2021), Mestre em Educação Física (2015), Especialista em Psicologia do Esporte (2009) e Terapia Cognitivo Comportamental (2018). Especialista em Neuropsicologia (2021). Trabalhou na Confederação Brasileira de Rúgbi entre os anos de 2009 e 2016; Paralelamente (a partir de 2009), atuou como Psicóloga das categorias de base de futebol de campo da Sociedade Esportiva Palmeiras, e em 2020 assumiu o trabalho com a equipe profissional de futebol da mesma instituição (até o momento). Na área Acadêmica, é Docente no Curso de Graduação em Psicologia da Universidade São Judas Tadeu (desde 2018).

**Juliano Rodrigues Afonso** - Pós-graduado em Saúde Mental da Infância e Adolescência pela Faculdade de Ciências da Saúde. Formação em TREC- *Advanced Training in Rational-Emotive & Cognitive-Behavioral Theory and Techiniques* pelo *Albert Ellis Institute*. Terapeuta Cognitivo certificado pela FBTC. Docente do CETEPEA (Atibaia-SP) e UNIFAAT (Atibaia). Membro da Diretoria da Associação de Terapias Cognitivas do Estado de São Paulo (gestão 2021-2024).

**Katya Luciane Oliveira** - Professora Associada do Programa de Mestrado e Doutorado em Educação e do Programa de Mestrado e Doutorado em Psicologia da Universidade Estadual de Londrina. Coordenadora do Laboratório de Avaliação e Pesquisa Psicológica/LAPPSIC/UEL. Bolsista Produtividade Nível 2 CNPq

**Leandro Silva Almeida** - Professor Titular da Universidade do Minho, Portugal.

**Lino de Macedo** - Professor Emérito, Instituto de Psicologia, USP. Presidente atual da Academia Paulista de Psicologia. Assessor de Psicologia do Desenvolvimento do Instituto Pensi, Fundação José Luiz Egydio Setúbal.

**Louis Mario Novaes Lipp** - Biomédico formado pela Metrocamp em 2012 e Farmácia pela Universidade São Francisco em 2014, com especialização, entre outros, em Acupuntura pela Associação Brasileira de Acupuntura, professor de pós-graduação no curso de TCC no IPCS e autor de capítulos em livros sobre o tema de acupuntura e stress, bem como diversos artigos científicos sobre *stress*. Diretor do Instituto de Psicologia e Controle de Stress.

**Lucia Emmanoel Novaes Malagris** - Psicóloga formada pela UFRJ. Mestrado em Psicologia Clínica na área do *stress* pela PUC - Campinas. Doutorado pela UERJ. Pós-doutorado pela PUC - Campinas com ênfase em stress na área da saúde. Terapeuta Certificada pela FBTC. Especialista em Psicologia Clínica pelo Conselho Federal de Psicologia. Foi professora da UFRJ na Graduação (1998-2018) e da Pós-graduação (2004-2020). Atuação em pesquisas, autora e coautora de capítulos de livros no campo da terapia cognitivo comportamental (TCC) e na área do stress. Diretora do Instituto de Psicologia e Controle do *Stress* - Unidade Rio de Janeiro. Realiza atendimento clínico em TCC há mais de 20 anos

**Luiz Ricardo Vieira Gonzaga** - Doutor em Psicologia (PUC-Campinas). Foi laureado pela Academia Paulista de Psicologia (2017), recebendo prêmios no *6th International Congress of Educational Sciences and Development* (Portugal, 2018) e Menção Honrosa no 47° Reunião Anual da Sociedade Brasileira de Psicologia (São Paulo, SBP) pela sua Tese. Psicólogo Clínico há 16 anos, atuando no consultório particular.

**Márcia Maria Bignotto** - Doutora em Psicologia como Ciência e Profissão pela PUC - Campinas. Terapeuta Certificada pela Federação Brasileira de Terapias Cognitivas (FBTC). Pertence ao Grupo de Professores Doutores da FBTC. Atua como Psicóloga Clínica, além de ser Docente de TCC em Pós-graduação. É proprietária da Clínica Psicológica Bignotto e autora de diversos capítulos de livros sobre stress infantojuvenil e TCC.

**Márcio Antonini Bernik** - Médico Psiquiatra formado em 1984 pela Faculdade de Medicina da Universidade de São Paulo (USP). Doutor em Medicina pelo Departamento de Psiquiatria da Faculdade de Medicina da USP. Coordenador do Programa de Ansiedade do IPq da FMUSP.

**Mariângela Gentil Savoia** - Psicóloga pela PUC-SP, Mestre em Psicologia Clínica pela PUC Campinas e Doutora em Psicologia Clínica pela USP. Pesquisadora do Programa Ansiedade (AMBAN) do IPq - HC - FMUSP Coordenadora e docente do Curso de Especialização em Terapia Comportamental e Cognitiva em Saúde Mental e do curso de Formação de Terapia Comportamental e Cognitiva do Programa de ansiedade (AMBAN). Coordenadora do Conscientia - Núcleo de Estudos em Comportamento e Saúde Mental. Membro da Conselho da ATC Paulista.

**Miriam Rodrigues** - Psicóloga Especialista em Psicologia Clínica e Medicina Comportamental pela UNIFESP. Idealizadora da Educação Emocional Positiva, programa psicoeducacional de competências socioemocionais e habilidades para o bem-estar presente em todos os estados brasileiros e em alguns países como Espanha, Argentina, EUA, Portugal e Japão. Autora e coautora de mais de 25 livros nas temáticas de Psicologia Positiva, Educação Emocional e Terapia Cognitiva. Supervisora clínica. Psicóloga com 20 anos de experiência em atendimento de crianças, adolescentes, adultos, grupo e casal.

**Orlando Bueno Filho** - Psicólogo, Especialista em TCC pelo IPCS com ênfase em psicologia infantil e em Desenvolvimento Infantil - Faculdade Metropolitana. *Advanced Training* em TREC pelo *Albert Ellis Institute* (2016). *Primary Training childhood* pelo *Albert Ellis Institute* (2018), docente na Universidade São Francisco - USF.

**Pedro Samaia de Castro** - Médico Psiquiatra formado em 2018 pela Pontifícia Universidade Católica de São Paulo. Formado em psiquiatria pelo IAMSPE. Médico colaborador do Ambulatório de Ansiedade do IPq da FMUSP

**Ricardo Castilho da Silva** - Médico Psiquiatra formado em 2018, colaborador desde então no Programa de Ansiedade do Instituto de Psiquiatria da Faculdade de Medicina da USP.

**Sabrina Martins Barroso** - Psicóloga, Especialista em Desenvolvimento Humano, Avaliação Psicológica e Terapia Cognitivo Comportamental. Mestre em Psicologia e Doutora em Saúde Pública. Bolsista Produtividade 1D. Professora associada da Universidade Federal do

Triângulo Mineiro e Líder do grupo de pesquisa NAPIS – Núcleo de Avaliação Psicológica e Investigações em Saúde.

**Sideli Biazzi** - Psicóloga clínica e Professora universitária. Coordenadora do departamento da psicologia escolar na rede Adventista de Educação para a cidade de São Paulo. Doutora e Mestre em Psicologia Clínica pela PUC- SP.

**Sônia Regina Fiorim Enumo** - Doutora em Psicologia (USP). Professora Emérita da Universidade Federal do Espírito Santo. Docente pesquisadora do Programa de Pós-Graduação em Psicologia e do Programa de Pós-Graduação em Ciências da Saúde da PUC-Campinas. Coordena pesquisas em Psicologia da Saúde e do Desenvolvimento, com tópicos como processos de enfrentamento do estresse na infância e adolescência.

**Stephanie Mendonça de Carvalho** - Estudante de Psicologia pelo centro universitário adventista de São Paulo, onde faz parte dos grupos de pesquisas sobre Avaliação Psicológica e Interações Relações e Habilidades Sociais, sendo neste, bolsista no Programa de Iniciação Científica do UNASP (PROBIC). A estudante realiza estágio na área de Psicologia da Educação na Prefeitura da cidade de Engenheiro Coelho e na clínica-escola do UNASP.

**Tátila Martins Lopes** – Psicóloga – UNESP - Assis, Doutora em Ciências- UNICAMP (2017), Mestre em Fisiopatologia Médica, neurociências - UNICAMP (2012). Especialista em Psicologia Clínica, Terapia Cognitiva Comportamental - IPCS - Campinas (2017). Especialista em Neuropsicologia- CFP (2018). Certificada, nível *primary* em Terapia Racional Emotiva Comportamental - IAE - NY. Co-Organizadora do livro: Terapia Racional Emotiva Comportamental: teoria e prática clínica. Co-Organizadora do material: Baralho da Terapia Racional Emotiva Comportamental: Identificando e debatendo as crenças irracionais. Atuação: psicóloga clínica e professora de especialização no IPCS.

# Anotações

Construindo ideias
e conectando mentes

Este livro foi composto com tipografia Minion Pro
e impresso em papel Pólen Soft 80g.
na Gráfica Formato em setembro de 2023.